제3판

치아형태학

Dental Morphology

배봉진·송경희·김원기 지음

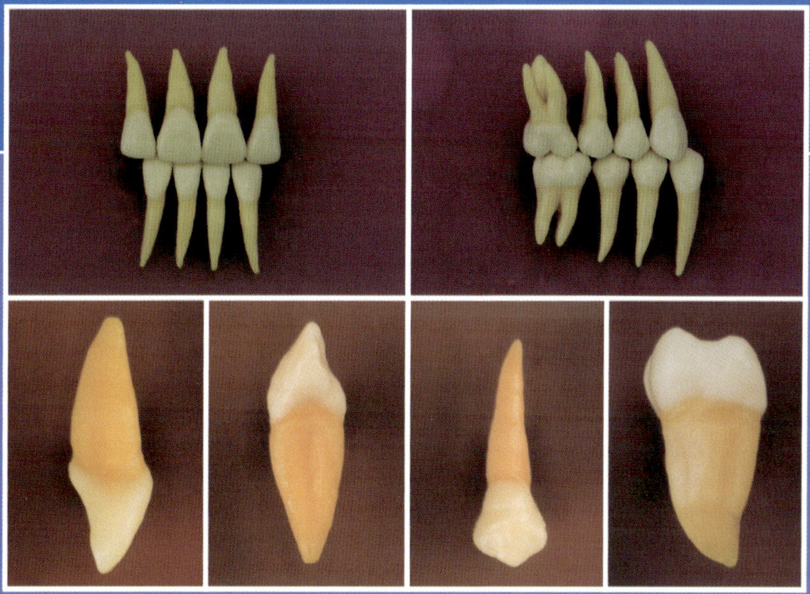

청구문화사

머 리 말

제3판을 내면서…

과학기술의 눈부신 발전으로 최근 3D프린팅 기술이 각 분야에서 활용되면서 치아형태의 원천적인 정보가 데이터화 되어 임상에서 활용되기에까지 이르렀다. 이에 따라 치의학적 진단과 치과시술의 정교함이 한층 더 높아진 만큼 치과기공사의 치아형태학에 대한 학습의 중요성도 한층 더 높아졌다. 따라서 치아형태학 교재 또한 이론적인 방대한 내용 보다는 실제적인 실습과 활용을 위한 내용으로 방향을 수정할 필요성이 대두되고 있다.

이 교재는 이러한 점을 염두에 두고 그동안 강의하면서 준비한 수정, 보완할 부분을 정리하고 이 교재를 사용하신 여러 교수님들의 조언을 받아서 개정원고를 정리하였다.

초판과 개정판에서는 모든 치아들의 여러 치면을 직접 촬영하고 그림 역시 치아의 형태적 특징과 인화된 사진을 보고 하나 하나씩 그리고 또 이론과 맞추어 수정을 거듭하였기 때문에 이번 개정 3판에서는 각 종류별로 자연의 건전치를 모아서 보완하려고 했으나 역시 많은 종류의 자연치를 모으는 것이 쉬운 일이 아니었다. 그러나 치아 하나하나의 형태를 숙지해야 할 학생들에게는 특이한 치아와 결절부분의 사진들이 조금이나마 도움이 되리라 확신하며 앞으로도 계속 자연치를 수집하여 한국인의 치아형태에 관한 풍부한 자료들을 수록할 계획이다.

정리를 끝내고 나니 항상 최선을 다한다는 마음과 달리 현실은 늘 부족하다는 생각이 든다. 이러한 부분들은 지속적으로 수정, 보완해 나갈 것을 다짐하며 이 작은 책자가 많은 학생들과 강의를 담당하시는 교수님들에게 작은 도움이라도 되길 바라며 앞으로도 각별하신 성원과 지도편달을 부탁드린다.

끝으로 이번 개정작업에 많은 도움과 격려를 해주신 여러 분들께 진심으로 감사를 드리며, 특히 복잡하고 까다로운 출판을 맡아 수고하신 청구문화사 이상태 사장님과 임직원들에게도 깊은 감사를 드린다.

저자 일동

목 차

총론편

총 론

1. 치아의 개념

치아(tooth)는 척추동물에서 소화기계통(digestive system)의 일부분으로 구강에 발달한 고도로 석회화된 경조직성기관(hard tissue organ)이며 상악골과 하악골의 치조돌기 위에 한줄의 궁상(arch)으로 배열되어 있다.

치아의 발달은 동물의 종류에 따라 현저한 차이를 나타낸다. 치아의 수나 형태에도 차이가 있어 동물의 종류나 연령의 감정에 도움을 주며 치아 나이(dental age)는 유치의 경우 치근의 흡수정도, 혼합치열에서는 맹출된 치아의 종류와 수로 예측하고 영구치열은 치아수, 치관 및 치근의 형성과 석회화 정도나 교합면의 마모상태를 두고 평가한다. 포유류 외의 동물에서는 구강내 치아의 형태가 단순한 원추형으로 되어 있는데 이를 동형치성(homodont)이라 하며 어류, 양서류, 파충류에서 볼 수 있고 사람이나 포유류에서는 구강내 개개의 치아가 그 형태와 기능면에서 서로의 차이를 보여주고 있는데 이를 이형치성(heterodont)이라 한다.

사람의 경우 치아는 생후 6~7개월경부터 나기 시작하여 20~30개월까지 맹출하는 치아를 유치(deciduous teeth)라 하고 유치의 뒷쪽에 그리고 유치가 탈락(shedding)된 부위에 만6세부터 21세까지 맹출하는 치아를 영구치(permanent teeth)라 한다.

척추동물의 치아는 교환횟수 및 방법, 치아위치나 부착상태, 치아수나 형태와 성장상태에 따라 나누어 볼 수 있다.

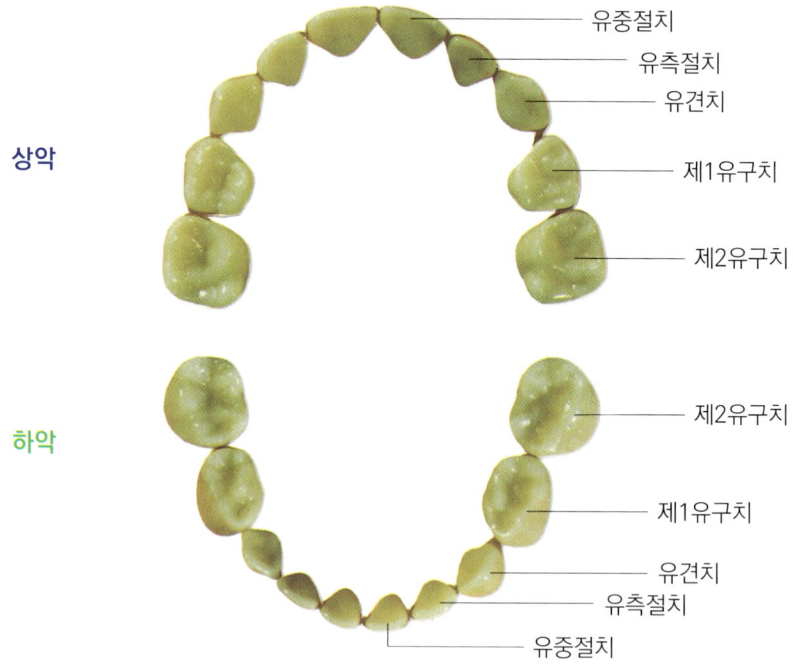

그림 1. **유치**

1) 치아 교환횟수 및 방법에 의한 분류

척추동물의 치아교환은 일생치성(monophyodont), 이생치성(diphyodont)과 다생치성(polyphyodont)으로 나눈다.

일생치성은 코끼리와 설치류가 여기에 해당되며 일생동안 치아교환이 없고 이생치성은 일생동안 두번 치아가 맹출하는 포유류 즉 사람의 경우이며 다생치성은 치아가 여러번 맹출하여 교환하는데 어류가 100여회, 뱀·악어가 25회 정도이다.

교환방법도 다양한데 대부분의 포유류에서는 수직적 교환(vertical replacement), 어류, 코끼리는 수평적 교환(horizontal replacement)이며 악어는 중간 교환식(intermediate replacement)인데 탈락치아가 있으면 자전거 체인처럼 이동한다.

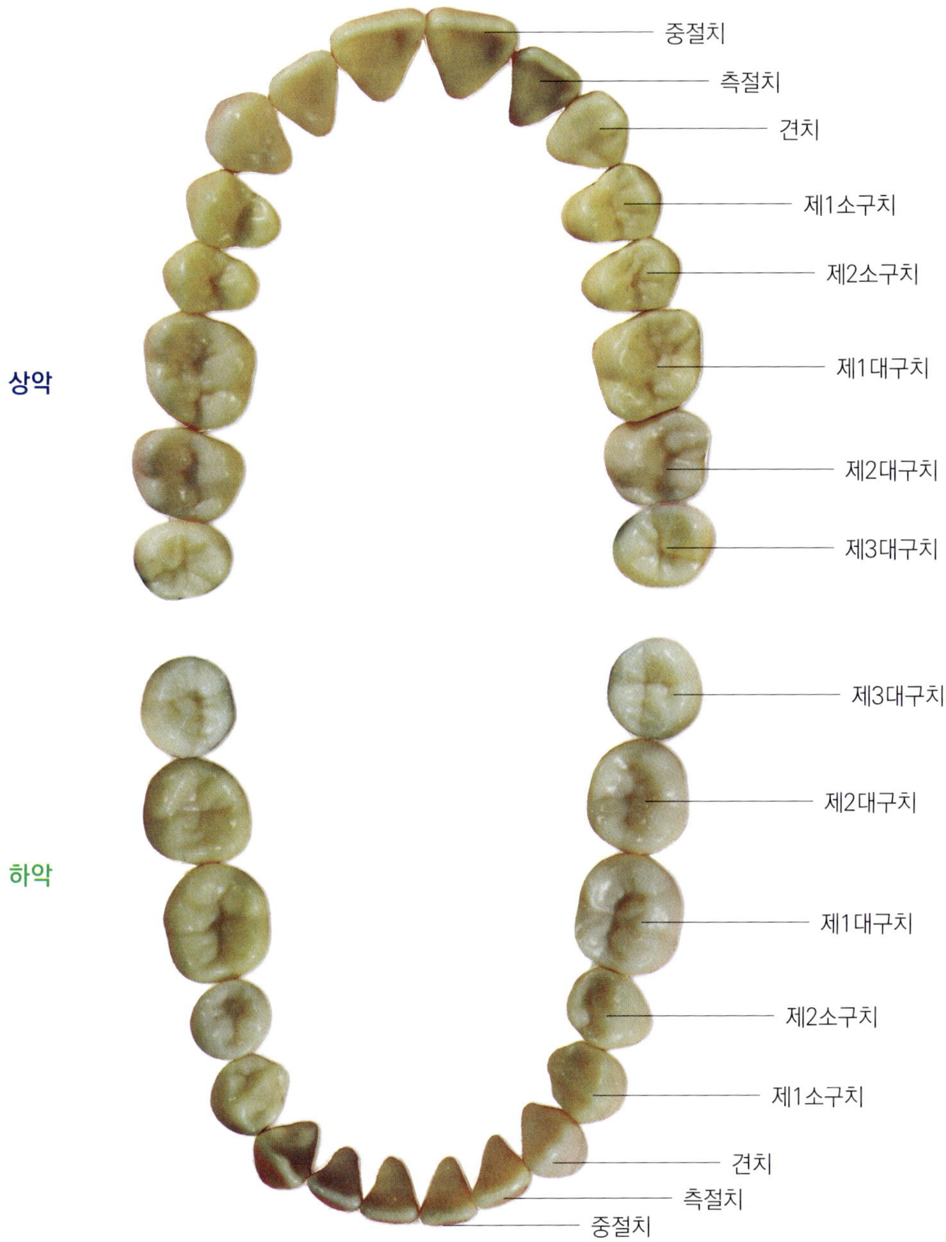
중절치
측절치
견치
제1소구치
제2소구치
상악
제1대구치
제2대구치
제3대구치
제3대구치
제2대구치
하악
제1대구치
제2소구치
제1소구치
견치
측절치
중절치

그림 2. **영구치**

2) 치아의 위치와 부착상태에 따른 분류

포유류와 악어의 치아는 치조골에 부착되어 있으나 파충류와 양서류에서는 구개골(palatine bone), 인두골(pharyngeal bone), 서골(vomer)에서도 치아가 발생한다. 보통 치아는 섬유성 결합조직에 부착되어 있는데 개구리와 도마뱀은 악골의 내면에 부착되고 어류 및 포유류는 치조골에 식립되어 있다.

3) 치아의 수와 형태에 따른 분류

치아가 전혀 없는 무치성 치성(anodont)은 수염고래, 거북, 해마, 철갑상어 등이며, 대부분의 포유류는 약간의 치아를 가지고 있는 소수성 치성(oligodont)이다. 어류, 파충류, 돌고래는 100~200여개의 많은 치아를 가진 다생치성(polydont)이다. 치아의 형태는 동형치성(homodont)과 이형치성(heterodont)으로 분류 할 수 있다.

4) 치아의 성장상태에 따른 분류

(1) 성장 제한형

치관이 짧고 치근이 길며 대부분의 육식동물, 사람과 원숭이, 설치류의 구치가 해당된다.

(2) 계속 성장형

치관과 치근의 구별이 없고 치근이 계속 열려져 있으며 설치류의 전치와 토끼류, 코끼리의 경우이다.

(3) 성장 연장형

치관이 매우 길고 치근관이 한동안 열려져 있는 소와 염소가 해당된다.

2. 치아의 형태

치아는 크게 치관(crown)과 치근(root) 두 부분으로 구분된다. 치관은 외층에 있는 법랑질(enamel)과 그 내면에 있는 상아질(dentin)로 구성되어 있으며 치근은 외층에 있는 백악질(cementum)과 치아의 내부에 존재하는 치수(pulp)로 구성되어 있다. 치관과 치근의 이행되는 부분, 즉 치관의 법랑질과 치근의 백악질이 만나는 부분을 백악법랑질 경계(cementoenamel junction)라 하며 이를 치경선(cervical line)이라 한다.

치경선을 자세히 보면 직선이 아니고 불규칙한 형태의 선으로 나타나는데 이를 치경선 만곡(cervical line curvature)이라 한다. 치경선을 기준으로 법랑질로 덮혀 있는 치관을 해부학적 치관(anatomical crown)이라 하고 백악질로 덮혀 있는 치근을 해부학적 치근(anatomical root)이라 한다. 치아를 육안적으로 보아 치관과 치근의 이행되는 부분, 즉 만나는 부분을 치은선(gingival line)이라 한다. 이 치은선을 기준으로 치관에 해당되는 부분을 임상적 치관(clinical crown)이라 하고 치근에 해당되는 부분을 임상적 치근(clinical root)이라 한다.

젊은 연령에서는 해부학적 치관이 임상적 치관보다 크게 나타나나 연령이 증가함에 따라 치은퇴축(recession)의 영향으로 인하여 임상적 치관이 해부학적 치관보다 크게 나타나는 경우도 있다.

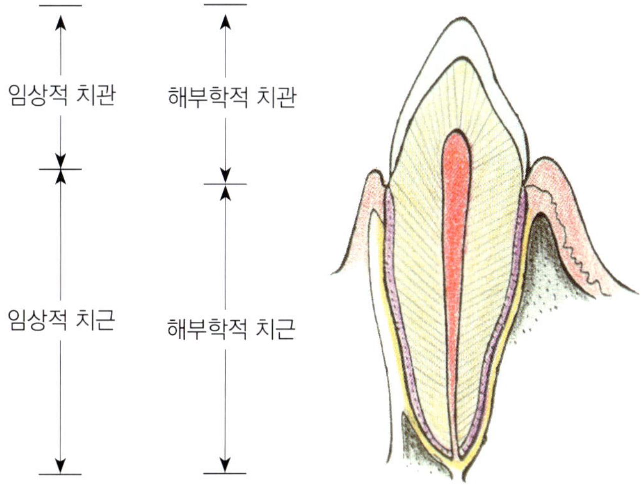

그림 3. **치관과 치근**

3. 치아의 기능

치아의 기능은 주기능과 부기능으로 나누며 그 역할은 다음과 같다.

1) 주기능(Main function)

(1) 저작(Mastication)

치아는 음식물 섭취(intake)시 타액선(salivary grand)에서 분비되는 타액(saliva)과 음식물이 골고루 혼합되어 소화(digestive)시킬 수 있도록 음식물을 자르고, 찢고, 잘게 부수고, 부드럽게 하는 작용을 하는데 이러한 소화의 제1단계를 저작(mastication)이라 한다. 그 기능은 치아의 종류에 따라 그 역할을 달리한다. 도형(knife shape)을 하고 있는 절치는 음식물의 절단을 담당하고, 창두형을 하는 견치는 질긴 음식물을 찢거나 부수는 역할을 하며, 소구치와 대구치는 넓은 교합면을 이용하여 음식물을 잘게 부수고 부드럽게 하는 역할을 담당한다.

2) 부기능(Accessory function)

(1) 발음(Phonetics)

일반적으로 발음(phonetics)은 치아와 혀 그리고 입술의 상호관계에 의하여 이루어지는 것인데 치아가 결손된 경우에는 발음이 정확하지 않고 불분명하다. 따라서 치아는 정확한 발음을 하는데 중요한 역할을 하며 특히 치음(dental sound), 순음(labial sound) 및 설음(tongue sound) 등의 형성에 깊은 관계를 갖고 있다.

(2) 심미적 요소(Esthetics)

안면(facial)에는 상악골(maxilla)과 하악골(mandible) 그리고 구개골(palatine bone)이 관여하고 있으며 치아, 혀 및 안면근(facial muscles) 등에 의하여 조화를 이루므로 심미적 요소(esthetics)를 가지게 된다.

이 심미적 요소는 치아의 위치, 모양, 크기 그리고 수 등에 따라 달라지게 되는데 절치에서 절단결절(mamelon)이 크게 나타나거나 과잉치(supernumerary tooth)가 있는 경우, 또는 무치아(anodontia)인 경우는 안면의 조화를 이루지 못한다.

(3) 치주조직(Periodontium)의 보호

치아가 식립될 수 있도록 치은, 치근막 및 치조골 등의 발달을 돕고 보호하는 역할도 한다.

4. 치아의 발육(Development of the teeth)

1) 치아 발생의 개시(Initiation)

사람의 치아 발생은 태생 약 6주경에 아무런 변화가 없던 구강 상피에 변화를 일으켜 증식, 비후가 시작되며 그후 상피의 대(band)로서 마제형(말굽모양)을 하고 있는 치아판(dental lamina)의 출현으로 시작된다. 태생 약 7주가 되면 구순 또는 뺨과 턱을 분리하는 구강전정을 형성하는 치아판의 순측에 별개의 상피대인 순판(전정판)이 발생한다. 발생이 진행되어 태생 8주가 되면 치아판의 하면에서 유치의 수와 같은 팽배부가 꽃봉오리(bud) 모양으로 상하악에 형성되는데 이것이 발달되어 개개의 치아를 만드는 치아배(tooth germ)가 된다.

2) 세포증식(Proliferation)

세포증식은 치아발생 개시부터 시작되는데 치아배의 상피 분화정도에 따라 뇌상기(bud stage), 모상기(cap stage) 그리고 종상기(bell stage)의 3단계로 성장하며 치아배의 크기를 일정하게 변화시킨다.

(1) 뇌상기(Bud stage)

태생 8~9주가 되면 치아판이 점차 비후하여 치아판의 끝부분이 결절상으로 부풀어 꽃봉오리 모양의 치아배로 발육되는데 이를 뇌상기(bud stage)라 한다.

(2) 모상기(Cap stage)

태생 9~10주가 되면 치아배상피의 하면이 함몰되어 얕은 접시 모양이 되는데 이곳이 깊어져 모자상 또는 배상의 구조를 갖는데 이 단계를 모상기(cap stage) 또는 배상기(杯狀期)라 한다. 이 시기에 법랑기(enamel organ), 치아유듀(dental papilla), 치아낭(dental follicle)이 합쳐져서 치아배(tooth germ)가 된다.

법랑기는 법랑질, 치아유두는 상아질과 치수를 만들고 치아낭은 백악질, 치주인대와 치조골을 발생시킨다.

(3) 종상기(Bell stage)

태생 14주가 되면 치아배의 분화가 더욱 진행되어 내외법랑상피가 깊게 함몰되어 종모양으로 되는데 이 단계를 종상기(bell stage)라 한다.

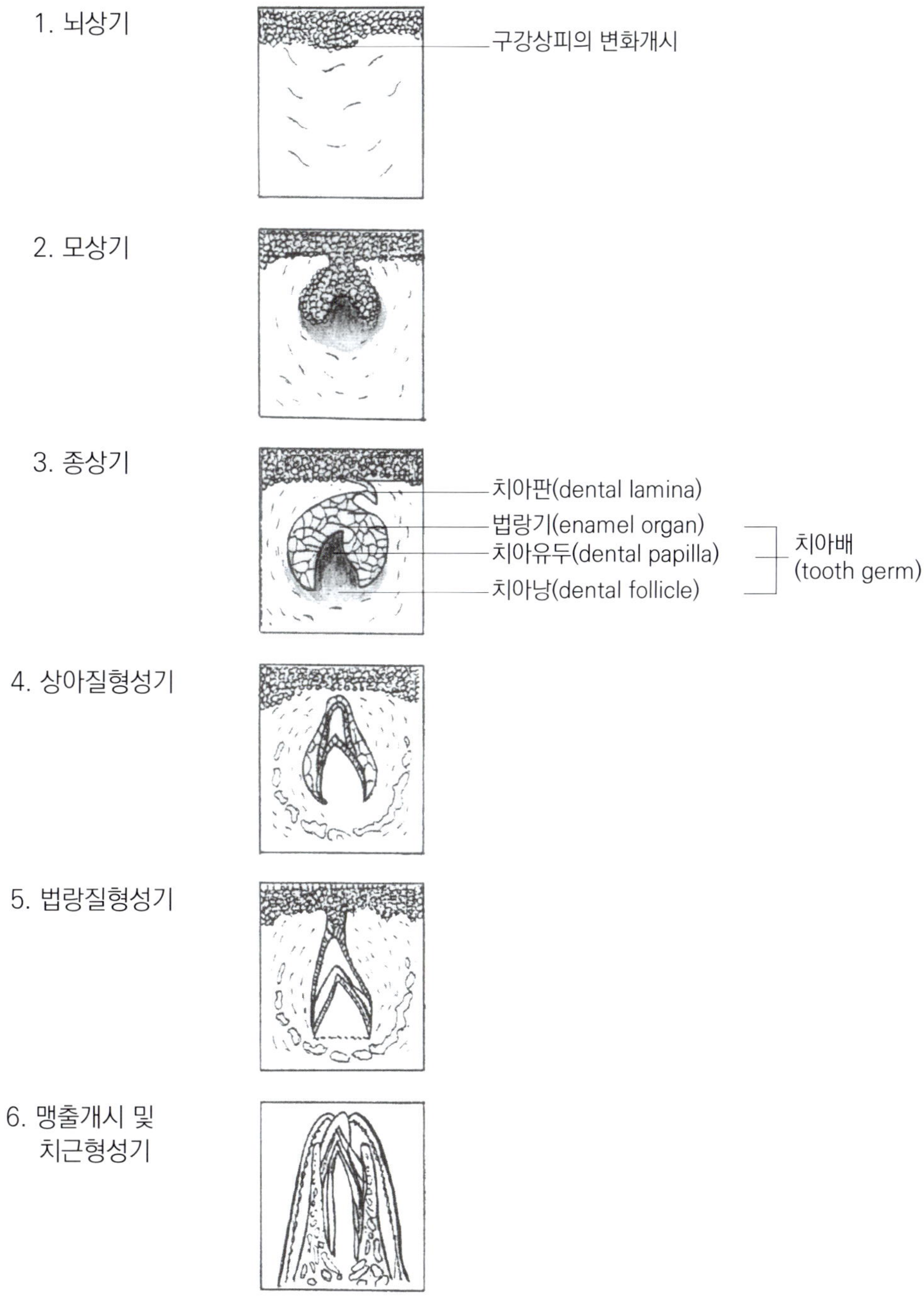

그림 4. **치아의 발육과정**

3) 형태분화(Morphodifferentiation)와 조직분화 (Histodifferentiation)

조직의 분화는 세포증식에 이어서 일어난다. 치아배의 뇌상기부터 종상기까지의 형태 변화를 형태분화(morphodifferentiation)라 하고 법랑기가 내외법랑상피와 법랑수로 분화하는 것과 같은 조직학적 변화를 조직분화(histodifferentiation)라 하며 조직분화는 주로 종상기 후기에 일어난다.

태생 18주가 되면 종상기 후기가 되며 이 시기에 치아의 경조직 형성이 시작된다. 치아의 경조직에서는 상아질이 먼저 형성되는데 항상 법랑질 형성보다 먼저 일어난다. 이때 법랑질에서 기질(matrix)이 형성되면 곧이어 치아의 석회화(calcification)가 일어난다. 상아질과 법랑질의 형성이 법랑질과 백악질의 경계부에 도달한 후에 치근의 상아질이 형성되기 시작하며 곧이어 백악질, 치조골, 치근막 형성이 시작된다.

4) 맹출(Eruption)

악골내부에 형성되는 치아는 치관이 완성되고 치근이 형성될 무렵이 되면 그 주위에 있는 연조직과 치관을 덮고 있는 골질을 흡수하면서 이동을 시작하여 구강점막의 표면에서 치관의 일부가 구강에 노출되는데 이를 치아의 맹출(eruption)이라 한다.

치아의 맹출완료는 상·하악의 치아가 서로 교합할 때이며 그 후에도 일생동안 치아는 맹출운동을 계속하고 맹출기전은 아직까지 명확하지 않으며 맹출시기도 사람에 따라 다소 차이가 있을 수 있다. 치아의 맹출시기는 치근형성 개시 시기와 거의 일치하며 치근이 완성되는 것은 치아 맹출한 후 1~2년 후가 된다.

(1) 유치의 맹출

유치는 태생 6주경부터 치아발생을 개시하며, 석회화 시작은 태생 13~16 주경에 이루어지고 생후 6~7 개월에 하악 유중절치가 맹출되면서 20~30 개월에 유치의 맹출이 완료된다.

개인에 따라서 혹은 치아별로 그 시기는 일정치 않으며 약간의 차이를 보인다.

유치가 조기상실되면 우선 저작기능에 장애를 주고 영구치의 정상적인 맹출을 유도하지 못해 치아밀집으로 인해 부정교합을 초래하고 또 부정치열은 구강위생관리면에서도 여러 가지 문제를 야기시키므로 유치열의 관리가 매우 중요하다.

유치의 맹출시기

(단위 : 개월)

기호	치아	하악치아	상악치아
A	유중절치	6~7	7~8
B	유측절치	7~8	9
C	유 견 치	16~17	18
D	제1유구치	12	14
E	제2유구치	30	20~30

(2) 영구치 맹출

유치의 탈락은 파골세포에 의해 치근이 점점 흡수되어 지지력을 상실하여 유치의 동요가 일어나고 그 자리에 대생치인 영구치가 맹출한다. 생후 6세경에 하악 제 1대구치가 영구치 중 가장 먼저 맹출하여 6세 구치라 하고, 12~13세경에 제 2대구치의 맹출이 완료된다. 그래서 6세에서 12~13세까지를 혼합 치열기(mixed dentition)에 해당하며 이 시기에 악골 성장속도가 가장 빠르고 변화가 많으며 그 이후로는 큰 변화가 없다.

제 3대구치는 보통 18~21세 사이에 맹출되나 심한 퇴화경향을 보이며 개인에 따라 형태적 변화, 맹출시기 등 발생학적으로도 변화가 많은 치아이다.

영구치의 맹출시기

(단위 :년)

기호	치아	하악치아	상악치아
1	중절치	6~7	7~8
2	측절치	7~8	8~9
3	견치	9~11	11~12
4	제1소구치	11~12	10~11
5	제2소구치	11~12	10~12
6	제1대구치	6~7	6~7
7	제2대구치	11~13	12~13
8	제3대구치	18~21	18~21

(Massler, Schour)

5. 치아의 구성조직과 주위조직

치아의 구성조직은 경조직인 법랑질(enamel), 상아질(dentin)과 연조직인 치수(pulp)로 구성되어 있으며 주위조직으로는 백악질(cementum), 치은(gingiva), 치근막(periodontal membrane) 그리고 치조골(alveolar bone) 등이 있다.

1) 치아의 구성조직

(1) 법랑질(Enamel)

법랑질은 치아배의 구강상피 조직인 법랑모세포(ameloblast)에 의해 만들어 지며 치관의 표면을 덮고 있는 경조직성 고유조직으로 96%는 무기질(inorganic substance)로 구성되어 있으며 그 나머지는 유기질(organic substance)과 물로 구성되어 있다. 많은 양의 무기질은 주로 인산칼슘이며 수산화인회석(hydroxy apatite) 결정체로 매우 단단하여 절단이나 저작, 기계적인 힘은 견딜 수 있지만 깨어지기 쉬운 조직이다. 고도로 석회화되어 있어 인체조직에서 가장 견고하며 무색 반투명한 조직이다.

(2) 상아질(Dentin)

상아질은 치아배의 치아유두에서 형성되며 치관의 외층에 있는 법랑질의 안쪽과 치근의 백악질에 의해 덮혀 있는 치아의 거의 대부분을 차지하는 경조직성 고유조직으로 그 내부에는 치수가 존재한다. 이 조직은 법랑질과는 달리 치아가 맹출되고 치근이 완성된 후에도 계속해서 형성 되어지며 인체의 골조직과 가장 유사한 조직이다.

상아질은 그 형성 시기에 따라 분류되어 지는데 치근이 완성되기 전에 형성된 것을 일차상아질, 완성된 후에 형성된 것을 이차상아질 그리고 어떤 자극에 대한 반응으로 형성되는 것을 삼차상아질이라 한다. 상아질은 70%의 무기질과 18%의 유기질 그리고 12%의 물로 구성되어 있으며 법랑질보다는 약하고 백악질보다는 강하다. 상아질의 색은 담황색 또는 황백색이며 일반적으로 불투명한 조직이다.

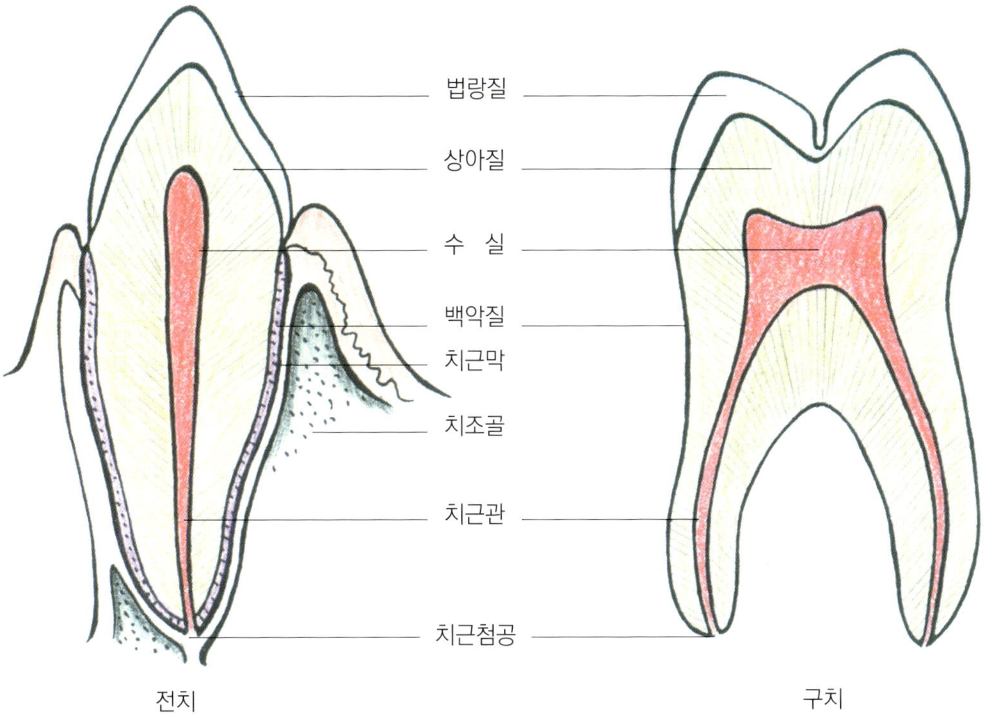

그림 5. **치아의 단면도**

(3) 치수(Pulp)

치수는 치아배의 치아유두에서 발생되며 치아의 중심부에 위치한 연조직성의 고유조직이며 상아질을 형성하고 치아의 영양(nutrition)을 공급하는 혈관과 지각(perception)을 담당하는 신경을 함유하고 있다. 구성조직은 세포, 세포간질, 혈관(blood vessel), 신경(nerve), 림프관(lymph node)과 결합조직으로 25%의 유기질과 75%의 물로 구성되어 있다.

치수로 채워져 있는 치아 중심부의 강(cavity)을 치수강(pulp cavity)이라 하는데 그 형태는 치아의 외형과 거의 비슷하게 나타난다.

치수강은 수실(pulp chamber)과 치근관(root canal)으로 나뉘어진다.

2) 치아의 주위조직

(1) 백악질(Cementum)

백악질은 치아낭 세포에 의해 형성되며 해부학적 치근 상아질의 외층을 싸고 있는 경조직이며 내부로는 상아질에 단단히 접착되고 외부로는 치근막에 연결되어 치아를 치조골에 고정시키는 역할을 한다. 백악질의 두께는 치경부에서는 얇게 나타나지만 치근 첨단으로 갈수록 두께는 더 두꺼워지고 연령, 위치와 염증상태에 따라 차이가 있다.

이 조직은 65%의 무기질과 23% 정도의 유기질 그리고 12%의 물로 구성되어 있어 골조직보다는 단단하지만 법랑질보다는 강도가 약하며 백악질의 색은 백색으로 약간 불투명한 조직이다.

(2) 치은(Gingiva, Gingival tissue)

치은은 상악과 하악의 치조돌기를 덮고 있는 섬유성 상피조직으로 구강점막의 일부분이며 치아치은 접합부(dentogingival junction)즉 변연치은(marginal gingiva) 부터 치조점막의 경계부까지를 말한다. 저작시 압력과 음식물과의 마찰이 가해지는 부분으로 이 부분의 상피와 상피하방 고유층을 합하여 치은(gingiva)이라 한다. 일반적으로 건강한 상태의 치은은 분홍색이나 치면세균막(dental plague), 색소침착, 염증 등으로 인하여 변색될 수도 있다.

① 유리치은(Free gingiva)

치아의 치경부위에서 치아에 가까운 부분은 직접 부착되어 있지 않고 치은 열구의 외측에 분리되어 있는 유동적인 치은부위를 유리치은(free gingiva)이라 한다.

② 부착치은(Attached gingiva)

치아, 골, 골막 등에 단단히 연결되어 있으면서 유리치은구에서 치은점막 경계부위까지의 치은을 부착치은(attached gingiva)이라 한다. 부착치은은 치조점막과 경계를 이루며 견고하고 치밀하게 부착되어 있다.

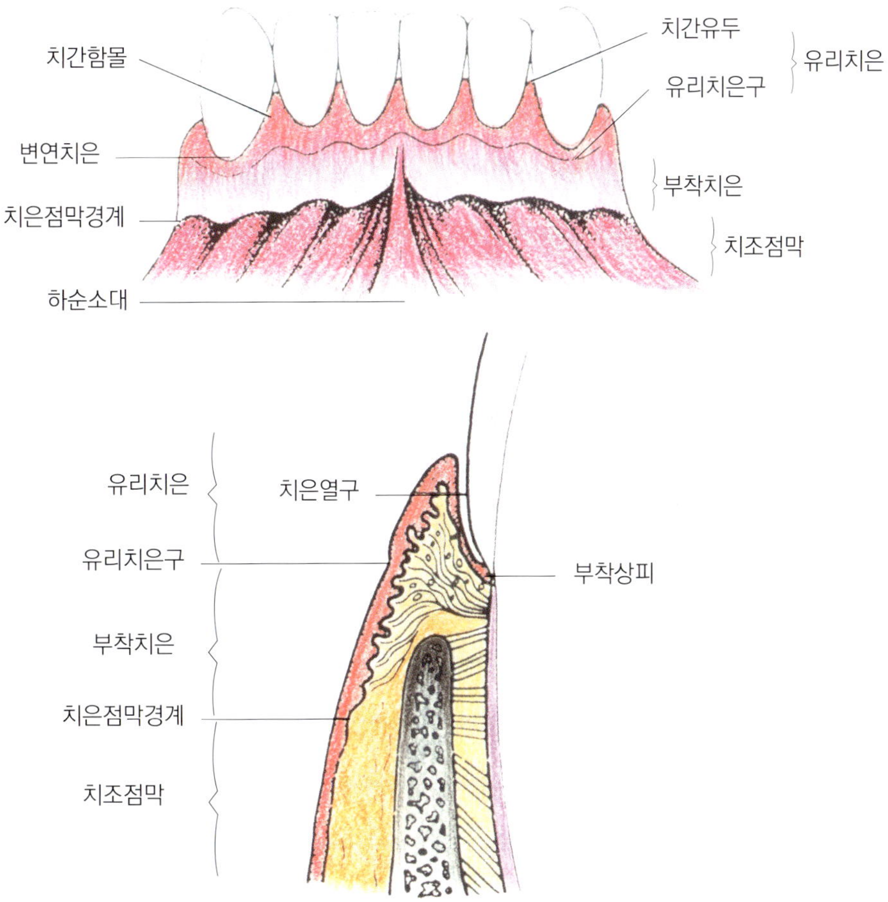

그림 6. 치은

(3) 치주인대(Periodontal ligament)

치아의 백악질과 치조골이 연결되도록 하는 교원성 결합 조직섬유를 치주인대(periodontal ligament)라 하는데 마치 막처럼 치근을 둘러싸고 있다 하여 치근막(periodontal membrane)이라고도 한다.

이 치근막은 백악질과 치조골에 영양을 공급하며 치조골에 견고히 부착되어 있어 외부의 압력이나 장력에 치아가 충분히 견딜수 있도록 힘을 분산시켜 정상 교합압에 적응하고 완충작용을 하며 골조직과 백악질을 유지, 재생시킨다. 여기에는 신경, 혈관 등의 연조직을 보호하고 치조골 형성과 흡수, 백악질, 교원섬유 생성과 파괴를 하는 조섬유세포(fibroblast)가 매우 중요한 기능을 한다.

(4) 치조골(Alveolar bone)

치아가 식립되어 있는 상악골(maxilla)과 하악골(mandible)을 치조골(alveolar bone) 또는 치조돌기(alveolar process)라고도 한다. 치아의 치근이 식립되어 있는 상악골과 하악골에서 치조돌기의 함몰된 부분을 치조와(alveolar socket, alveolar fossa)라 하며 치조와의 형태는 개개 치근의 외형과 일치한다. 치조와는 치아와 밀접한 관계를 갖고 있어 치아가 상실되면 흡수되어 점차 없어진다.

6. 치아의 종류와 명칭

인간이 태어나서 약 6개월이 되면 치아가 맹출하기 시작하여 20~30개월까지 일악편측(一顎片側)에 5개씩 모두 20개의 치아를 갖게 되는데 이 치아를 유치(deciduous teeth) 또는 탈락치(exfoliation teeth)라고 한다.

유치는 영구치가 맹출하기 시작하면서 부터 탈락되기 시작하여 탈락된 부위와 제2유구치의 원심측에 치아가 맹출하게 되며 그 수는 일악편측에 8개씩 모두 32개의 치아를 보유하게 되는데 이를 영구치(permanent tooth)라 한다. 유치가 탈락되고 그 자리에 다시 맹출되는 치아를 대생치(계승치, successional teeth)라고 하는데 유치의 원심측에 처음 맹출되는 치아를 가생치(부가치, accessional teeth)라 한다.

이와 같이 생애에 한번 맹출하여 다시 교환되지 않는 치아를 일생치성(一生齒性)이라 하며 한번 교환으로 치아가 맹출하는 것을 이생치성(二生齒性)이라 한다. 그리고 동물에서 일생에 여러번 치아가 맹출하여 교환하는 것을 다생치성(多生齒性)이라 한다.

인간에 있어서는 대구치와 유치가 일생치성에 속하며 그 외의 치아는 이생치성에 해당된다.

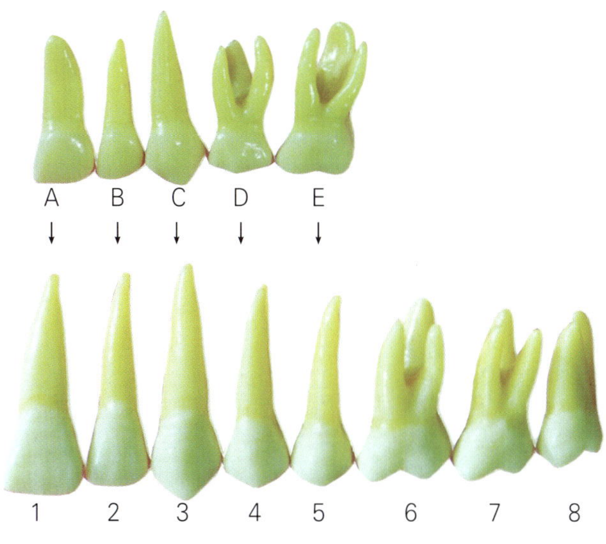

그림 7. 치아 교환에 의한 분류

1) 유치의 종류와 명칭

유치에는 유절치, 유견치 및 유구치의 3종류가 있으며 일악편측에 5개씩 모두 20개가 있다.

(1) 유절치(Deciduous incisor)

유절치는 생후 약 6개월에서 8개월까지 맹출하며 정중선으로 부터 첫번째에 있는 치아를 유중절치(deciduous central incisor)라 하고 그 다음 치아를 유측절치(deciduous lateral incisor)라 한다. 유절치는 일악편측에 2개씩 모두 8개가 있다.

(2) 유견치(Deciduous canine)

유견치는 16~20개월에 맹출하며 유측절치의 다음에 있는 치아를 유견치(deciduous canine)라 한다. 일악편측에 1개씩 모두 4개가 있다.

(3) 유구치(Deciduous molar)

유구치는 12~30개월에 맹출하는데 유견치의 다음에 있는 치아를 제1유구치(deciduous first molar)라 하며 그 다음 치아를 제2유구치(deciduous second molar)라 한다. 유구치는 일악편측에 2개씩 모두 8개가 있다.

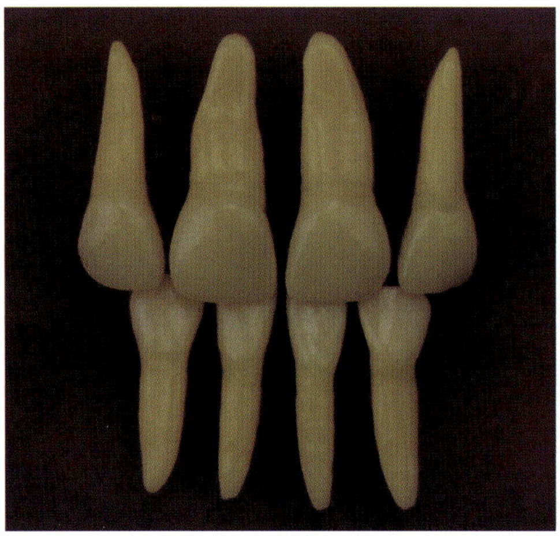

그림 8. 유절치

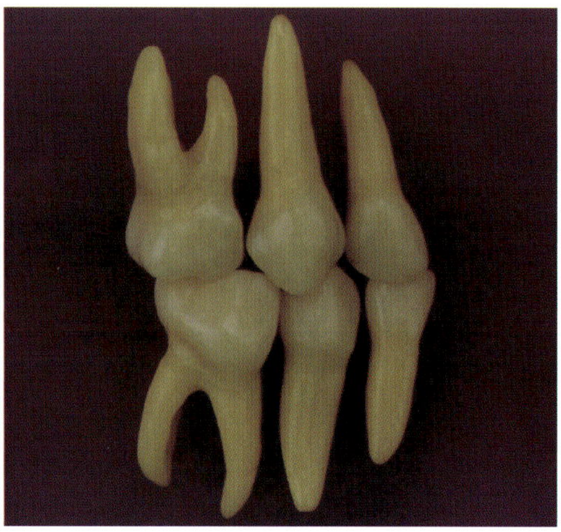

그림 9. 유견치

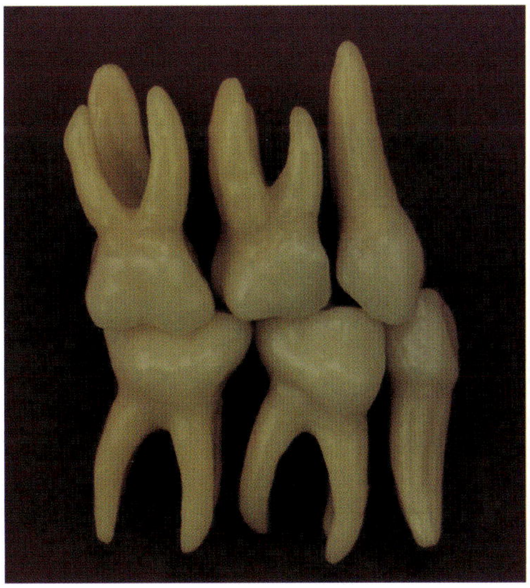

그림 10. **유구치**

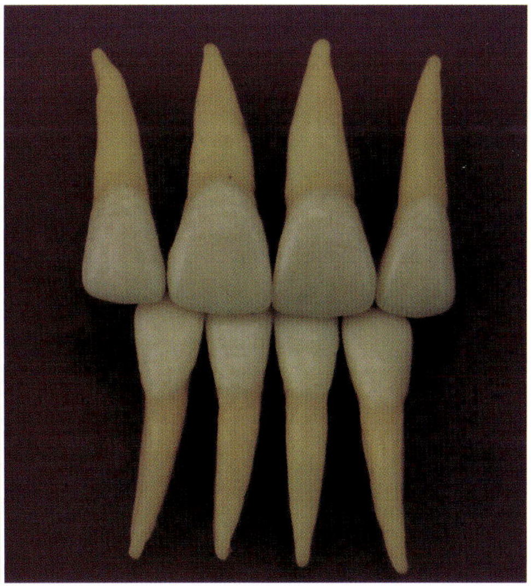

그림 11. **절치**

2) 영구치의 종류와 명칭

영구치에는 절치, 견치, 소구치 그리고 대구치의 4종류가 있으며 일악편측에 8개씩 모두 32개가 있다.

(1) 절치(Incisor)

절치는 정중선의 좌우측에 2개씩 모두 8개가 있으며 정중선에 가장 가까이 있는 치아를 중절치(central incisor 또는 first incisor)라 하고 그 원심측에 있는 치아를 측절치(lateral incisor 또는 second incisor)라 한다.

(2) 견치(Canine, Cuspid)

견치는 측절치의 원심측에 존재하며 일악편측에 1개씩 모두 4개가 있다. 견치의 치관형태는 창(槍)모양을 하고 있으므로 창두치(槍頭齒)라고 하며 상악견치를 안치(眼齒)라고도 한다.

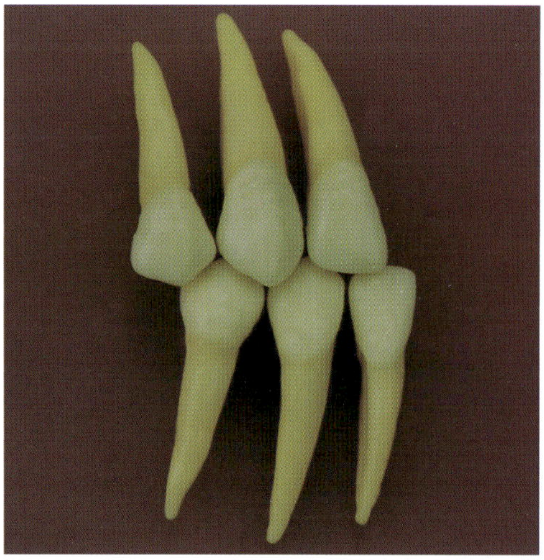

그림 12. **견치**

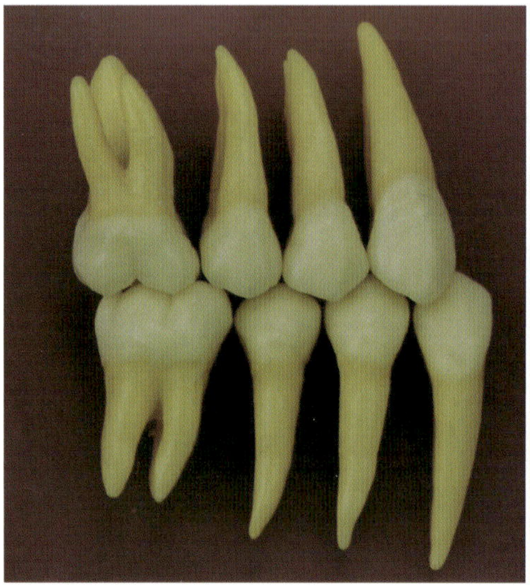

그림 13. **소구치**

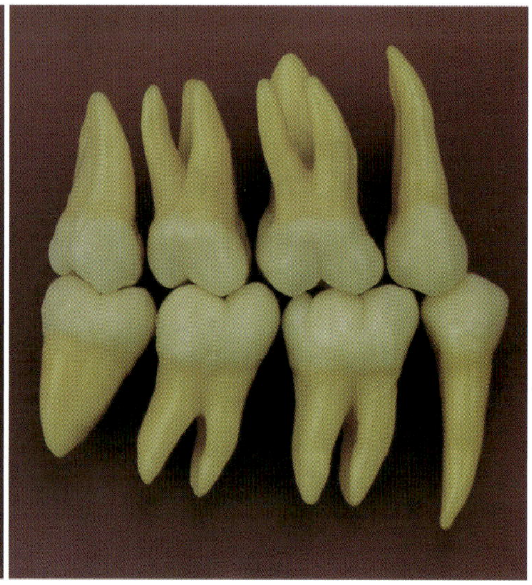

그림 14. **대구치**

(3) 소구치(Premolar, Bicuspid)

소구치는 견치의 원심측에 존재하며 일악편측에 2개씩 모두 8개가 있다. 견치의 원심측에 있는 치아를 제1소구치(first premolar)라 하고 그 원심측의 치아를 제2소구치(second premolar)라 한다.

또 소구치는 대구치의 전방에 위치한다 하여 전구치(premolar)라 하며 치관에 2개의 교두를 갖는다 하여 쌍두치(bicuspid)라고도 한다.

(4) 대구치(Molar)

대구치는 소구치의 원심측에 존재하며 일악편측에 3개씩 모두 12개가 있다. 대구치는 영구치중에서 가장 큰 치아이다. 상악대구치의 기본형은 4개의 교두와 3개의 치근을 보유하며 하악대구치의 기본형은 5개의 교두와 2개의 치근을 보유하게 된다.

제2소구치의 원심측에 있는 치아를 제1대구치(first molar)라 하고 그 원심측의 치아를 제2대구치(second molar) 그리고 그 다음 치아를 제3대구치(third molar 또는 智齒, wisdom tooth)라 한다.

7. 치아의 기호와 치식

1) 치아의 기호

치아의 기호는 유치와 영구치에 있어 치아를 일일이 말하거나 글로 기록하는 불편을 없애기 위하여 치아의 위치와 명칭을 간단하고 편리하게 하기 위하여 사용된다. 치아의 위치를 표시하기 위해서는 두개의 가상선을 그어 상악과 하악, 좌우측을 구별한다. 정중선(median line)을 중심으로 하여 좌측과 우측을 그리고 교합선(occlusal line)을 중심으로 상악(maxilla)에 식립되어 있는 치아를 상악치아(maxillary teeth)라 하고 하악(mandible)에 식립되어 있는 치아를 하악치아(mandibular teeth)라 한다. 또 상악을 (+)로 하악은 (-)로 표시하기도 한다.

즉 상악 우측은 ┘, 상악 좌측 └, 하악 우측 ┐, 그리고 하악 좌측은 ┌로 표시한다.

이 표시속에 라틴어의 머릿글자를 표시하는데 절치를 I, 견치를 C, 소구치를 P, 그리고 대구치를 M으로 표시한다. 또 한 종류에 속하는 치아가 여러개 일때에는 그 치아의 번호를 우측 하단에 작게 표시한다.

임상가가 사용하는 기호에는 영구치를 아라비아 숫자로 사용하며 유치에서는 알파벳의 대문자 또는 로마 숫자를 사용한다.

예를 들면 └A는 상악좌측 유중절치, 6┘는 상악우측 제1대구치를 나타낸다.

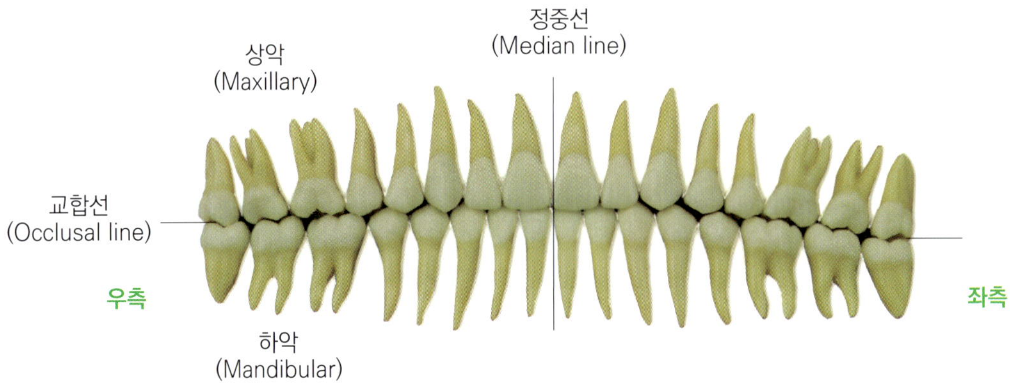

그림 15. **치아의 상하·좌우측 표기법**

(1) Palmer numbering system(Zsigmondy numbering system)

일반적으로 많이 사용되고 있는 방법으로서 유치는 알파벳의 대문자로 영구치는 아라비아 숫자로 표시하는 방법이다. 유치에서는 유중절치를 A로 그리고 제2유구치를 E로 표기하고 영구치는 중절치를 1로 시작해서 제3대구치를 8로 표기한다.

E D C B A	A B C D E
E D C B A	A B C D E

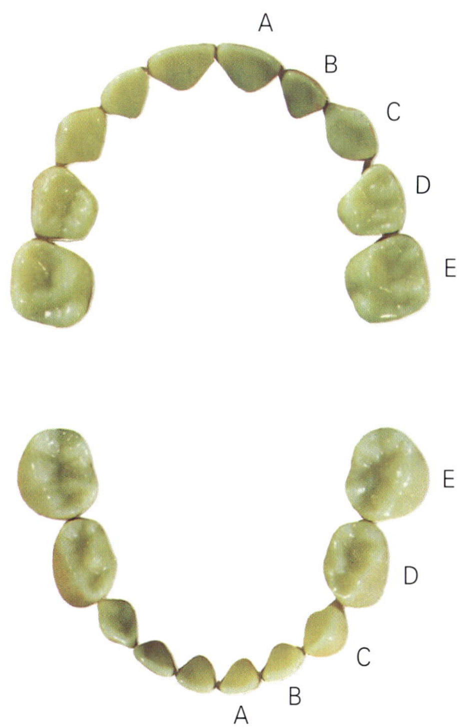

그림 16-1. Palmer numbering system(유치)

8	7	6	5	4	3	2	1	1	2	3	4	5	6	7	8
8	7	6	5	4	3	2	1	1	2	3	4	5	6	7	8

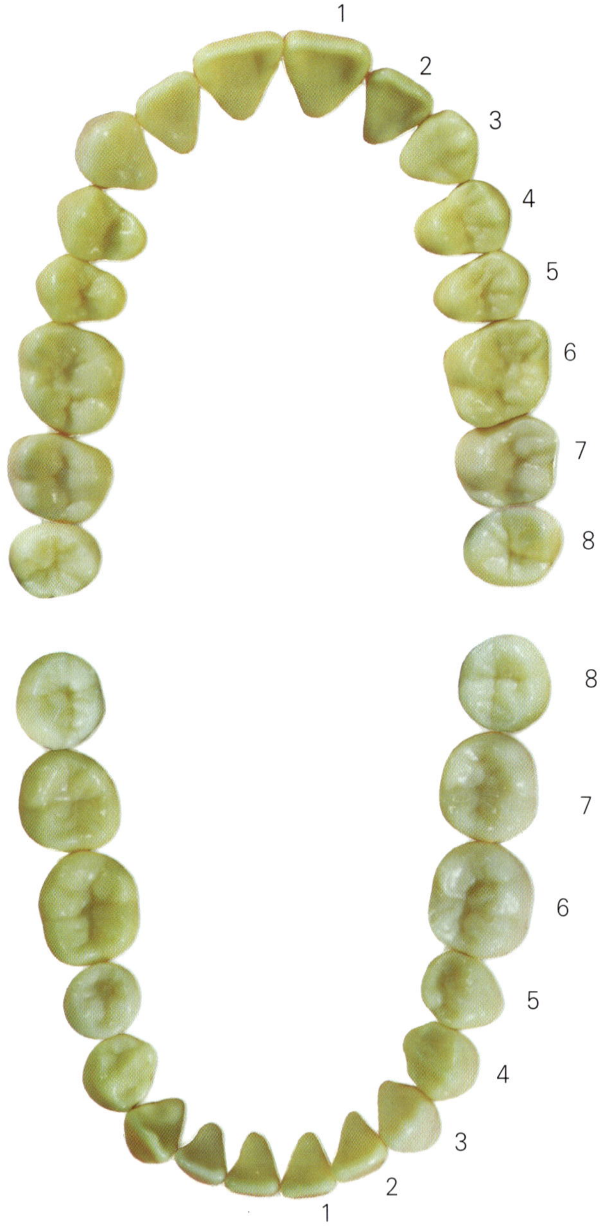

그림 16-2. Palmer numbering system(영구치)

(2) Universal numbering system(A.D.A system)

유치는 알파벳의 대문자로 나타내며 상악 우측 제2유구치를 A로 시작하여 하악우측 제2유구치를 T로 표기한다. 다시말하면 알파벳 순서대로 A부터 T까지 일악편측에 5개씩 시계방향으로 부여한다.

영구치도 마찬가지로 상악 우측 제3대구치를 1로 시작하여 하악우측 제3대구치를 32로 표기한다.

즉 아라비아 숫자의 순서대로 1부터 32까지 일악편측에 8개씩 시계방향으로 부여하는 방법이다.

A	B	C	D	E	F	G	H	I	J
T	S	R	Q	P	O	N	M	L	K

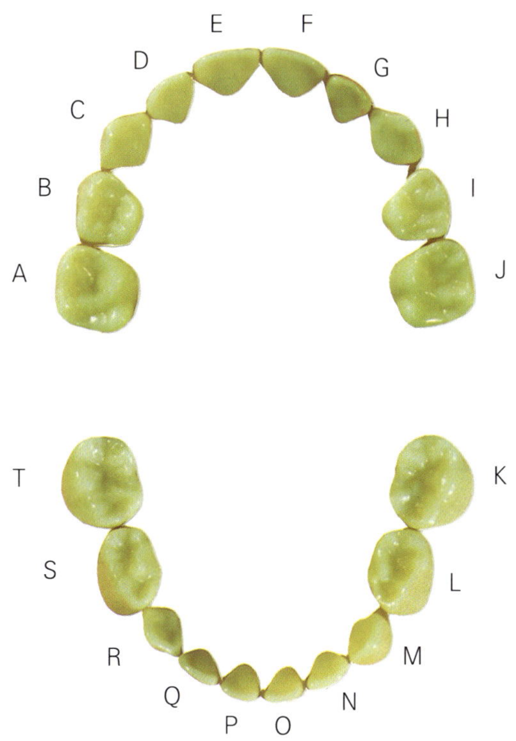

그림 17-1. Universal numbering system(유치)

1	2	3	4	5	6	7	8	9	10	11	12	13	14	15	16
32	31	30	29	28	27	26	25	24	23	22	21	20	19	18	17

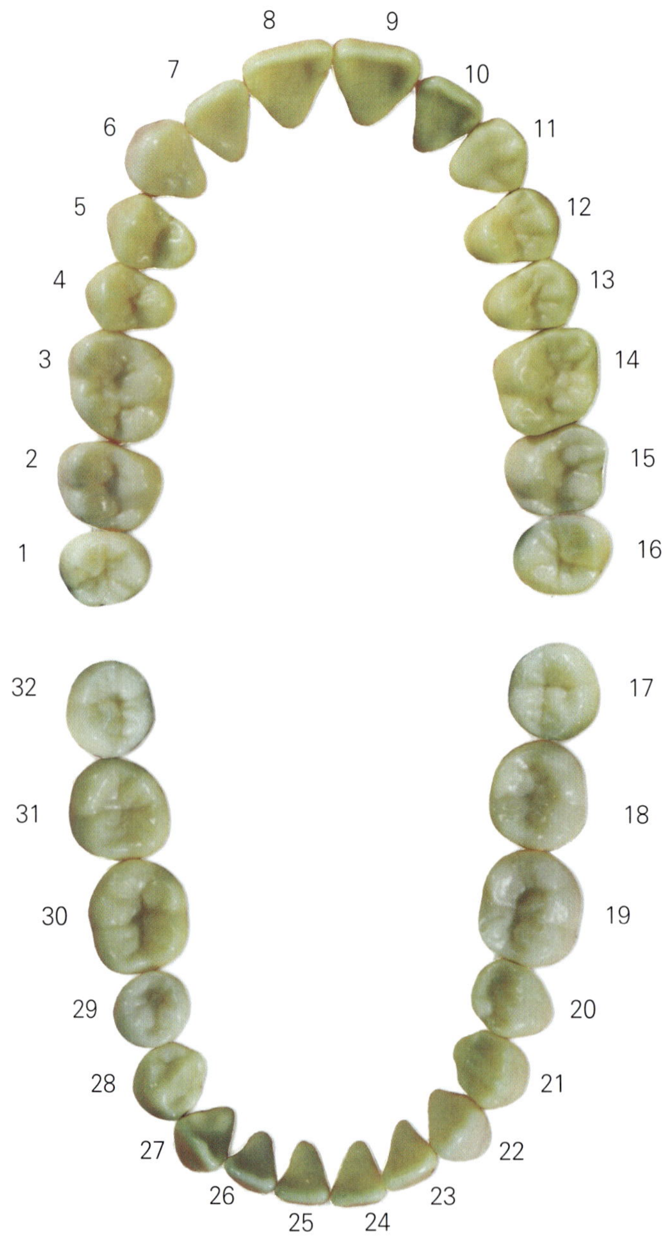

그림 17-2. Universal numbering system(영구치)

(3) International numbering system(Federation Dentaire International system)

국제치과연맹 치아 표기법으로 유치와 영구치 모두 두자리 수를 부여하는 방법인데 영구치는 10, 20, 30, 40번으로 그리고 유치는 50, 60, 70, 80번을 사용하여 시계방향으로 상하악, 좌우측을 나타내며 개개 치아는 palmer numbering system 방법으로 부여하고 이 방법은 역학조사시에 주로 이용한다.

55	54	53	52	51	61	62	63	64	65
85	84	83	82	81	71	72	73	74	75

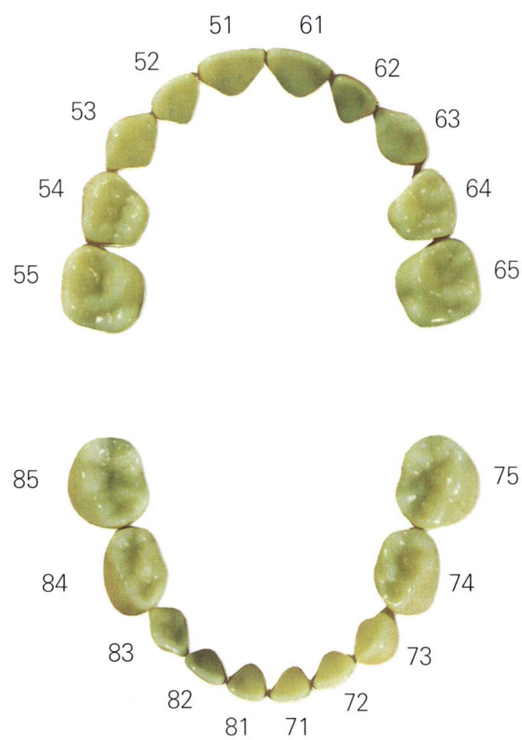

그림 18-1. International nembering system(유치)

18	17	16	15	14	13	12	11	21	22	23	24	25	26	27	28
48	47	46	45	44	43	42	41	31	32	33	34	35	36	37	38

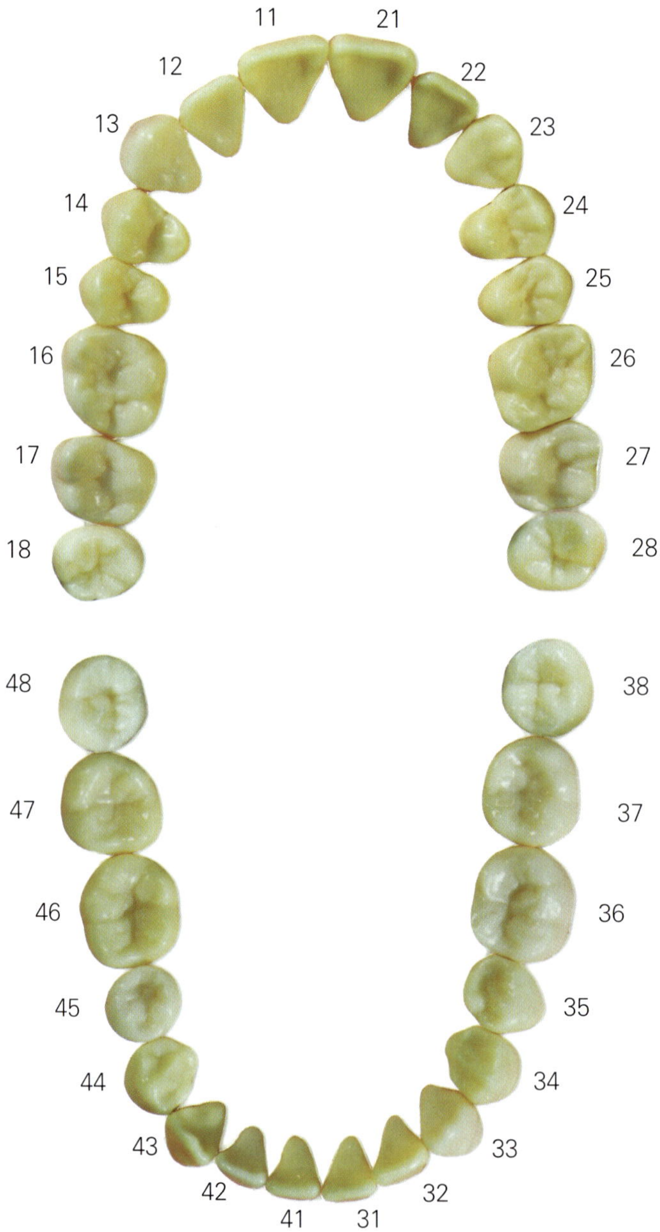

그림 18-2. International nembering system(영구치)

(4) The European numbering system

주로 유럽에서 많이 사용되며 +는 상악, -는 하악을 뜻한다. 유치는 알파벳 앞에 기호를 붙이고 영구치 역시 아라비아 숫자 앞에 기호를 부여한다. 예를 들면 -C는 하악좌측 유견치를 의미하고 +3은 상악좌측 견치를 의미한다.

E+	D+	C+	B+	A+	+A	+B	+C	+D	+E
E-	D-	C-	B-	A-	-A	-B	-C	-D	-E

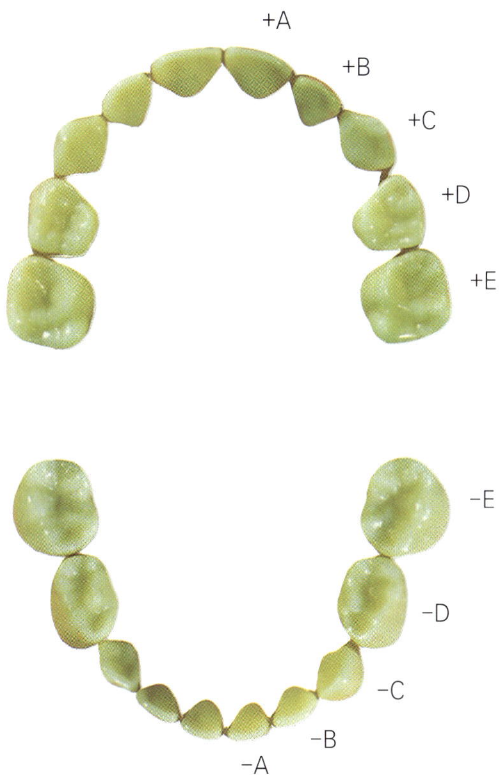

그림 19-1. European numbering system(유치)

8+	7+	6+	5+	4+	3+	2+	1+	+1	+2	+3	+4	+5	+6	+7	+8
8-	7-	6-	5-	4-	3-	2-	1-	-1	-2	-3	-4	-5	-6	-7	-8

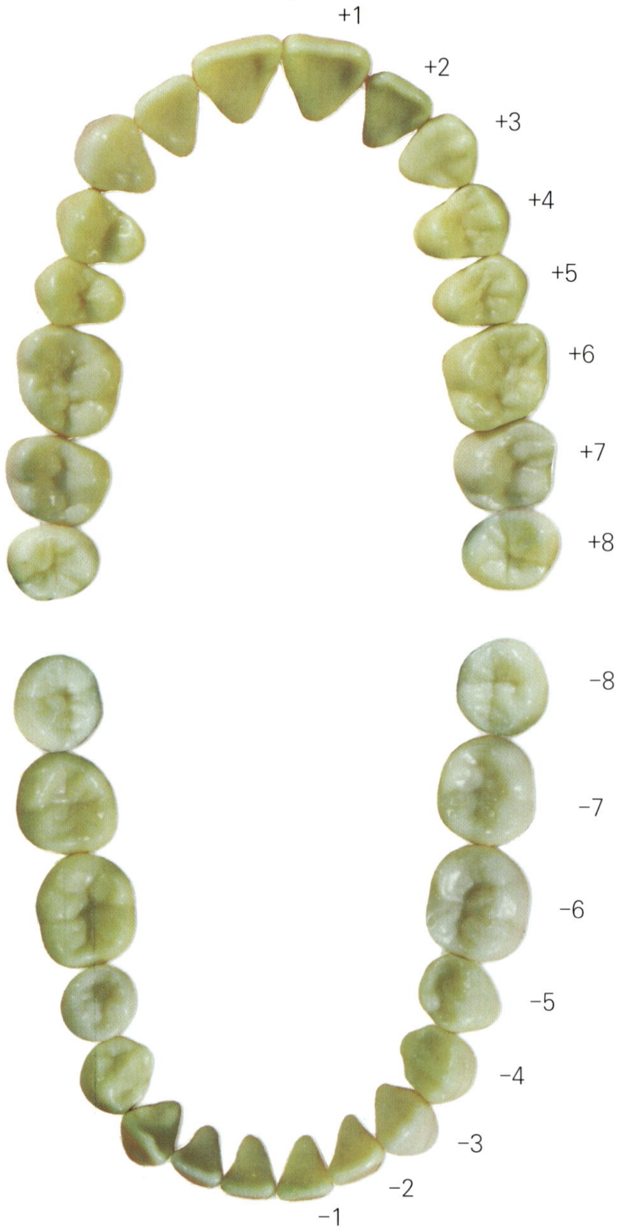

그림 19-2. European numbering system(영구치)

2) 치식(Dental formula)

치아의 배열 상태는 치아 종류나 수를 간단한 식으로 표시하는 것을 치식이라 한다. 유치와 영구치의 차이는, 유치는 3종류(I, C, M)인 반면 영구치는 4종류(I, C, P, M)라는 것이다.

(1) 유치의 치식

$$I\frac{2}{2} \quad C\frac{1}{1} \quad M\frac{2}{2} = 10 \qquad 10\times2=20$$ (M : 유구치)

(2) 영구치의 치식

$$I\frac{2}{2} \quad C\frac{1}{1} \quad P\frac{2}{2} \quad M\frac{3}{3} = 16 \qquad 16\times2=32$$

(3) 동물들의 치식

① 원숭이 $\frac{2 \quad 1 \quad 3 \quad 3}{2 \quad 1 \quad 3 \quad 3}$

② 개 $\frac{3 \quad 1 \quad 4 \quad 3}{3 \quad 1 \quad 4 \quad 3}$

③ 토끼 $\frac{2 \quad 0 \quad 3 \quad 3}{3 \quad 0 \quad 2 \quad 3}$

④ 고양이 $\frac{3 \quad 1 \quad 3 \quad 1}{3 \quad 1 \quad 2 \quad 1}$

⑤ 소 $\frac{0 \quad 1 \quad 3 \quad 3}{3 \quad 1 \quad 3 \quad 3}$

8. 치관의 구성

치관(crown)이란 치경선(cervical line)에 의해 나뉘어지는 법랑질로 싸여 있는 부분을 말하며 백악질(cementum)로 덮혀 있는 부분을 치근이라 한다.

치관은 음식물을 자르고, 찢고, 잘게 부수는 역할을 하며 여러개의 면으로 나타나는데 절치와 견치에서는 4개의 치면과 1개의 절단 그리고 소구치와 대구치에서는 5개의 치면으로 구성되어진다. 그 치면의 명칭은 그 면이 향하고 있는 방향에 따라 불리워진다.

1) 치면(Surface of tooth)

(1) 전정면(Vestibular surface), 안면(Facial surface)

구강전정을 향하고 있는 면을 말하며 얼굴을 향하는 면이라 하여 안면(facial surface)이라고도 한다. 절치와 견치에서는 구순(lip)을 향한 면을 순면(labial surface)이라 하고 소구치와 대구치에서는 뺨(cheek)을 향한 면을 협면(buccal surface)이라 한다.

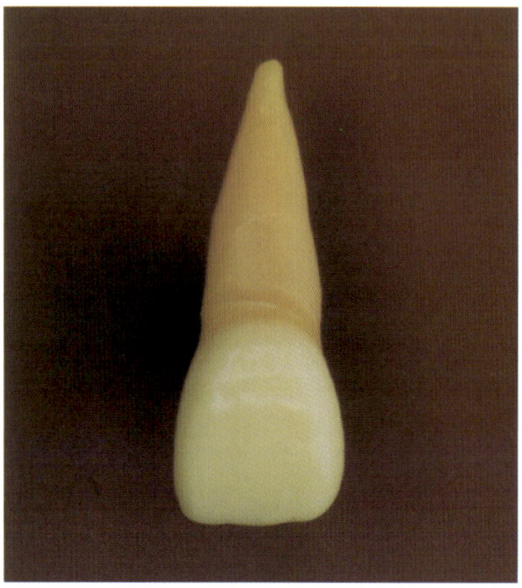

상악 중절치

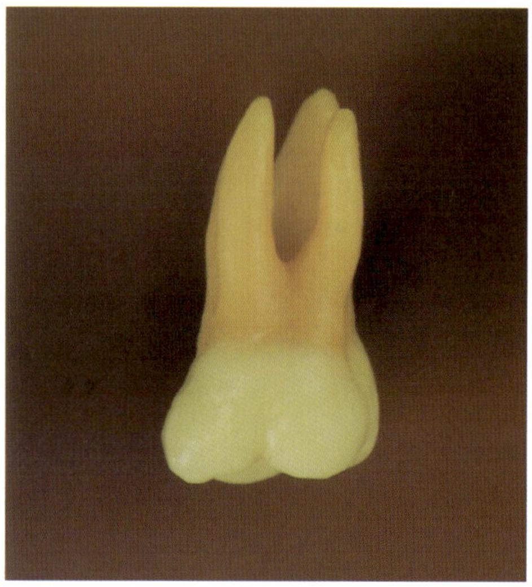

상악 제1대구치

그림 20-1. **순면과 협면**

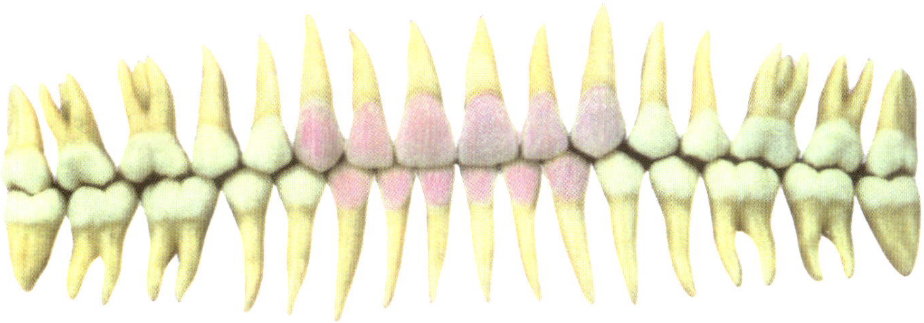

그림 20-2. **전치의 순면**

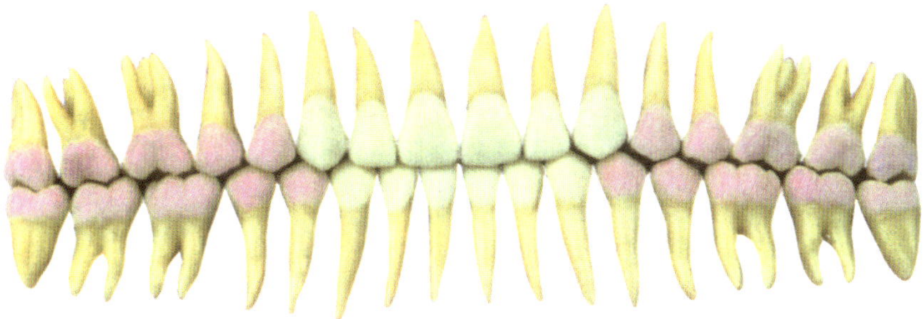

그림 20-3. **구치의 협면**

(2) 설면(Lingual surface), 구개면(Palatal surface)

전정면의 반대측면이며 상악에서는 구개로 향한 면을 구개면(palatal surface)이라 하며 하악에서는 혀(tongue)로 향한 면을 설면(lingual surface)이라 한다.

(3) 접촉면(Contact surface), 인접면(Proximal surface)

인접하고 있는 두개의 치아가 서로 접촉되고 있는 면을 접촉면(contact surface) 또는 인접면(proximal surface)이라 한다.

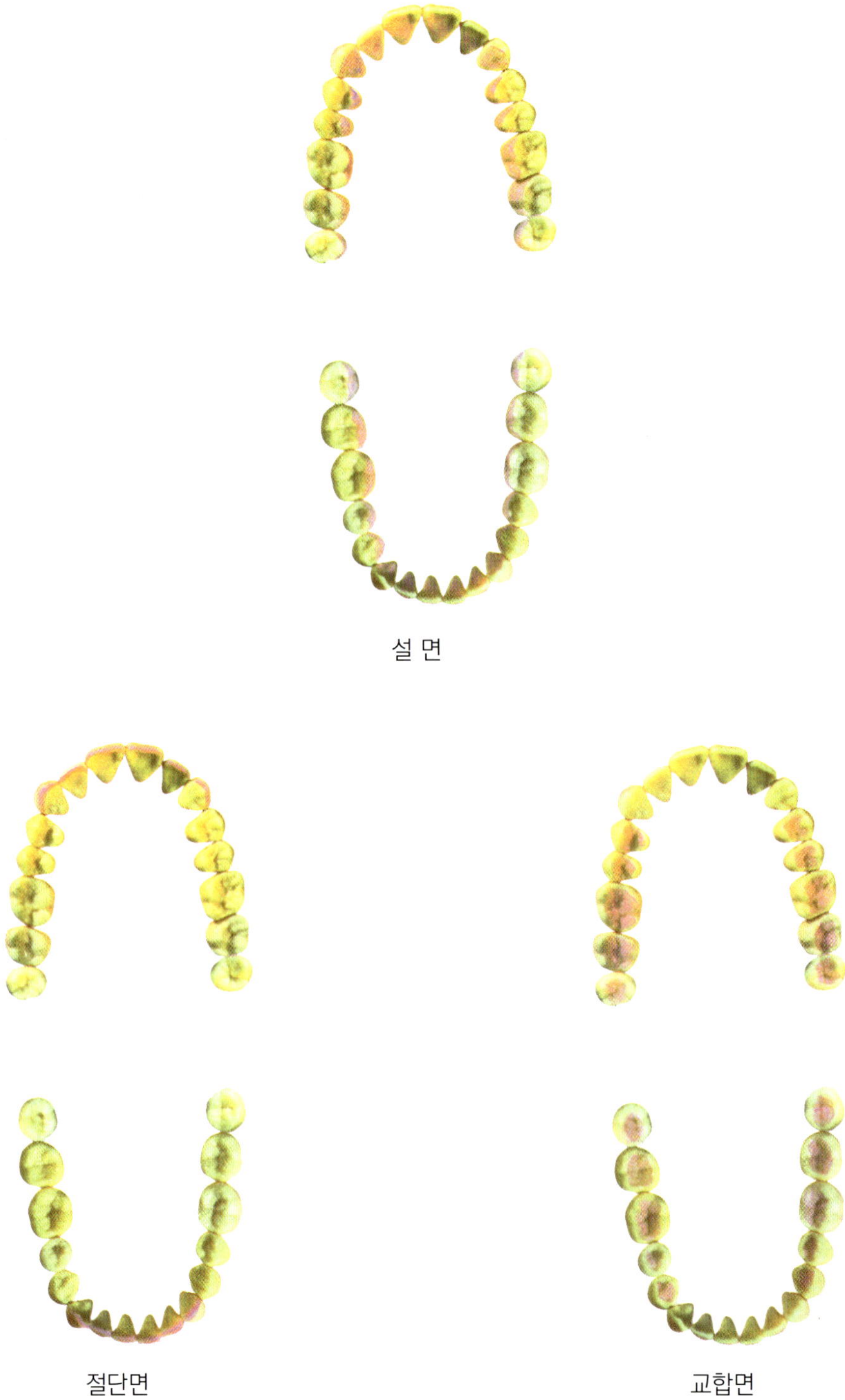

그림 21. **치아의 방향**

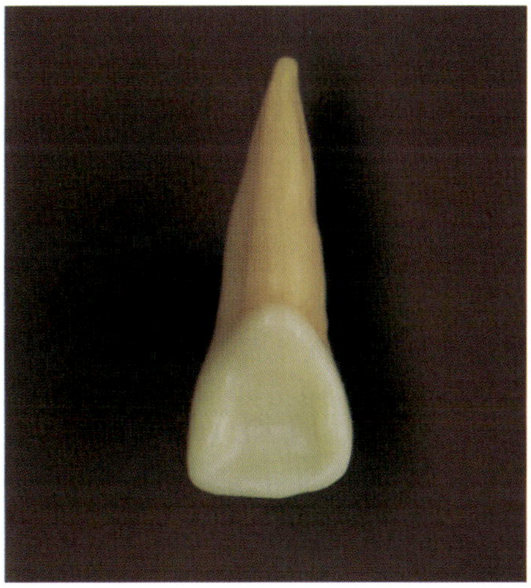
상악 중절치

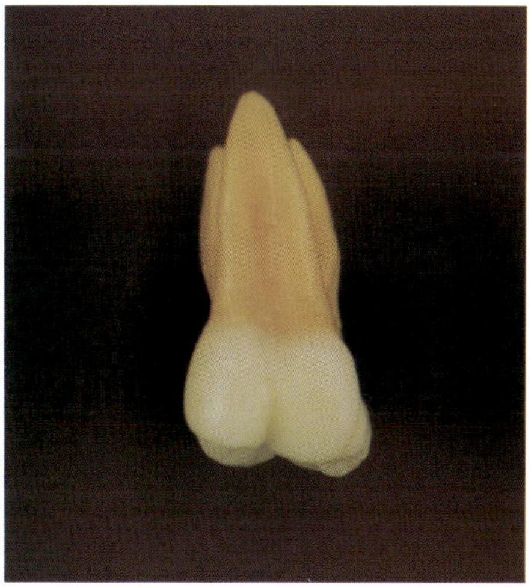
상악 제1대구치

그림 22. **설면**

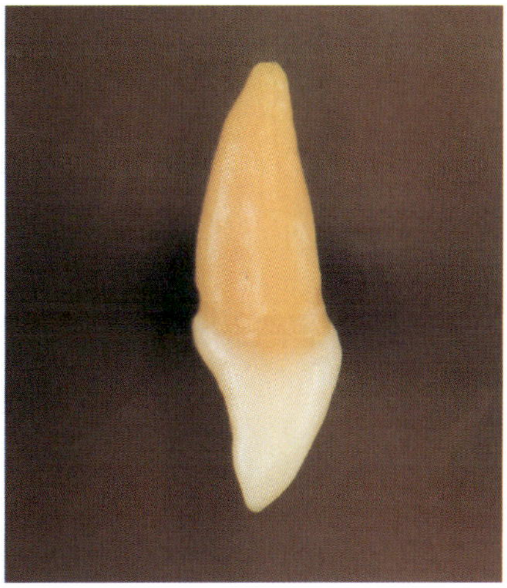
상악 중절치 근심면

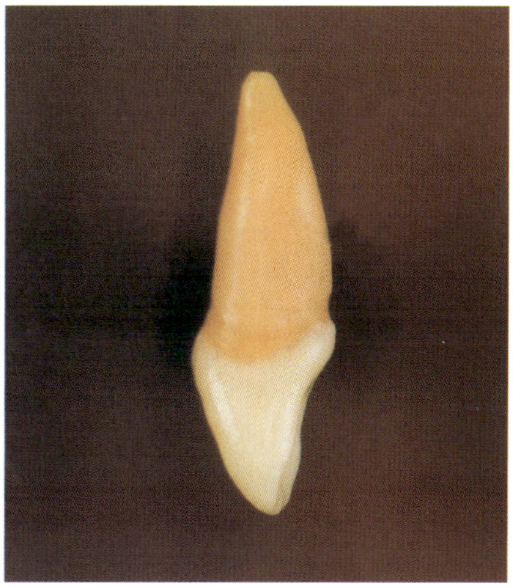
상악 중절치 원심면

그림 23-1. **전치의 접촉면**

접촉면은 두면으로 나누어지는데 한 개의 치아에서 정중선을 중심으로 가까이 있는 면을 근심면(mesial surface)이라 하고 멀리 있는 면, 즉 근심면의 반대측면을 원심면(distal surface)이라 한다. 인접한 두 치아는 일반적으로 근심면과 원심면이 접촉을 하게 되나 상·하악의 중절치는 근심면과 근심면이 접촉하게 되며 최후방 치아는 근심면에서만 접촉하게 된다.

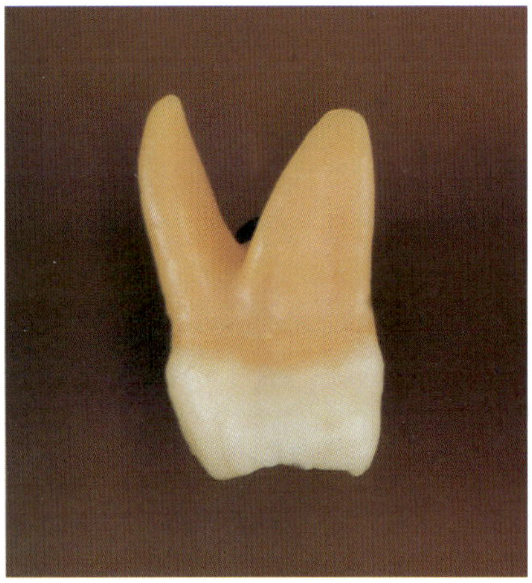

상악 제1대구치 근심면

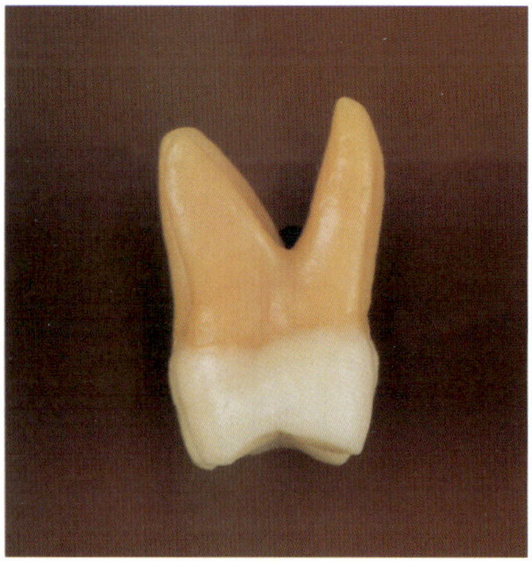

상악 제1대구치 원심면

그림 23-2. **구치의 접촉면**

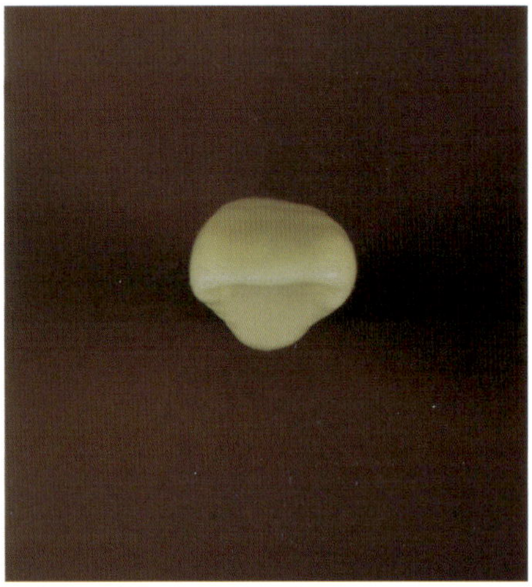

상악 중절치 절단

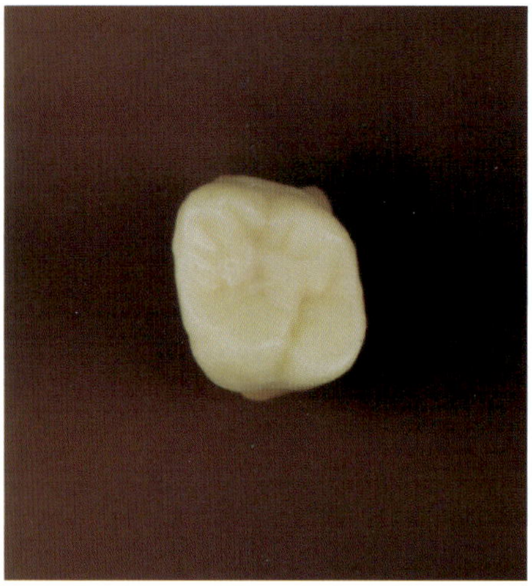

상악 제1대구치 교합면

그림 24. **절단과 교합면**

또 개개의 치아는 접촉면 전체로 접촉하게 되는 것이 아니고 그 치아의 가장 풍융된 부위에서 접촉하게 되는데 이 부위를 접촉부위(contact area)라 하고 작은 부위, 즉 한점으로 만나는 경우를 접촉점(contact point)이라 한다.

(4) 절단(Cutting edge, Incisal edge)

전치에서 상악 치아와 하악 치아가 서로 교합시 접촉되는 부위로서 수평으로 된 좁은 부분을 절단(cutting edge)이라 하고 절단연(cutting margin) 또는 절단면(cutting surface)이라고도 한다. 절단은 구치의 교합면에 해당된다.

(5) 교합면(Occlusal surface), 저작면(Mastication surface)

소구치와 대구치에서 상악 치아와 하악 치아가 교합될때 서로 접하는 면을 교합면(occlusal surface)이라 하고 또 저작되는 면이라 하여 저작면(mastication surface)이라고도 한다.

2) 치아의 등분

하나의 치아를 두고 치관과 치근의 형태를 쉽게 설명하기 위하여 각 부위를 3등분으로 명확히 구분해서 그 부위마다 명칭을 붙여 사용한다. 치관에서 절단(교합면)에 가까운 부분을 절단측(교합측)이라 하고 치경부에 가까운 부분을 치경측이라 한다.

치관과 치근의 면을 수평과 수직으로 3등분하여 그 부위에 따라 명칭이 붙여진다.

(1) 수직적 등분

① 순(협)면과 설면 그리고 교합면

(a) 근심측 1/3 (mesial third)

(b) 중앙 1/3 (middle third)

(c) 원심측 1/3 (distal third)

② 근심면과 원심면

(a) 순(협)측 1/3 (labial or buccal third)

(b) 중앙 1/3 (middle third)

(c) 설측 1/3 (lingual third)

(2) 수평적 등분

① 치관

(a) 절단(교합)측 1/3 (incisal or occlusal third)
(b) 중앙 1/3 (middle third)
(c) 치경측 1/3 (cervical third)

② 치근

(a) 치경측 1/3 (cervical third)
(b) 중앙 1/3 (middle third)
(c) 치근단측 1/3 (apical third)

③ 교합면

(a) 협측 1/3 (buccal third)
(b) 중앙 1/3 (middle third)
(c) 설측 1/3 (lingual third)

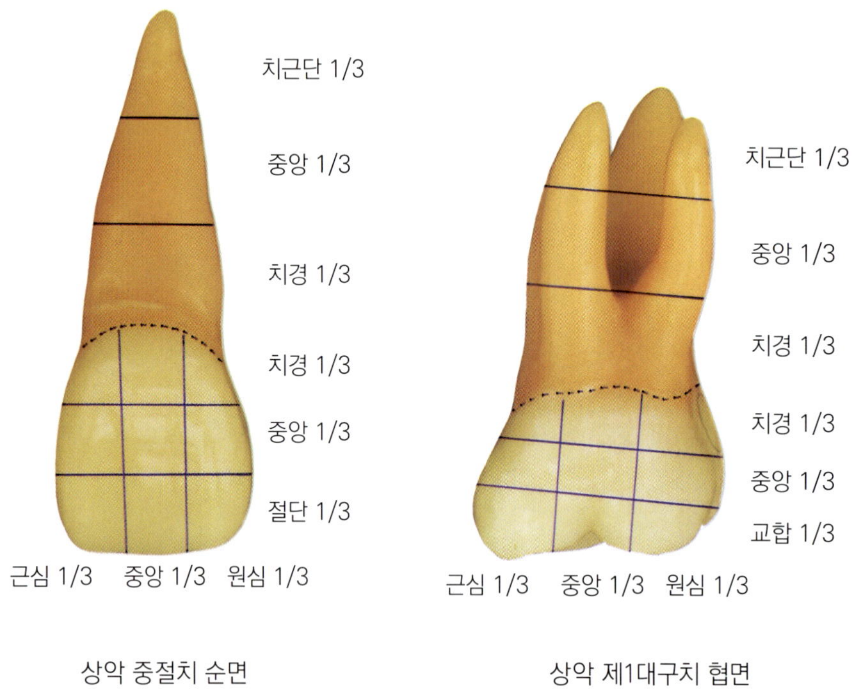

그림 25-1. **치아의 3등분**

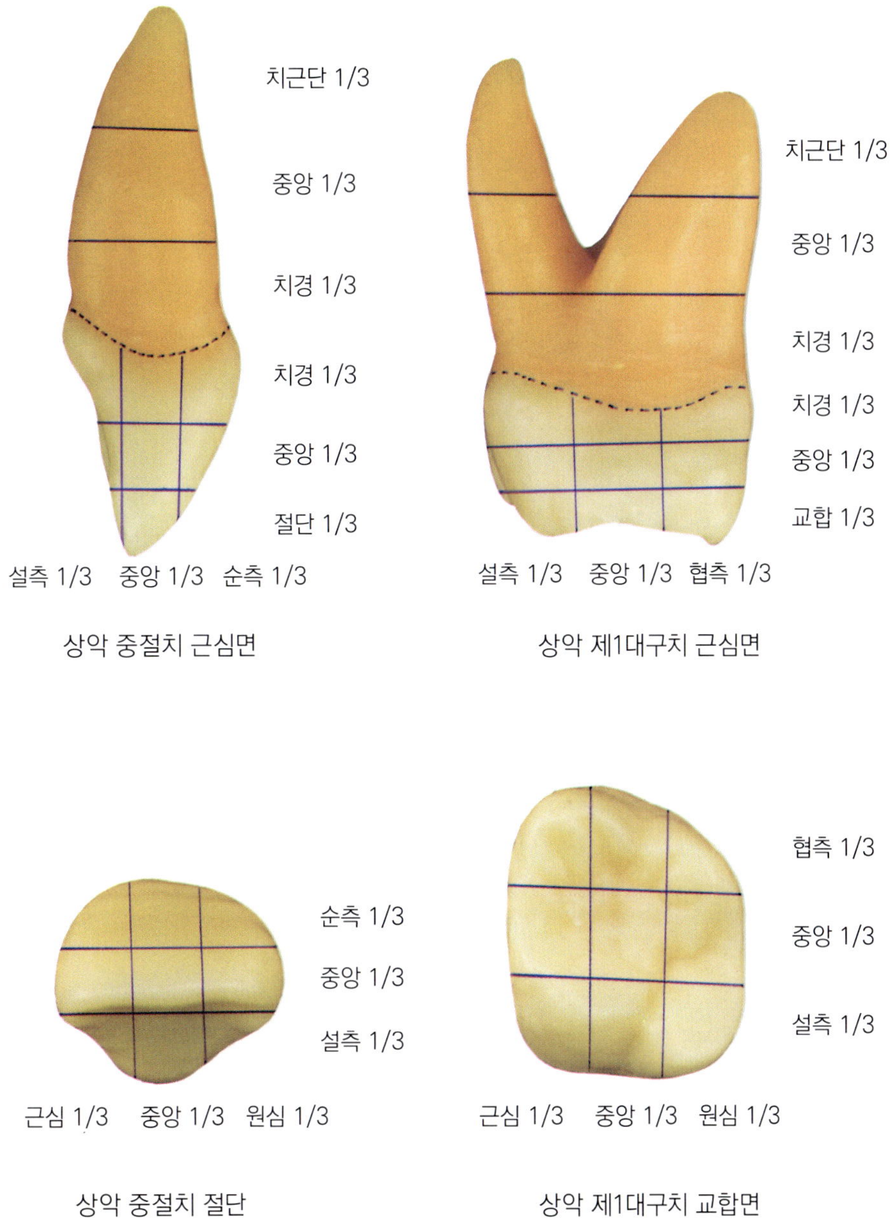

그림 25-2. **치아의 3등분**

3) 연(Margin)

치면과 면의 경계부위 즉, 가장자리 부분을 연(margin)이라 하며 그 연의 명칭은 어떤 부위와 접하느냐에 따라 붙여진다. 연의 명칭을 보면 전치에서는 순측연(labial margin), 설측연(lingual margin), 근심연(mesial margin), 원심연(distal margin), 절단연(incisal margin) 및 치경연(cervical margin)을 볼 수 있으며 구치에서는 전치의 순측연에 해당되는 부분을 협측연(buccal margin), 설측연(lingual margin), 근심연(mesial margin), 원심연(distal margin) 및 치경연(cervical margin)과 전치의 절단연에 해당되는 연을 교합연(occlusal margin)이라 한다.

(1) 전치(Anterior teeth)

전치의 순면과 설면에는 4개의 연 그리고 접촉면에는 3개의 연으로 구성 되어진다.

① 순면과 설면

(a) 절단연 (incisal margin)
(b) 치경연 (cervical margin)
(c) 근심연 (mesial margin)
(d) 원심연 (distal margin)

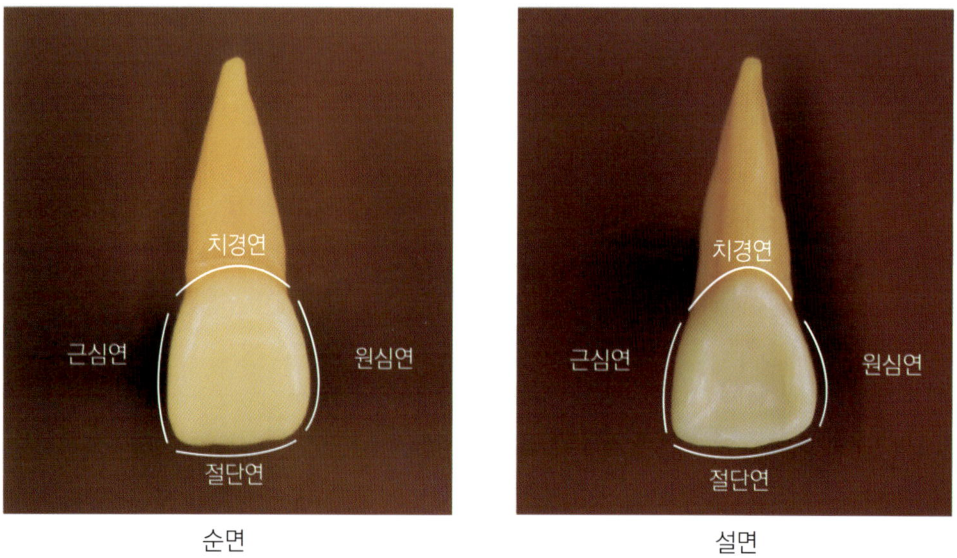

그림 26-1. **치면의 연**

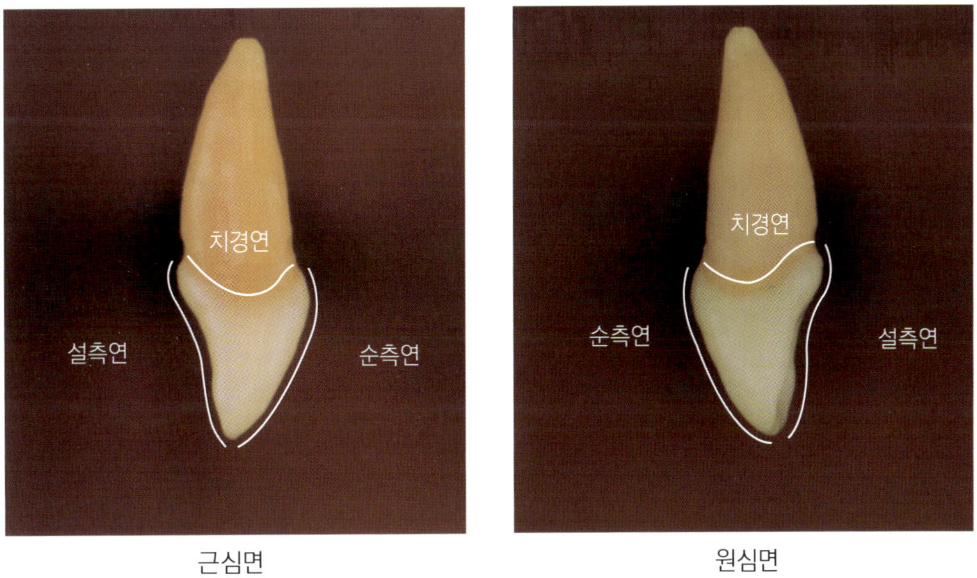

그림 26-2. **치면의 연**

② 근심면과 원심면

(a) 순측연 (labial margin)

(b) 설측연 (lingual margin)

(c) 치경연 (cervical margin)

(2) 구치(Posterior teeth)

구치에서는 각 치면마다 4개의 연으로 구성 되어진다.

① 협면과 설면

(a) 교합연 (occlusal margin)

(b) 치경연 (cervical margin)

(c) 근심연 (mesial margin)

(d) 원심연 (distal margin)

② 근심면과 원심면

(a) 교합연 (occlusal margin)
(b) 치경연 (cervical margin)
(c) 협측연 (buccal margin)
(d) 설측연 (lingual margin)

③ 교합면

(a) 협측연 (buccal margin)
(b) 설측연 (lingual margin)
(c) 근심연 (mesial margin)
(d) 원심연 (distal margin)

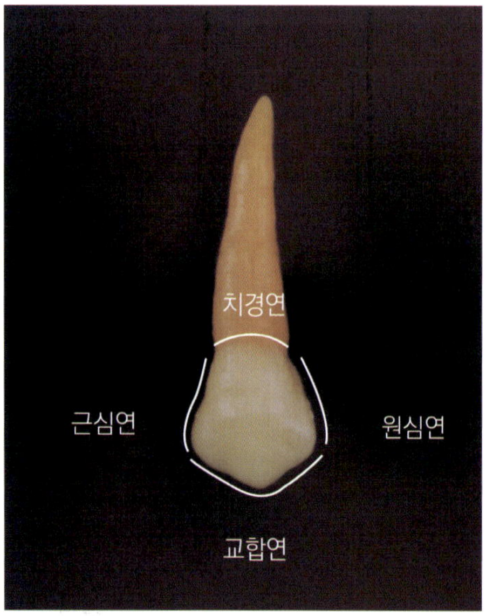

협면

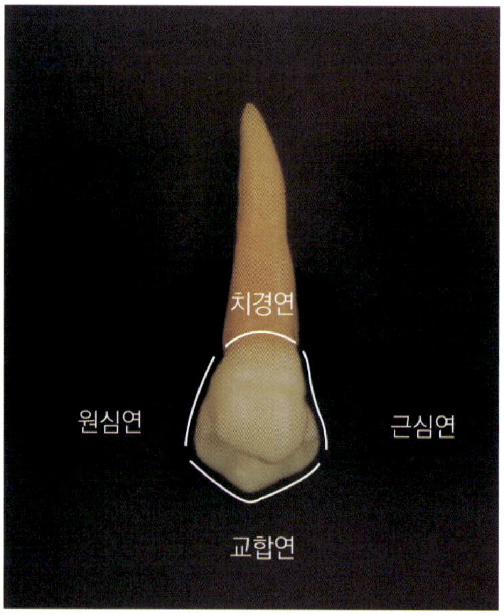

설면

그림 27-1. **치면의 연**

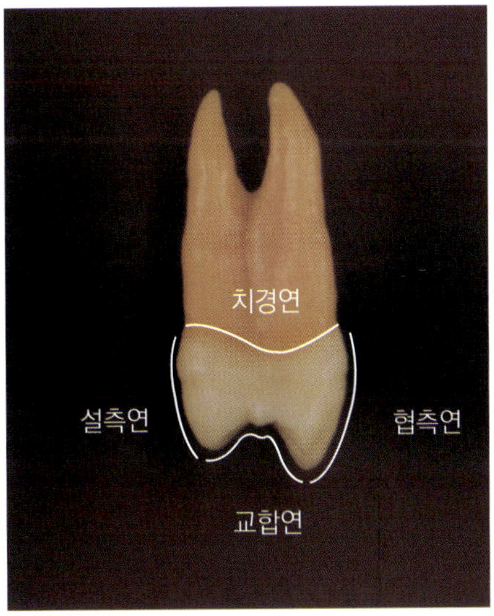

근심면

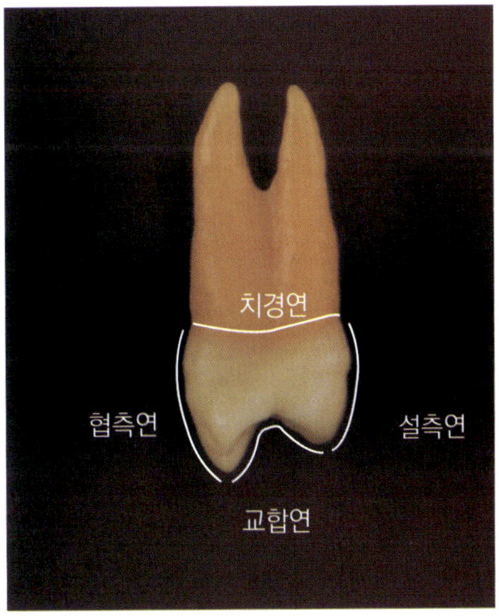

원심면

그림 27-2. **치면의 연**

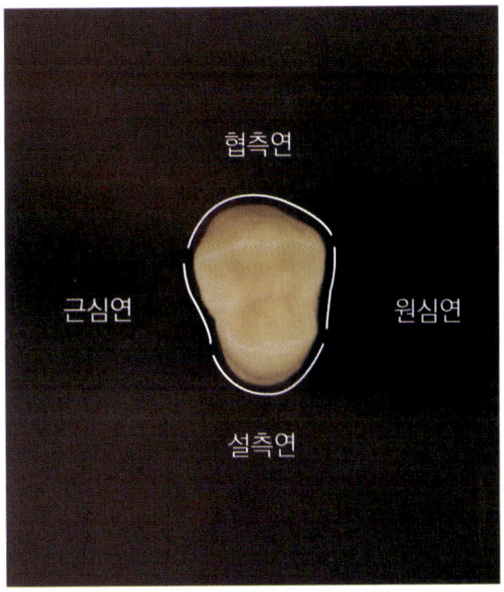

교합면

그림 27-3. **치면의 연**

4) 우각(Angle)

치아에서의 우각은 능각(line angle)과 첨각(point angle)으로 나누어지는데 능각은 2개의 치면이 만나서 하나의 선상의 각을 형성하는 것을 말하며 첨각은 3개의 치면이 만나서 형성되는 우각을 말한다.

(1) 능각(Line angle)

전치에서는 4개의 능각이 있고 구치에서는 8개의 능각이 존재한다.

① 전치

근심순면능각 (mesio-labial line angle)
근심설면능각 (mesio-lingual line angle)
원심순면능각 (disto-labial line angle)
원심설면능각 (disto-lingual line angle)

② 구치

근심협면능각 (mesio-buccal line angle)
근심설면능각 (mesio-lingual line angle)

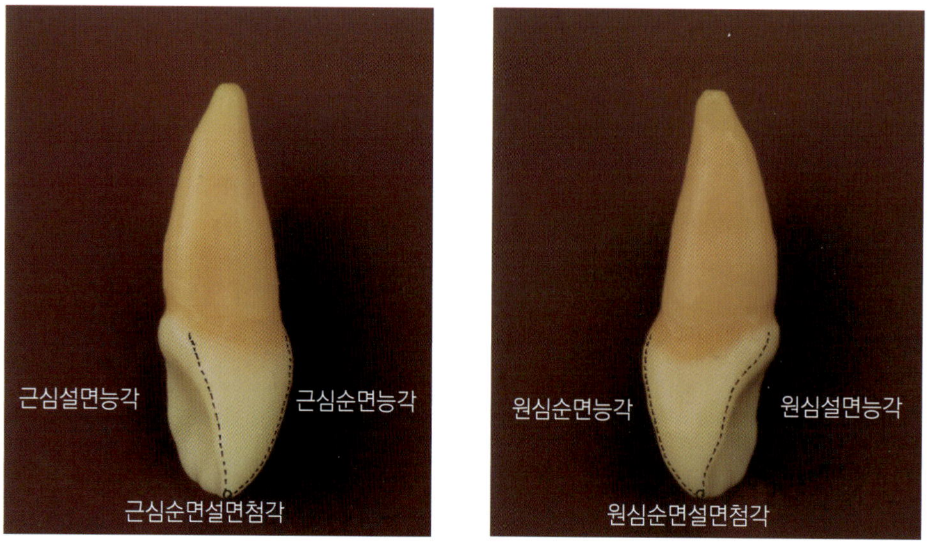

근심면　　　　원심면

그림 28-1. **능각과 첨각(전치)**

원심협면능각 (disto-buccal line angle)
원심설면능각 (disto-lingual line algle)
근심교합면능각 (mesio-occlusal line angle)
원심교합면능각 (disto-occlusal line angle)
협측교합면능각 (bucco-occlusal line angle)
설측교합면능각 (linguo-occlusal line angle)

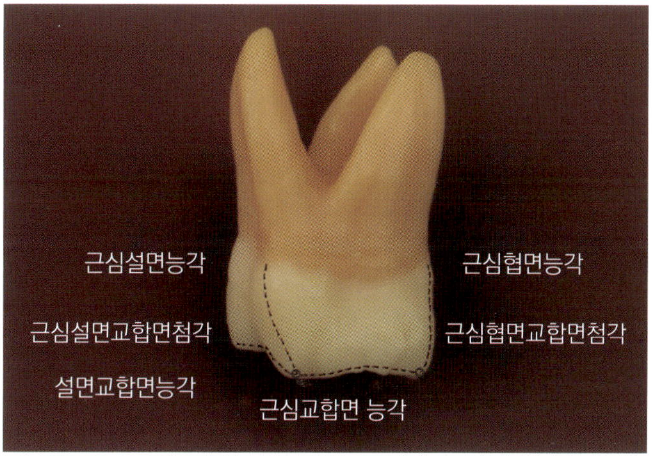

근심면

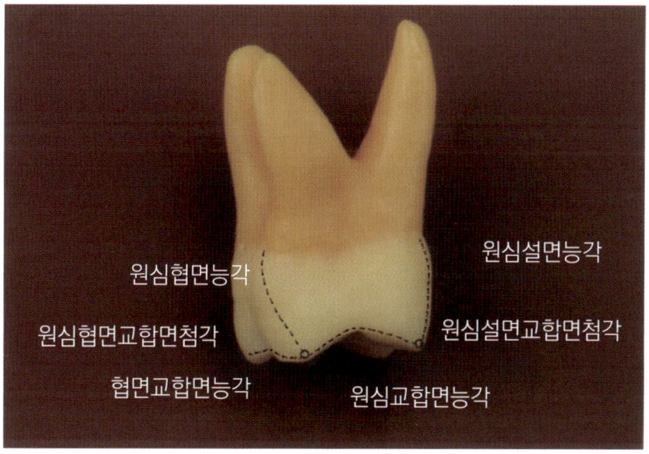

원심면

그림 28-2. **능각과 첨각(구치)**

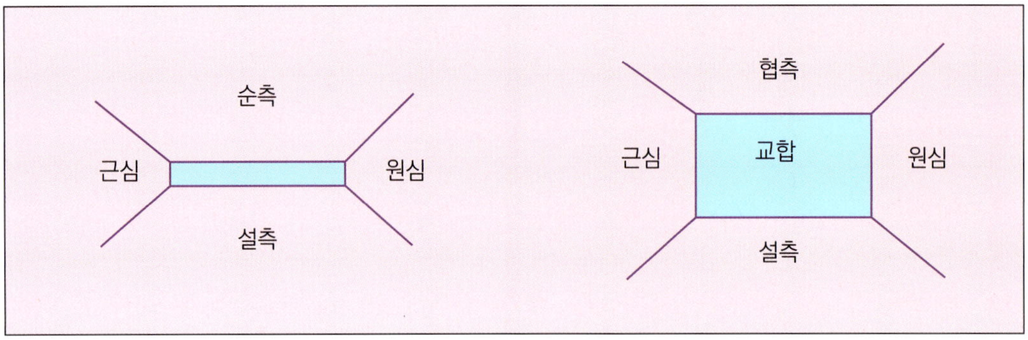

전치　　　　　구치

그림 28-3. 능각과 첨각

(2) 첨각(Point angle)

전치에서는 2개의 첨각이 있고 구치에서는 4개의 첨각이 존재한다.

① 전치

근심순면설면첨각 (mesio-labio-lingual point angle)
원심순면설면첨각 (disto-labio-lingual point angle)

② 구치

근심협면교합면첨각 (mesio-bucco-occlusal point angle)
원심협면교합면첨각 (disto-bucco-occlusal point angle)
근심설면교합면첨각 (mesio-linguo-occlusal point angle)
원심설면교합면첨각 (disto-linguo-occlusal point angle)

9. 치면의 융기(Prominence)된 부위와 함몰(Depression) 부위

치관에서 각 치면은 평탄한 면이 아니고 융기된 부위와 함몰된 부분으로 나타나는데 전치의 순면과 접촉면, 구치의 협면과 설면 그리고 접촉면은 대체적으로 융기된 부분이고 전치의 설면과 구치 교합면의 일부분은 함몰된 부분으로 나타난다.

1) 융기된 부위(Prominence or Convexity)

(1) 교두(Cusp)

치관에서 구치의 교합면에 산모양 처럼 융기된 부위를 말하며 교두의 수는 개개의 치아에 따라 그 수를 달리 한다. 그리고 교두에서 가장 융기된 부분을 교두정(crest)이라 하며 교두의 수를 보면 소구치의 일반적인 형태는 2개의 교두를 보유하나 하악 제2소구치는 3개의 교두를 보유하기도 한다.

상악대구치의 기본적인 형태는 4개의 교두를 보유하며 하악대구치는 5개의 교두를 보유한다. 교두의 명칭은 그 부위에 따라 불리워진다.

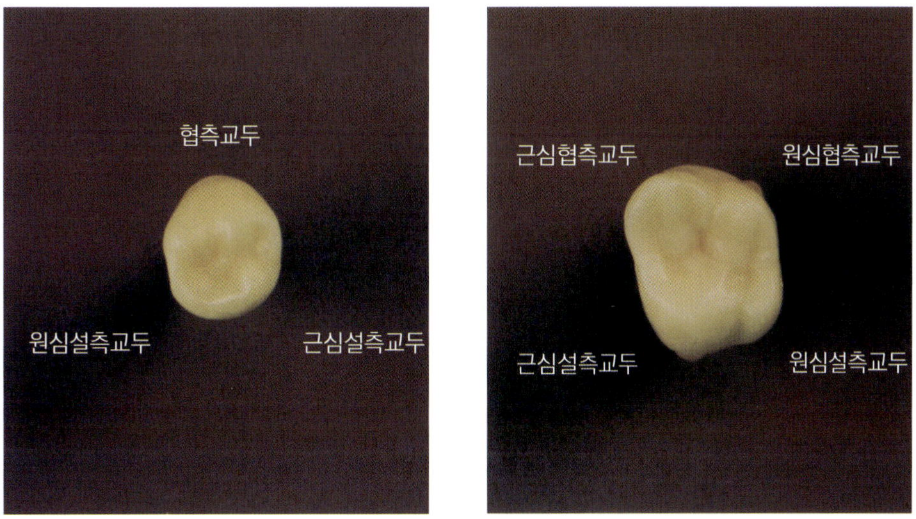

하악 제2소구치 상악 제2대구치

그림 29. **교두**

(2) 융선(Ridge)

치아의 각 치면에서 나타나는 선상의 융기된 부분을 말하며 그 융선의 명칭은 위치와 형태에 따라 변연융선, 삼각융선, 횡주융선, 사주융선, 순면융선, 협면융선, 설면융선 및 교두융선 등으로 불리워진다.

① 변연융선(marginal ridge)

전치의 설면이나 구치의 교합면에서 인접면의 근원심측에 나타나는 법랑질의 선상으로 길게 융기된 경계부를 말하며 그 명칭은 위치에 따라 불리워진다.

근심측에 위치한 것을 근심변연융선(mesial marginal ridge)이라 하고 그 반대측을 원심변연융선(distal marginal ridge)이라 한다. 이것은 절치와 견치의 설면이나 소구치와 대구치의 교합면에서 근심과 원심의 경계를 이루고 있는 부분이다.

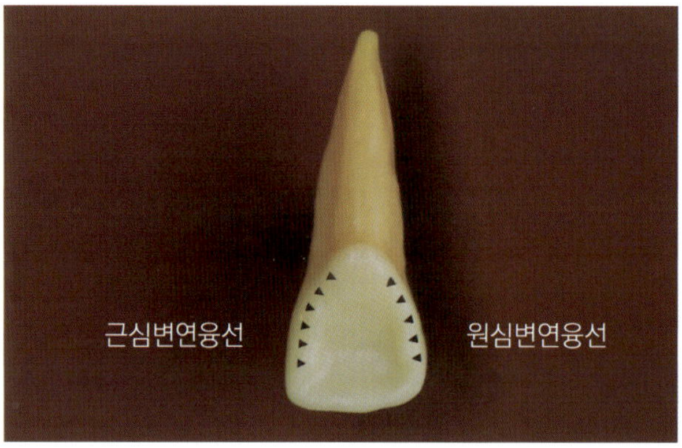

상악 중절치 설면

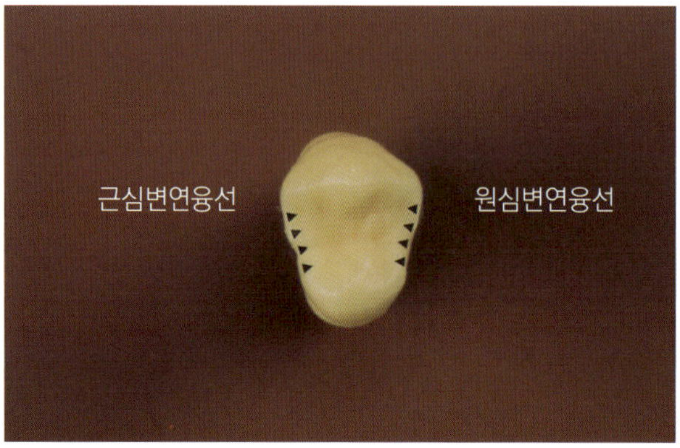

상악 제1소구치 교합면

그림 30-1. **변연융선**

② 삼각융선(triangular ridge)

소구치나 대구치의 교합면에서 각 교두정으로 부터 교합면의 중심방향으로 하행하는 융선을 말하며 그 모양이 삼각형의 형태를 하고 있으므로 삼각융선(triangular ridge)이라 한다. 삼각융선의 명칭은 그 위치에 따라 불리워지는데 소구치의 협측교두에 있는 것을 협측삼각융선이라 하며 대구치의 근심협측교두에 있는 융선을 근심협측삼각융선이라 한다.

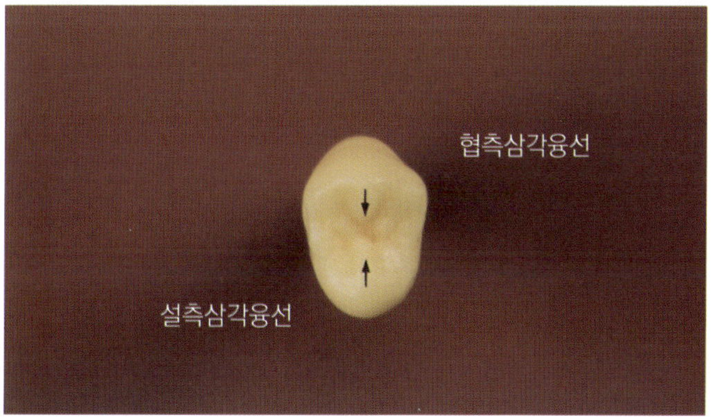

상악 제2소구치 교합면

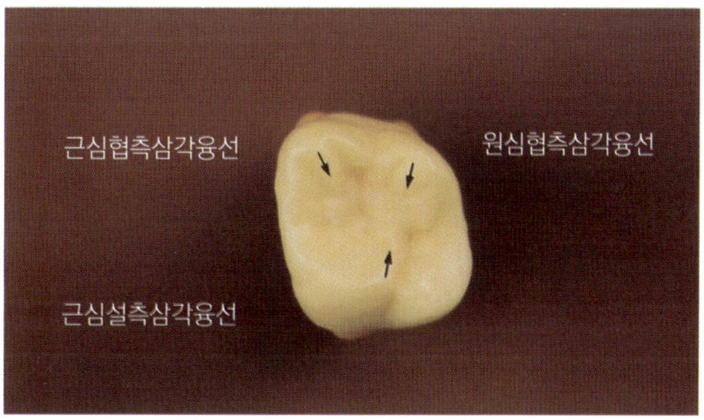

상악 제1대구치 교합면

그림 30-2. **삼각융선**

③ 횡주융선(transverse ridge)

소구치나 대구치의 교합면에서 협측교두에 있는 협측삼각융선과 설측교두에 있는 설측삼각융선이 직선적으로 만나는 융선을 말한다.

상악 소구치에서는 협설의 두 삼각융선이 만나서 하나의 횡주융선을 형성하며 하악 대구치에서는 근심협측과 근심설측 그리고 원심협측과 원심설측 삼각융선이 만나 2개의 횡주융선을 볼 수 있다.

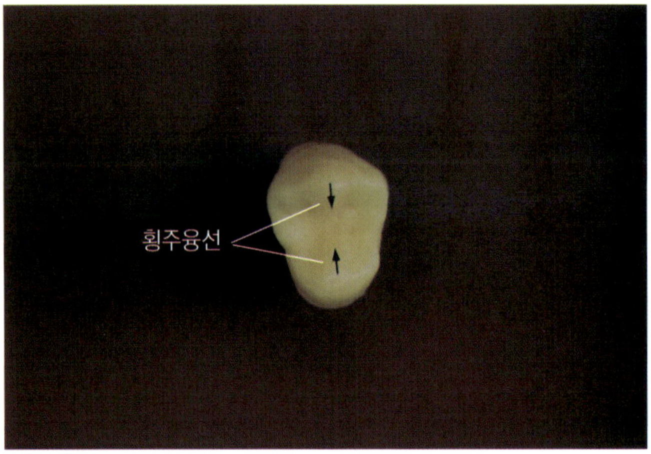

상악 제1소구치 교합면

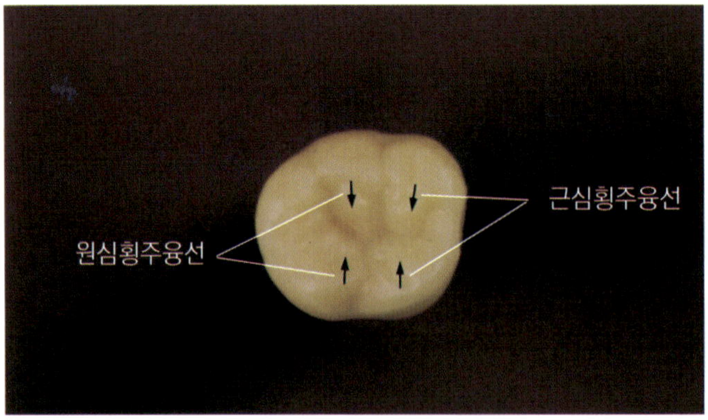

하악 제1대구치 교합면

그림 30-3. **횡주융선**

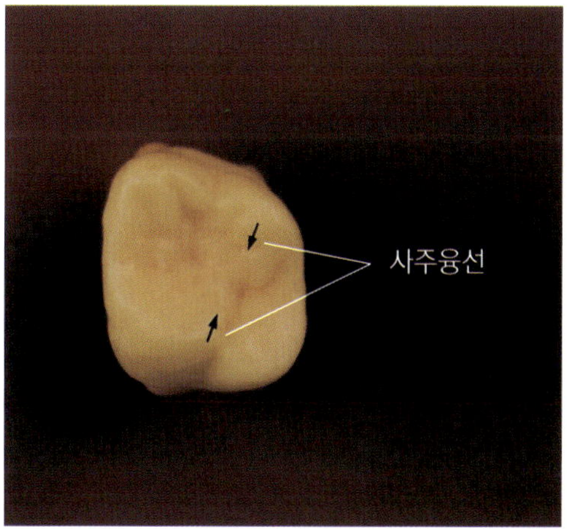

상악 제1대구치 교합면

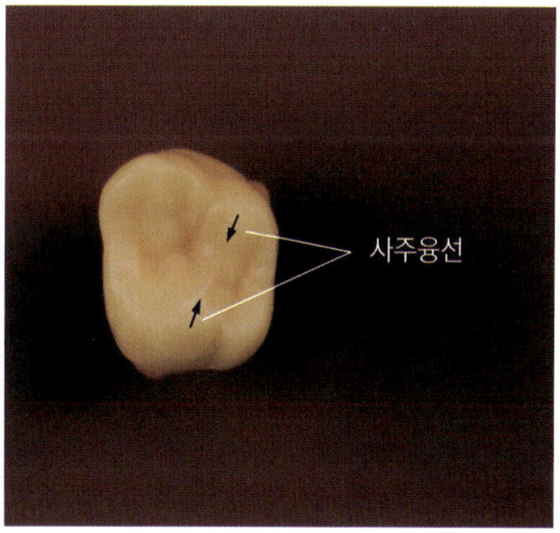

상악 제2대구치 교합면

그림 30-4. **사주융선**

④ 사주융선(oblique ridge)

대구치의 교합면에서 협설의 삼각융선이 비스듬히 가로지르는 융선을 말하는데 상악 대구치의 교합면에서 원심협측 교두의 원심협측삼각융선과 근심설측 교두의 근심설측삼각융선이 대각선으로 만나는 융선을 사주융선(oblique ridge) 또는 대각융선(diagnal ridge)이라 한다.

⑤ 순·협면 융선(labial·buccal rldge)

전치의 순면과 구치 협면의 절단이나 교합면에서 치경부를 향해 선상으로 길게 융기된 부위를 말하며 전치에서는 근심순면융선, 중앙순면융선, 원심순면융선이 나타나고 소구치 역시 근심협면융선, 중앙협면융선, 원심협면융선이 존재하고 대구치의 경우는 근심협면융선과 원심협면융선이 뚜렷하게 나타난다.

⑥ 설면융선(lingual ridge)

견치 설면의 첨두에서 시작하여 치경부로 향하는 융기된 부분을 말하며 이 융선을 중심으로 견치의 설측은 작은 두 부분으로 나뉘어져 근시설면되, 원심설면외로 구분된다.

소구치와 대구치 설면의 설면융선은 대체로 미약하다.

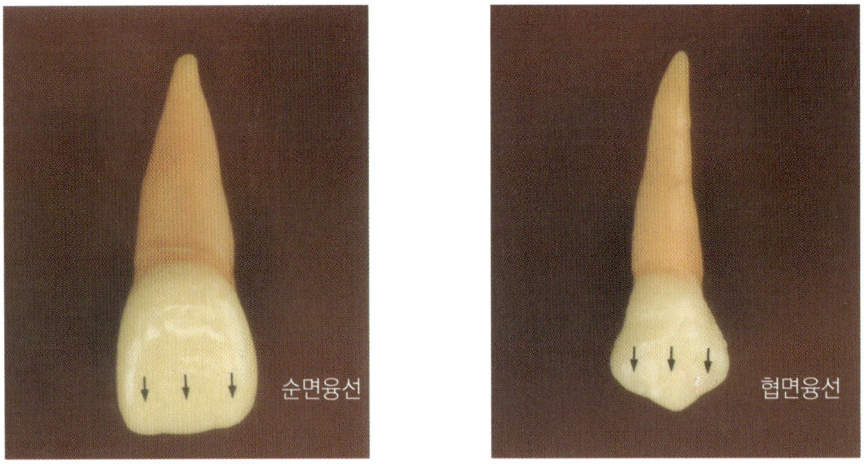

상악 중절치 순면 상악 제1소구치 협면

그림 30-5. **순(협)면융선**

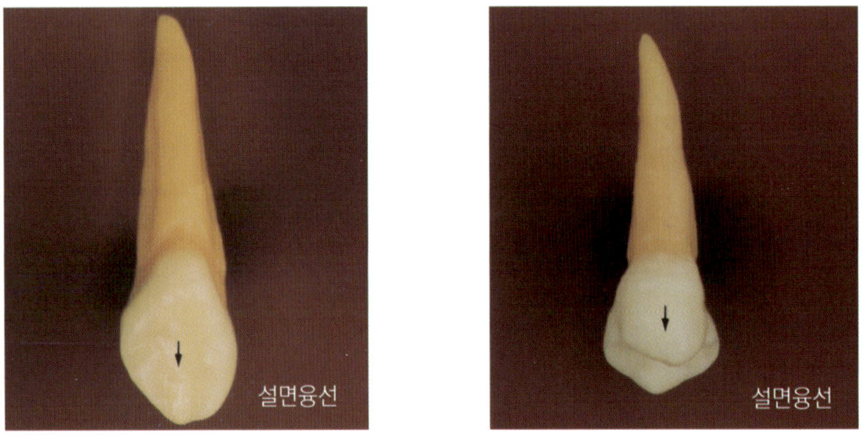

상악 견치 설면 상악 제1소구치 설면

그림 30-6. **설면융선**

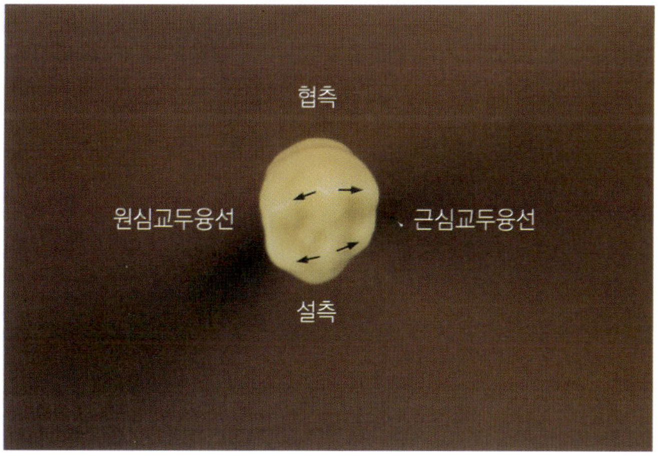

하악 제1소구치 교합면

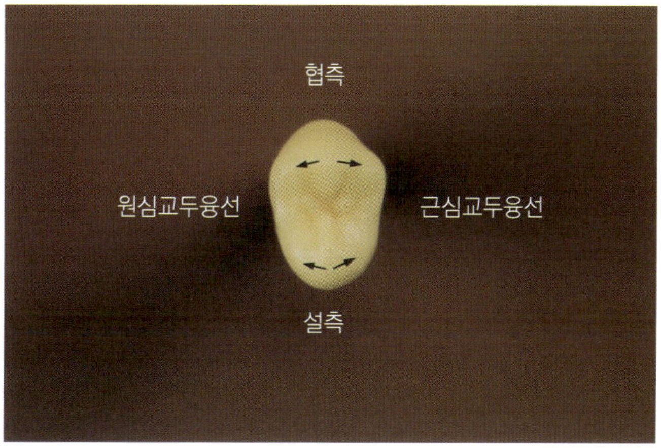

상악 제2소구치 교합면

그림 30-7. **교두융선**

⑦ 교두융선(cusp ridge)

소구치나 대구치의 각 교두정으로부터 근원심으로 하행하는 융선을 말하며 그 명칭은 하행하는 방향에 따라 불리워진다.

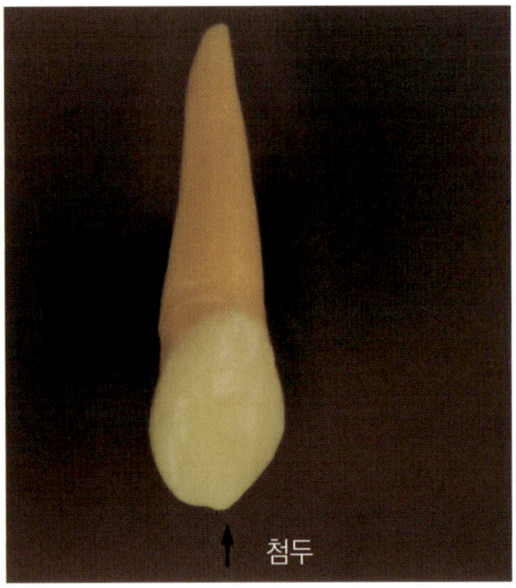

상악 견치 순면

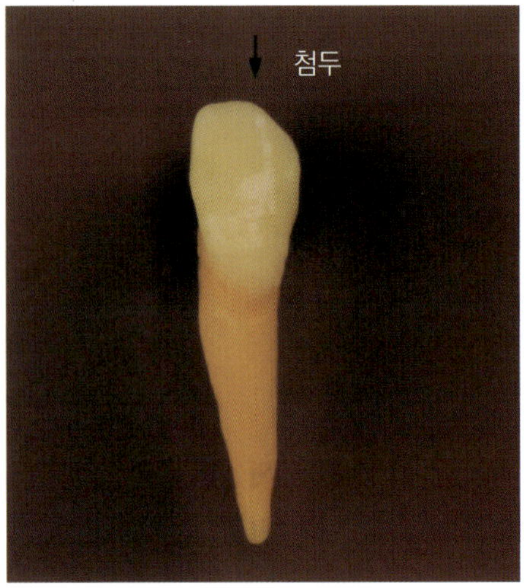

하악 견치 순면

그림 31. **첨두**

(3) 첨두(Tip of cusp)

견치 치관의 절단부 중앙에 나타나는 창두상의 돌출부를 말한다. 첨두의 위치는 일반적으로 근원심의 중앙보다 약간 근심측에 위치한다.

(4) 엽(Lobe)

법랑질 형성의 기본단위로 치관이 발육구에 의하여 나뉘어진 각 부분을 말하며 각 엽의 사이에는 발육구(developmental groove)가 나타난다.

엽의 명칭은 전치의 순면에서는 근심순측엽(mesio-labial lobe), 중앙순측엽(middle-labial lobe), 원심순측엽(disto-labial lobe) 설면에서는 설측엽(lingual-lobe)으로 나타난다. 그리고 소구치의 협면에서는 근심협측엽(mesio-buccal lobe), 중앙협측엽(middle-buccal lobe), 원심협측엽(disto-buccal lobe)이며 설면은 설측엽(lingual lobe)으로 나타난다.

그리고 대구치에서는 각 교두가 하나의 엽이 되며 그 명칭도 위치에 따라 불리워진다.

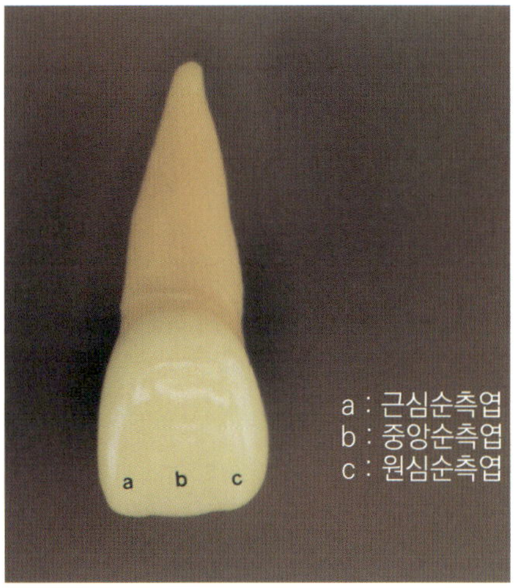

상악 중절치 순면

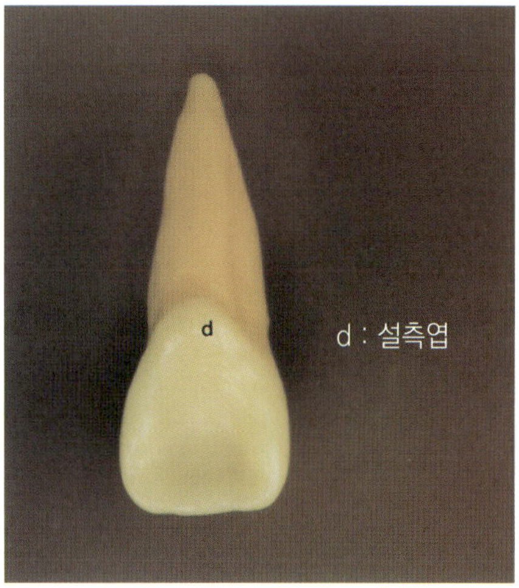

상악 중절치 설면

그림 32-1. **절치의 엽**

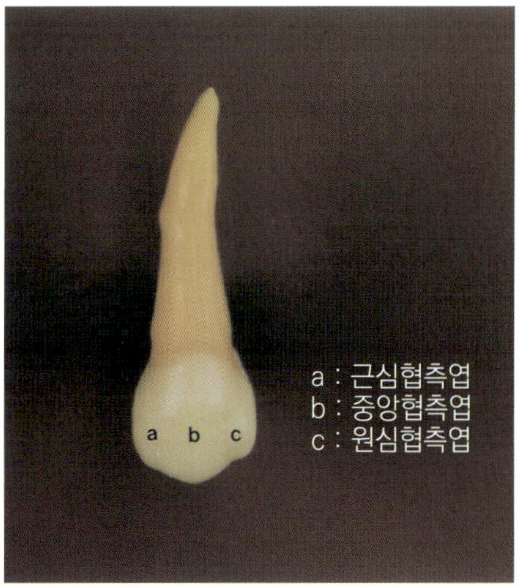

상악 제2소구치 협면

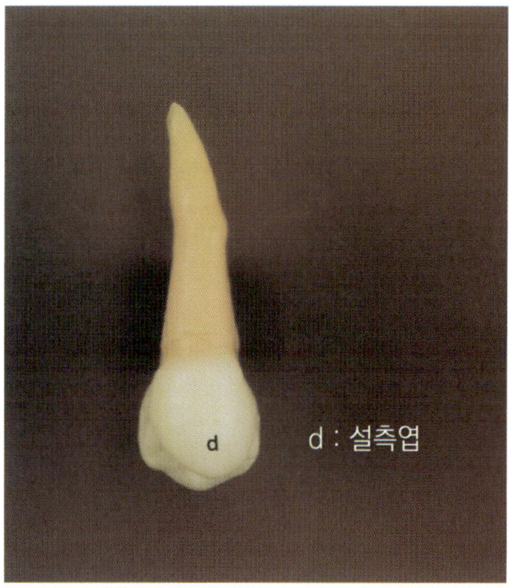

상악 제2소구치 설면

그림 32-2. **소구치의 엽**

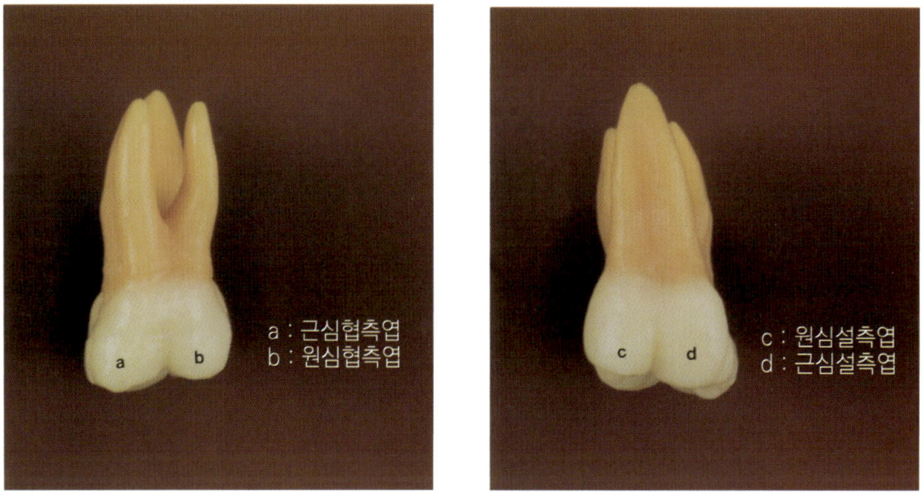

상악 제1대구치 협면　　　　상악 제1대구치 설면

그림 32-3. **상악 대구치의 엽**

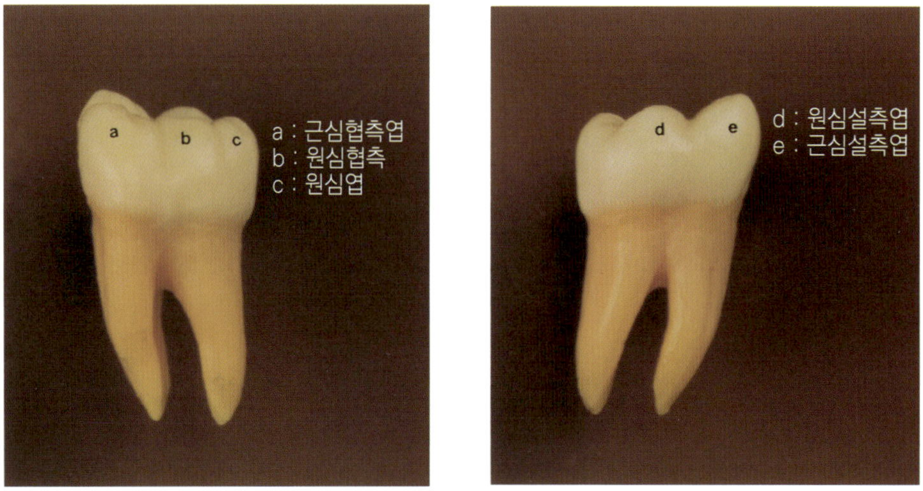

하악 제1대구치 협면　　　　하악 제1대구치 설면

그림 32-4. **하악 대구치의 엽**

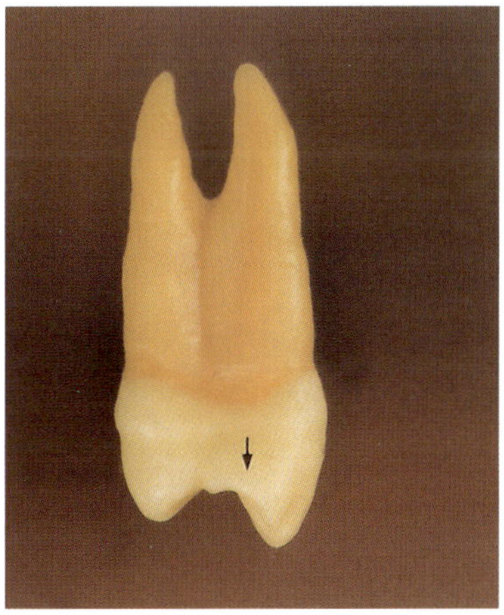

상악 제1소구치 근심면

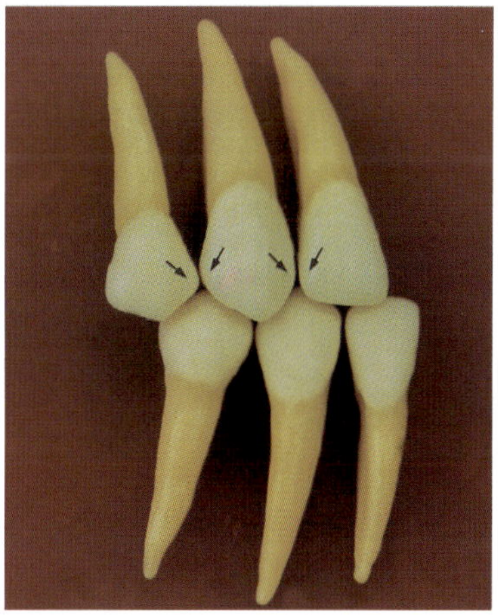

견치의 접촉점

그림 33. **접촉점**

(5) 접촉점(Contact point)

치아는 인접치와 근원심으로 접촉하게 되는데 이때 근원심의 최대풍융부위가 접하게 되며 가장 풍융된 부위를 접촉점이라 한다.

(6) 결절(Tubercle)

법랑질의 추가형성에 의해 생기는 치관부에 불규칙적으로 융기된 작고 둥근 돌출부를 말하며 교두보다 크기가 작다.

① 절단결절(Mamelon)

유치·영구치의 절치 절단에 작고 둥근 법랑질의 융기된 부분을 말하며 맹출 후 곧 교모되어 없어진다.

② 설면치경결절(Cingulum)

절치와 견치의 설면에서 근심변연융선과 원심변연융선이 만나서 이루는 치경측1/3 부위의 돌출부를 말하며 설면결절 또는 기저융선이라고도 한다. 설면결절에서 가장 융기된 부위는 일반적으로 근원심의 중앙보다 약간 원심측에 위치한다.

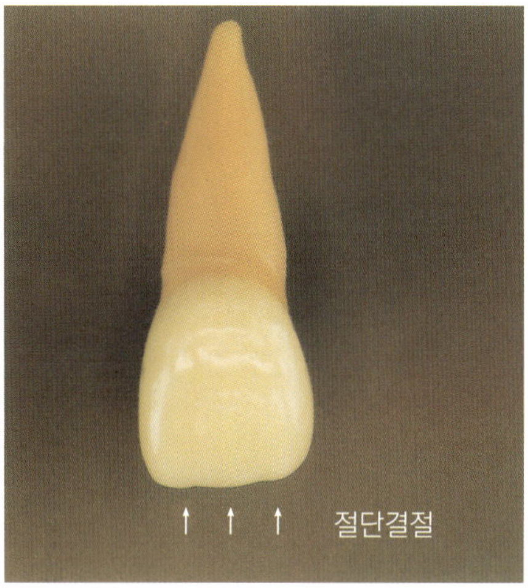

그림 34-1. **절단결절**

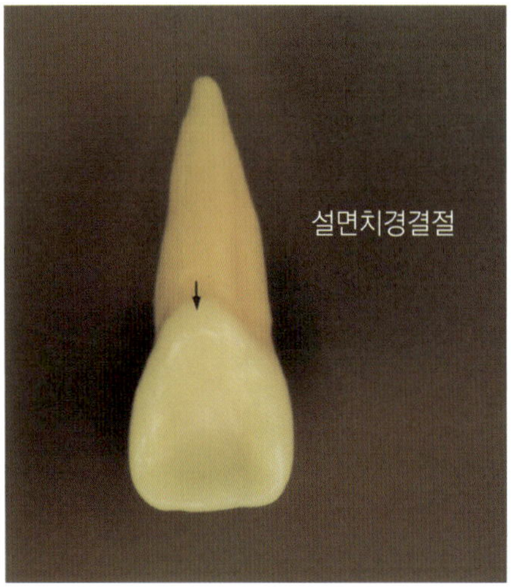

상악 중절치 설면

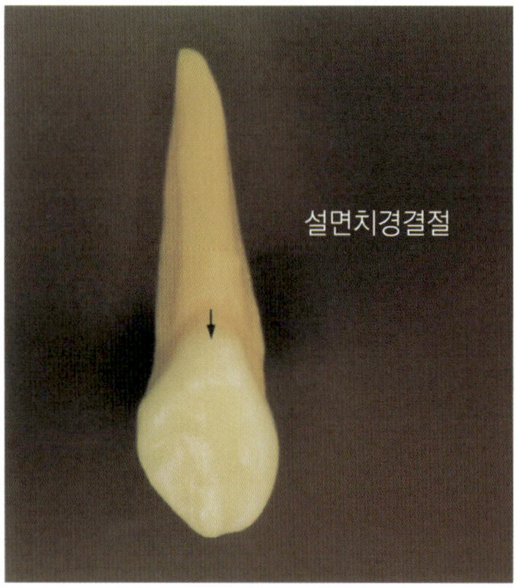

상악 견치 설면

그림 34-2. **설면치경결절**

③ 개재결절(terra)

상악 제1소구치의 교합면에서 근심변연융선상에 나타나는 소결절(lesser tubercle)을 말한다.

④ Carabelli 결절

상악 제1대구치의 교합면에서 근심설측교두의 설측교두 융선 아래 나타나는 과잉결절을 Carabelli 결절 또는 제5교두라 한다. 일반적으로 상악 제1대구치에 나타나지만 제2대구치, 제3대구치 및 제2유구치에서도 나타나는 결절이다.

⑤ 가성구치결절(paramolar tubercle)

상악 제2대구치의 근심협측과 원심협측교두 사이에 나타나는 이상결절을 말한다.

⑥ 후구치결절(distomolar·retromolar tubercle)

상악 제3대구치의 원심측에 나타나는 이상결절을 말한다.

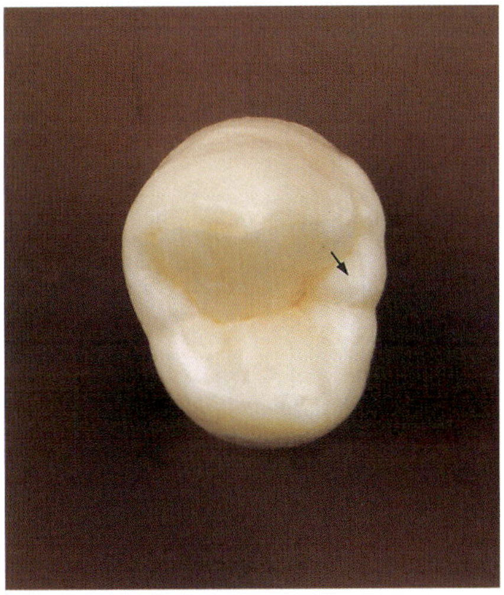

그림 34-3. 개재결절

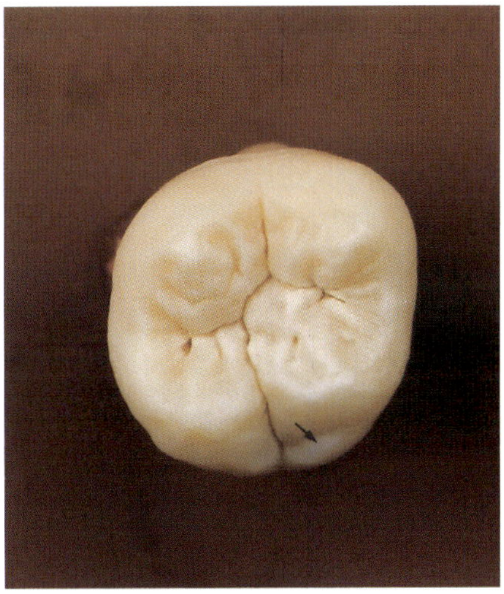

그림 34-4. Carabelli 결절

⑦ 6교두와 7교두

하악 제1대구치의 교합면에서 원심설측교두와 원심교두 사이에 나타나는 교두를 6교두라 하며 근심설측교두와 원심설측교두 사이에 나타나는 교두를 7교두라 한다.

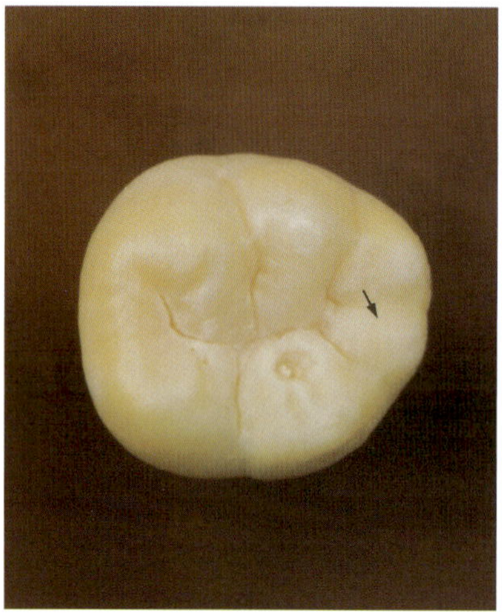

그림 34-5. **제6교두**

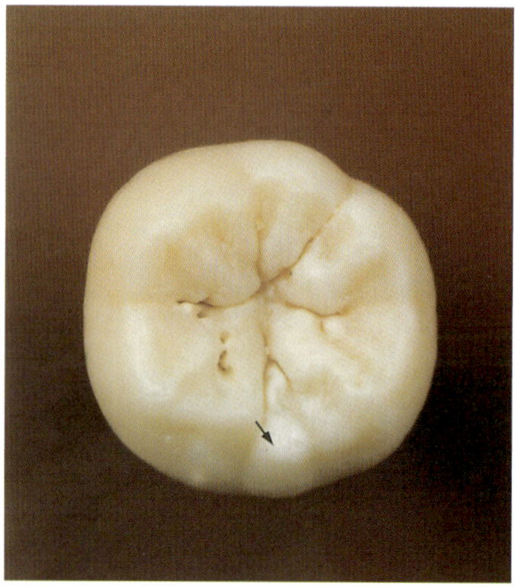

그림 34-6. **제7교두**

2) 함몰된 부위(Depression or Concavity)

(1) 구(Groove)

교두와 교두, 융선과 융선, 엽과 엽, 교두와 융선 사이의 갈라진 틈을 말하며 구에는 발육구, 부구 및 삼각구가 있다. 그 외 순면구, 협면구, 설면구, 중심구, 근심구, 원심구도 그 방향에 따라 부른다.

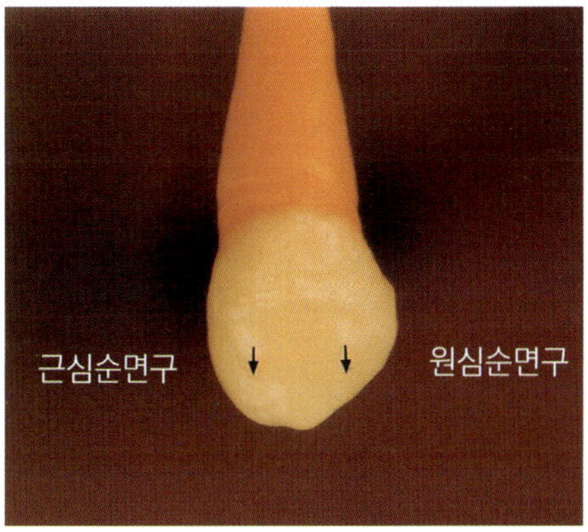

상악 견치 순면

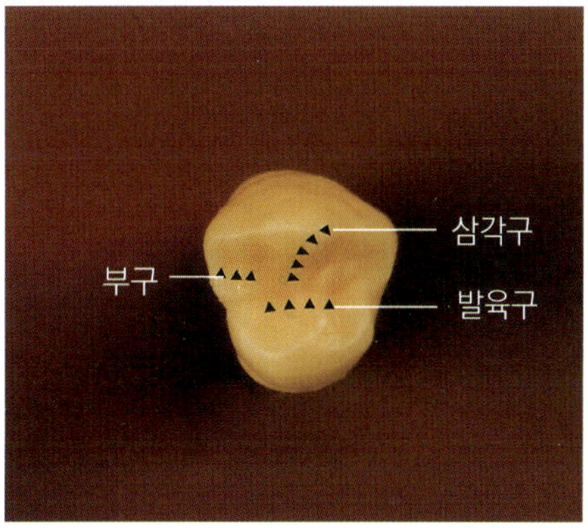

상악 제 1 소구치 교합면

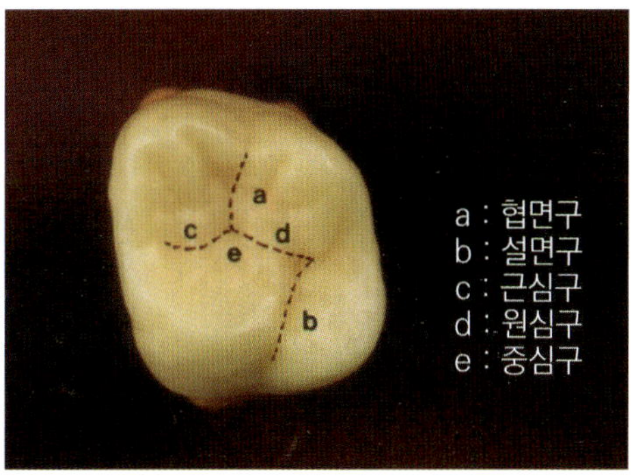

상악 제1대구치 교합면

그림 35. **발육구, 부구, 삼각구**

① 발육구(developmental groove)

치관과 치근에서 발육엽이 서로 만나서 융합된 흔적으로 전치에서는 융선과 융선사이 그리고 소구치나 대구치에서는 교두와 교두사이에 발육구가 형성되어 교두를 구분하여 나눈다.

② 부구(supplemental groove, secondary groove)

발육구에서 분리되어 융선과 융선 사이에서 나타나는 것으로 발육구보다는 선명하지 않고 얕은 부가구(副加溝)를 말한다.

③ 삼각구(triangular groove)

삼각융선과 변연융선 사이에 나타나는 부구로서 근심소와나 원심소와에서 각각협측과 설측으로 주행하는 구이다. 그 명칭은 위치에 따라 불리워진다.

(2) 와(Fossa)

발육구 및 소와를 함유한 교두와 교두사이의 원형 또는 선상의 함몰된 부위를 와라 한다. 전치에서는 전치의 설면에 절단, 근원심 변연융선, 설면치경결절에 의해 만들어지는 부분을 설면와(lingual fossa)라 하며 구치에서는 교합면의 교두와 삼각융선 사이에 만들어지는 함몰된 부분을 말하는데 그 위치에 따라 중심와(central fossa), 근심와(mesial fossa), 원심와(distal fossa), 삼각와(triangular fossa)라 부른다.

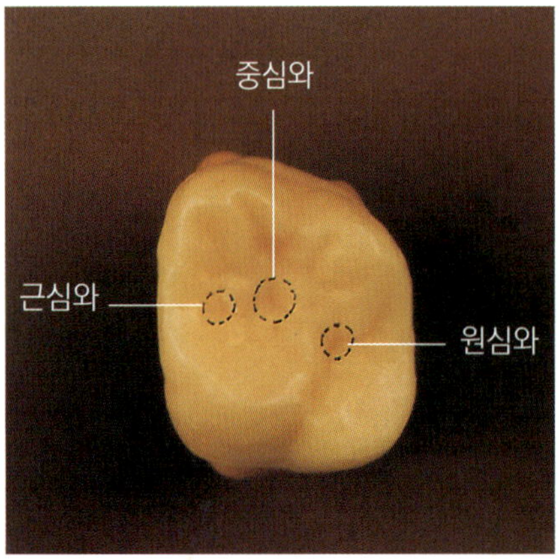

상악 제1대구치 교합면

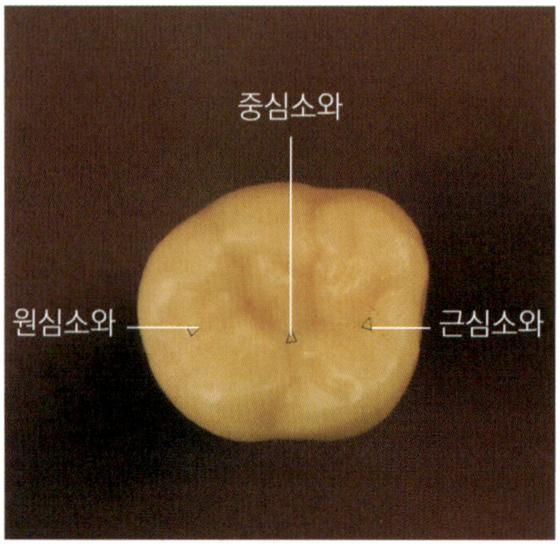

하악 제1대구치 교합면

그림 36-1. 와, 소와

(3) 소와(Pit)

와(fossa)내에서 가장 깊은 점상이 함몰부이며, 발육구가 서로 만나거나 또는 발육구와 부구가 만나는 부위에 점상으로 소와가 형성된다. 소와는 소구치나 대구치의 교합면에서 그 위치에 따라 근심소와(mesial pit), 원심소와(distal pit), 중심소와(central pit)가 있다. 그리고 대구치의 협면에는 협면구가 끝나는 곳에 협면소와가 나타난다.

(4) 교두간강

구치부의 교합면에 있어서 협측교두와 설측교두 사이에 존재하는 비교적 넓은 함몰부를 말하며 아래부분에는 구(groove), 와(fossa), 소와(pit)가 나타난다.

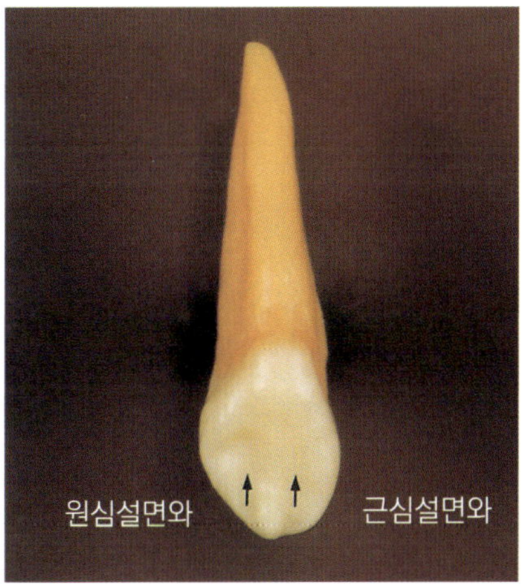

그림 36-2. 설면와

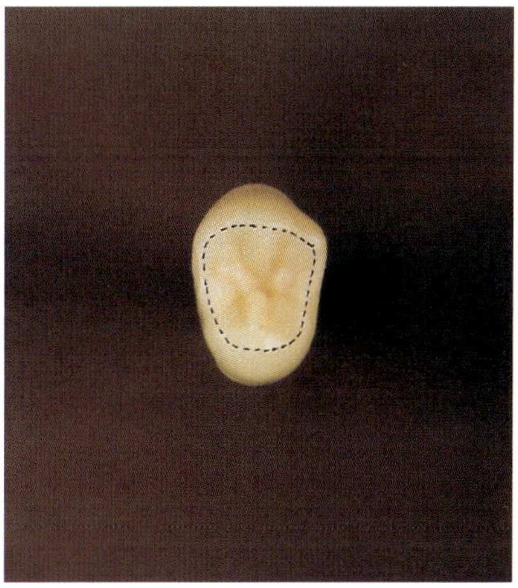

그림 37. 교두간강

10. 치근의 형태

치근은 치아의 치관과 치근에서 표면이 백악질로 덮혀진 부분으로 치조골(alveolar bone)내에 단단히 고정되어 있으면서 개개의 치아는 치궁(dental arch)에 다른 치아와 접촉되어 안정된 위치를 지킨다.

치근의 형태는 협설이나 근원심으로 압편된 원추형을 하고 있으며 치근의 끝 부분을 치근첨(apex of root)이라 하고 치근첨에서 치경부까지를 근체부(body of root)라 한다.

치근첨에서 작은 구멍을 볼 수 있는데 치수강(pulp cavity)의 입구가 되는 부분이며 치근첨공(apical foraman)이라 한다. 치근첨은 원심으로 경사져 있다.

근체부의 표면에는 융선이나 구 등을 볼 수 있는데 이를 근면융선, 근면구라 부른다. 이런 융기된 부위와 함몰된 부분이 나타나는 모양은 치아의 종류에 따라 거의 일정하기 때문에 치아를 구별 하는데 있어 하나의 중요한 기준이 된다.

치아에 따라 1~3개의 치근을 보유하게 되는데 치근의 수에 따라 다음과 같이 3 종류로 분류된다.

1) 단근치(Single root)

1개의 치관에 대하여 1개의 치근을 갖는 것을 말하며 상악과 하악에서 절치, 견치, 상악제1소구치를 제외한 소구치 그리고 유절치와 유견치가 단근치에 해당된다.

2) 복근치(Complex root)

1개의 치관에 대하여 2개의 치근을 갖는 것을 말하며 상악 제1소구치, 하악대구치와 하악유구치가 복근치에 해당된다.

상악 제1소구치 치근의 형태는 협측근과 설측근으로 되어 있고 하악대구치와 하악유구치는 근심근과 원심근으로 나타나는데 이 경우 협측근이 설측근보다 그리고 근심근이 원심근보다 발육이 양호하다.

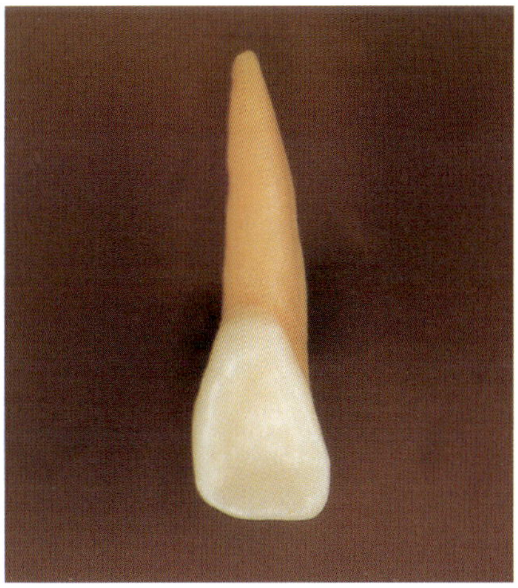

상악 측절치

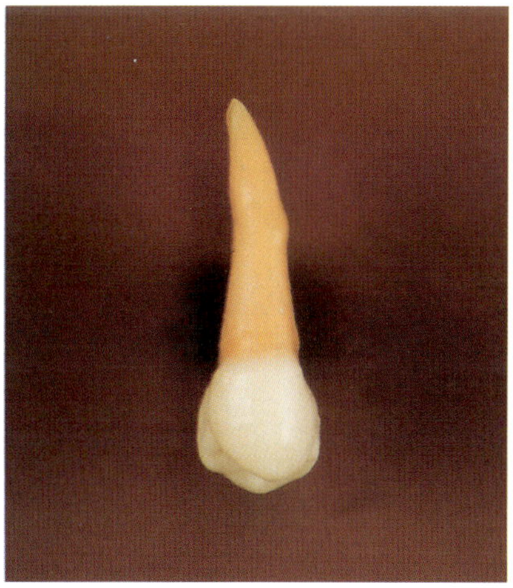

상악 제2소구치

그림 38-1. **단근치**

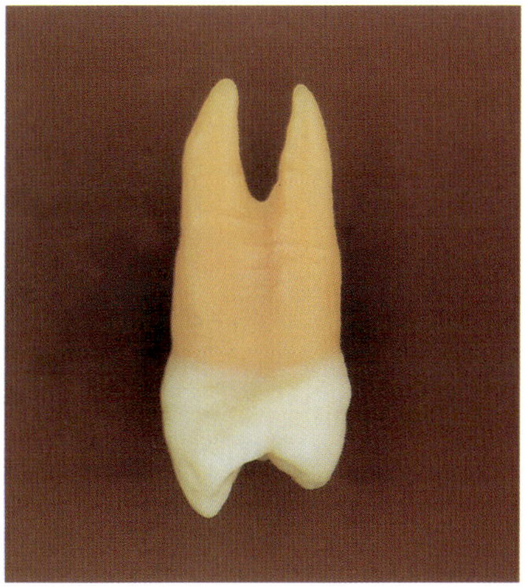

상악 제1소구치

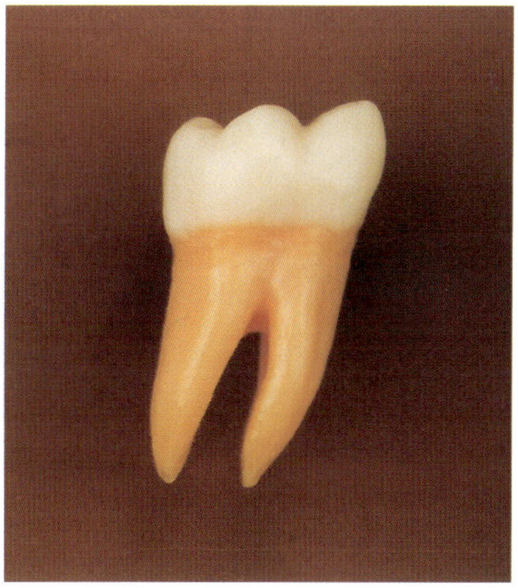

하악 제1대구치

그림 38-2. **복근치**

3) 다근치(Multiple root)

1개의 치관에 대하여 3개 이상의 치근을 갖는 것을 말하며 상악대구치와 상악유구치가 다근치에 해당된다. 상악대구치 치근의 형태는 협측에 2개 설측에 1개의 치근을 보유하게 되는데 그 명칭은 근심협측근, 원심협측근 그리고 설측근이다. 치근의 크기는 설측근이 가장 길고 크며 근심협측근, 원심협측근의 순으로 나타난다.

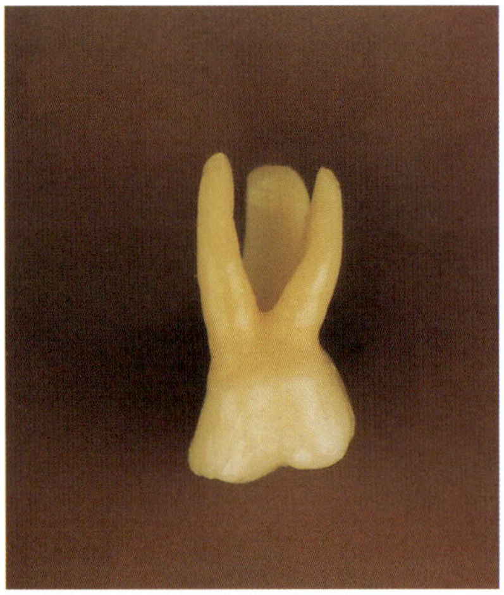

상악 제1유구치

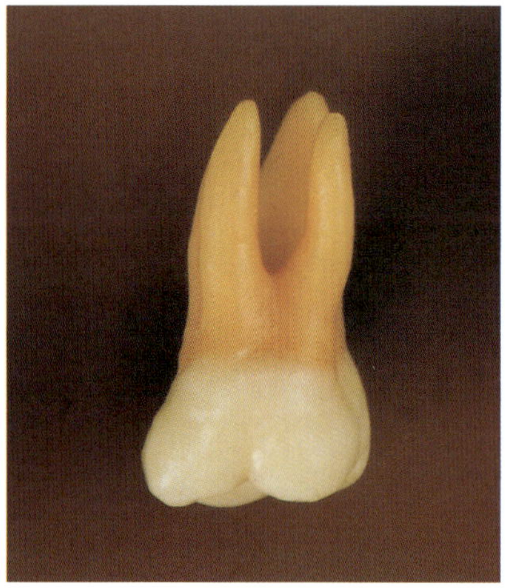

상악 제1대구치

그림 38-3. **다근치**

11. 치수강의 형태

치수강(pulp cavity)은 상아질의 내면에, 즉 치아의 중심부에 위치하며 치수강의 형태는 치아 외형과 거의 비슷하다. 생활 치아에서는 치수강 속에 치수(pulp)라고 하는 연조직(soft tissue)으로 채워져 있으며 치수는 치근의 외표를 둘러싸고 있는 치근막과 함께 치아의 영양을 공급하는 혈관과 감각을 담당하는 신경을 함유하고 있다. 치수강은 수실(pulp chamber)과 치근관(root canal)으로 나뉘어진다.

1) 수실(Pulp chamber)

치수는 법랑질, 상아질, 백악질과는 달리 연조직에 해당되고 수실은 치관의 상아질내에 있는 치수강 부분이며 그 형태는 치관의 외형과 거의 비슷하다. 전치의 절단, 구치의 교합면에 해당하는 벽을 수실개(pulp roof) 또는 천개라고도 한다. 전치의 수실개는 치아의 외형과 같이 선상으로 나타내나 폭이 좁으며 구치에서는 소구치, 대구치는 교합면의 형태에 따라 일정한 크기와 모양을 갖고 있다. 수실개의 우각부에는 절치의 절단, 견치의 첨두, 소구치와 대구치의 교두에 해당되는 돌출부가 있는데 이를 수실각, 치수각 또는 수각(pulp horn)이라 한다.

수실에서 치근첨공까지를 치근관(root canal)이라 하며 구치의 복근치에서는 치근관과 치근관을 있는 벽이 있는데 이를 수상저(pulp floor)라 한다. 수실에서 치근관으로 이행하는 부위를 치근관구(canal orifice)라 한다.

2) 치근관(Root canal), 수관(Pulp canal)

치관의 상아질내에 있는 치수강 부분을 수실이라 한 것에 대하여 치근의 내부에 있는 치수강 부분을 치근관(root canal) 또는 수관(pulp canal)이라 한다. 이 치근관은 치근관구에서 부터 치근의 끝 부분까지 가늘고 긴 관을 말하며 치근의 외형과 비슷한 모양을 하고 있다.

치근관에서 치근의 끝 부분을 치근첨(apex of root)이라 한다. 치근첨에는 구멍을 가지게 되는데 이를 치근첨공(root canal foramen)이라 한다.

치근관의 길이는 수상저의 위치가 대개 치경선보다 조금 치근첨 방향으로 나타나므로 치근의 길이보다 약간 짧은 것이 일반적인 사항이다. 수상저를 볼 수 없는 치아(절치, 견치, 상악 제1소구치를 제외한 소구치)에서는 치경선에서 치근첨까지의 길이를 치근관이라 하면 된다.

치근관을 형태에 따라 분류하면 다음과 같다.

(1) 단순치근관(Simple root canal)

1개의 치근속에 1개의 치근관이 있는 상태를 말한다.

(2) 분지치근관(Branched root canal)

1개의 치근속에 2개 이상으로 가지가 나뉘어진 것을 말하며 그 나뉘어진 상태에 따라 완전 분지치근관과 불완전 분지치근관으로 구분한다.

① 완전 분지치근관(complete branched root canal)

1개의 치근속에 비슷한 크기의 치근관이 2개로 나뉘어져 있으며 개개의 치근관은 독립된 치근첨공을 보유하게 된다. 그 나뉘어진 상태는 다음과 같다.

(a) 수실에서 치근관이 각각 독립된 상태로 시작하는 것
(b) 치근관이 치근첨 사이에서 2개의 치근관으로 나뉘어지는 것
(c) 치근첨 가까이서 2개의 치근관으로 나뉘어지는 것

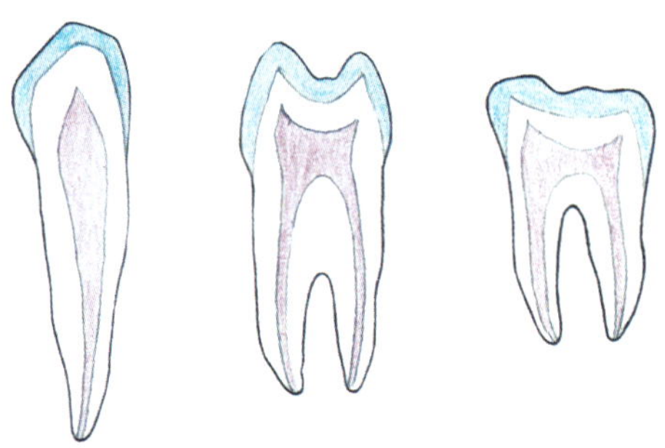

그림 39-1. **단순치근관**

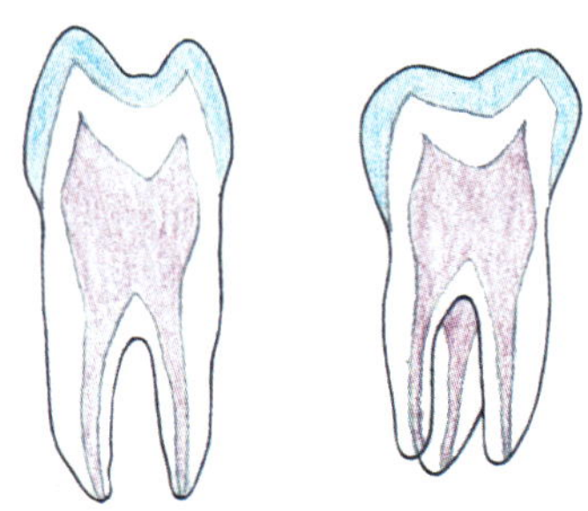

그림 39-2. **완전 분지치근관**

② 불완전 분지치근관(incomplete branched root canal)

치근관이 나뉘어져 2개의 비슷한 치근관이 되었다가 다시 합쳐져서 1개의 치근관이 되는 것을 말하며 이때 치근첨공은 하나로 나타난다. 그 치근관의 모양에 따라 나누면 다음과 같다.

(a) 관간측지

완전 분지치근관이 치근첨으로 가면서 똑바로 가거나 또는 비스듬히 지나는 여러개의 가는 관에 의해 서로 교통하고 있는 것을 말한다.

(b) 관외측지

치근관이 치근첨으로 가면서 극히 미세한 관으로 나뉘어져 이 미세한 관이 치근의 표면에서 열려 있는 상태를 말한다.

(c) 망상치근관

분지치근관에서 여러개의 미세한 관이 나뉘어져 이 관들이 서로 엉키어 그물 모양으로 서로 만나는 것을 말한다.

(3) 측지치근관(Lateral root canal)

치경부에 가까운 곳의 치근관에서 부터 직각에 가깝게 나뉘어져 가로질러 치근의 표면에 열려있는 미세한 관을 말한다.

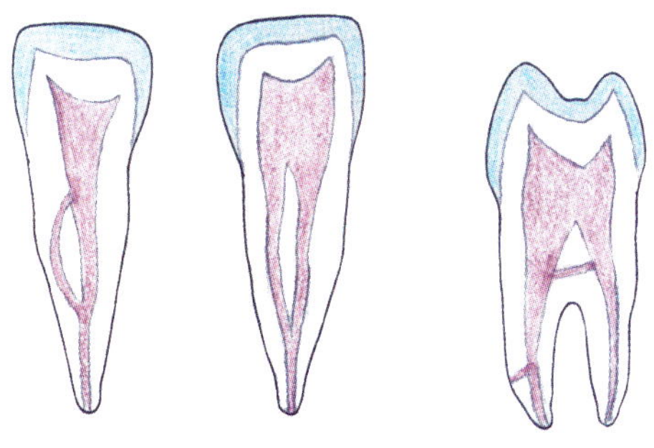

그림 39-3. **불완전 분지치근관**

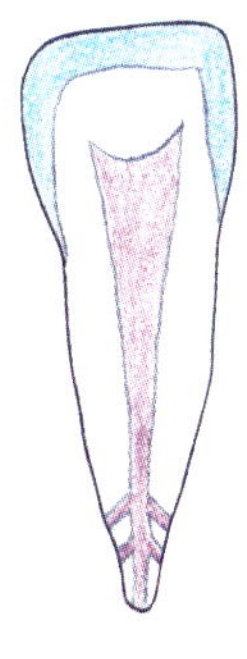

그림 39-4. **측지치근관**

12. 치아의 상징

개개의 치아는 그 나름대로의 특이한 점을 갖고 있으며 좌우측의 같은 치아일지라도 모든 치아가 공통적으로 가지고 있는 근심과 원심 형태의 차이점이 있다. 이런 형태적 차이점을 형태적 상징(morphological symbol)이라 하며 이 상징은 같은 치아의 좌우측을 구별하는 하나의 방법이 된다.

1) 우각상징(Angle symbol)

치아를 순면 혹은 협면을 볼때 전치나 구치에서 절단연 또는 교합연은 수평이 아니고 근심에서 원심으로 경사져 있다. 절단연과 근원심연에 의하여 만들어지는 근원심 절단우각은 원심우각이 근심우각보다 치경측에 가까이 위치한다. 따라서 근심연은 직선적이며 길고 원심연은 곡선적이며 짧다. 그러므로 치관을 순면 또는 협면에서 보면 근심절단우각은 예각을 나타내고 원심절단우각은 둔각을 나타낸다. 이것을 우각상징(angle symbol)이라 한다.

이러한 특징이 잘 나타난 치아는 측절치, 견치, 대구치이며 우각상징이 뚜렷치 않은 치아는 하악중절치이고 상악 제1소구치는 이런 현상이 반대로 나타난다.

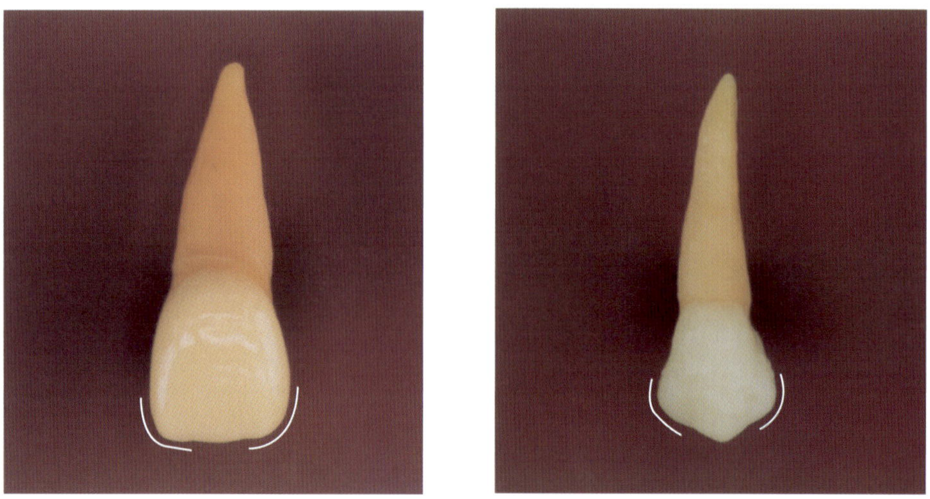

상악 중절치 순면 상악 제1소구치 협면

그림 40-1. **우각상징**

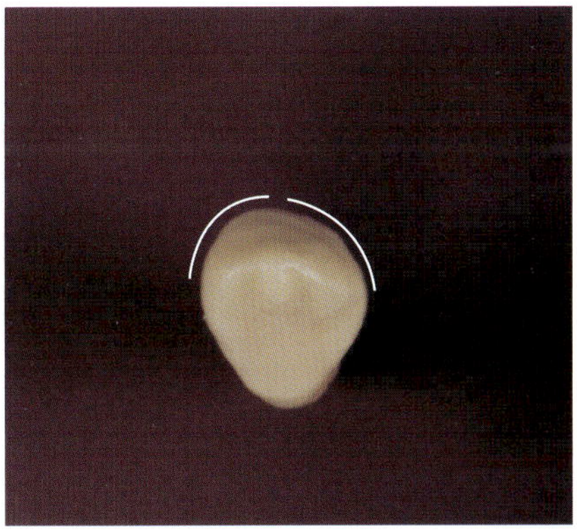

상악 견치 절단

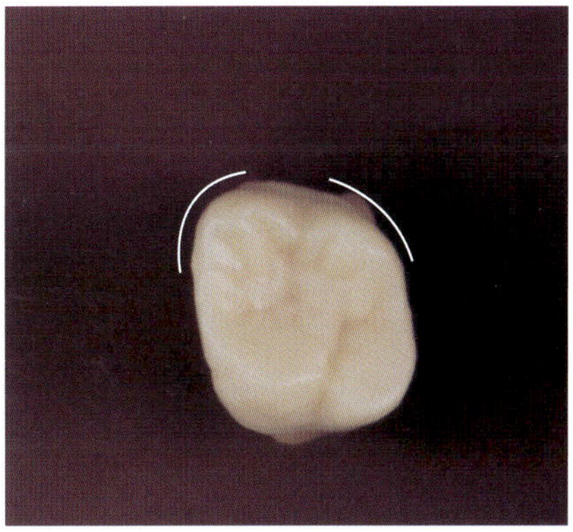

상악 제1대구치 교합면

그림 40-2. **만곡상징**

2) 만곡상징(Curve symbol)

전치의 절단연이나 구치의 교합면에서 치아를 보면 순면측이나 협면측의 근심반부는 만곡도가 크고 돌출되어 있으며 원심반부의 만곡도는 작고 완만함을 보여준다. 이는 근심반부가 원심반부보다 잘 발달되어 있기 때문이다. 이것을 만곡상징(curve symbol)이라 한다.

만곡상징이 분명한 치아는 절단(교합면)이 능형을 보여주고 있는 견치, 상악 대구치이며 하악절치는 만곡상징이 잘 나타나지 않는다. 또 만곡상징의 현상이 반대로 나타나는 치아는 상악 제1소구치이다.

3) 치근상징(Root symbol)

치아를 순면 또는 협면으로 볼 때 전치의 절단연 또는 구치의 교합연에 대해 치아의 장축선(long axis)은 절단연이나 교합연과 직각을 이루지 않고 치근이 원심측으로 경사된다. 그러므로 절단연 또는 교합연에 대하여 치아의 장축이 만드는 각도는 직각이 아니라 근심측은 둔각을 나타내고 원심측에서는 예각을 나타내는데 이를 치근상징(root symbol)이라 한다.

치근상징이 잘 나타나는 치아는 대구치, 견치, 상악 측절치이고 하악 중절치는 가장 약하게 나타난다.

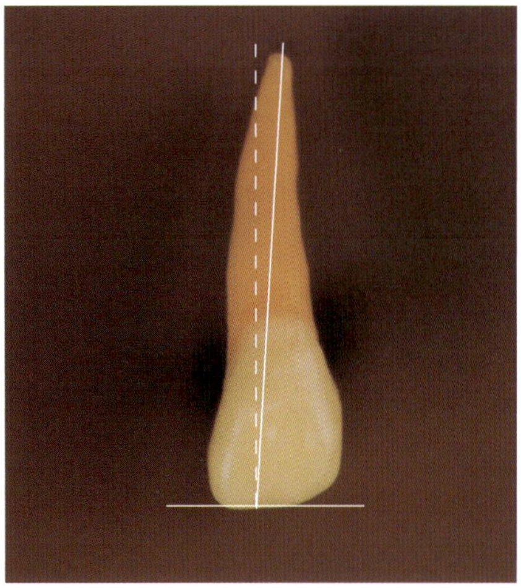

상악 측절치 순면

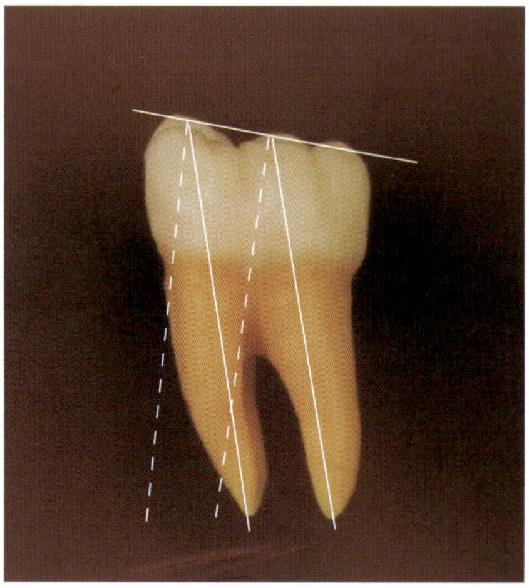

하악 제1대구치 협면

그림 40-3. **치근상징**

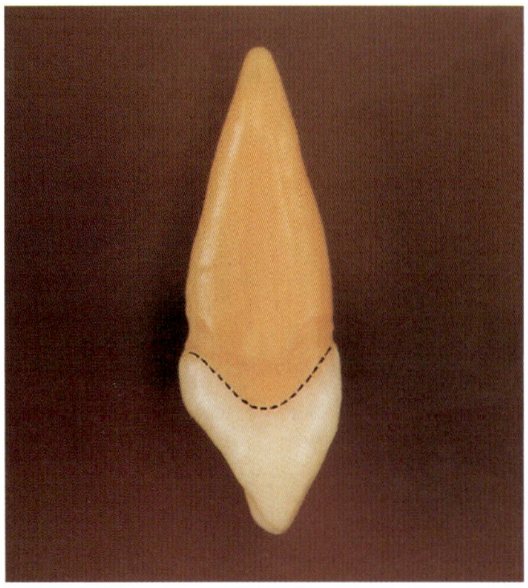

상악 견치 근심면

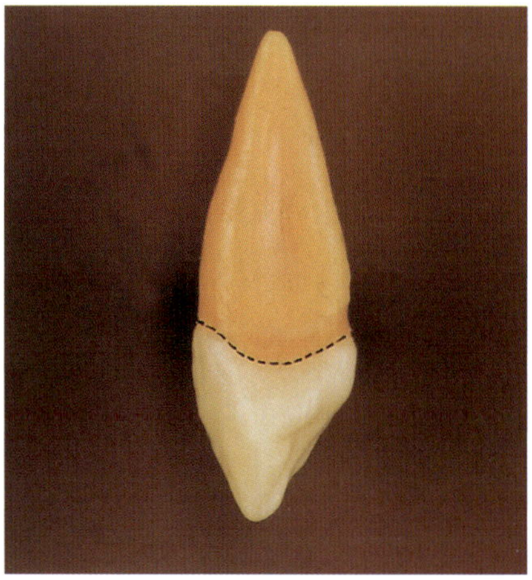

상악 견치 원심면

그림 40-4. **전치의 치경선 만곡상징**

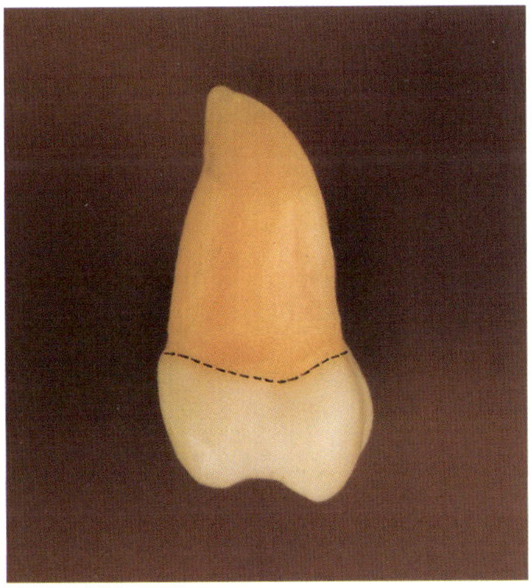

하악 제1대구치 근심면

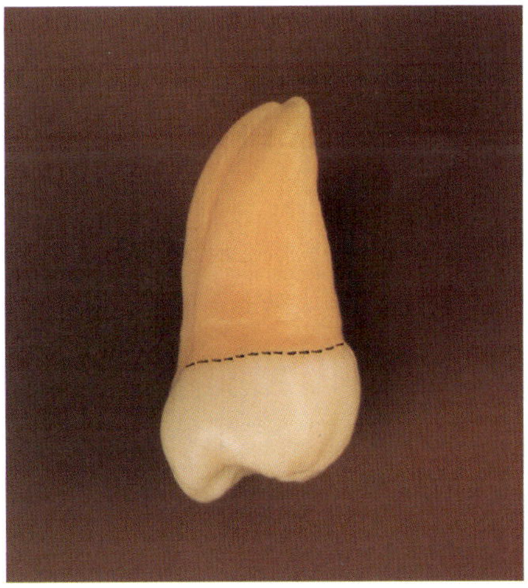

하악 제2대구치 원심면

그림 40-5. **구치의 치경선 만곡상징**

4) 치경선 만곡상징(Curvature of cervix symbol)

치아의 근심면과 원심면에서 볼때 치경선 만곡은 치관의 방향으로 만곡되어 있고 순·협면과 설면에서는 치근을 향해 볼록하며 근심만곡이 원심만곡보다 잘 발달되어 있는데 이를 치경선 만곡상징(curvature of cervix symbol)이라 한다. 치경선 만곡상징은 전치부가 구치부보다 만곡이 심하며 전치부에서도 근심면과 원심면을 비교하면 근심면의 만곡이 뚜렷하게 나타난다.

상하악 절치와 견치에서는 만곡도가 크게 나타나고 근원심 치경 만곡의 차이는 대략 1mm 정도이며 소구치와 대구치에서는 근심만곡은 1mm 정도로 미약하고 원심만곡은 거의 직선에 가까운 상태로 나타난다.

각론편

제1장 영구치

Ⅰ. 절치(Incisor)

(단위 : mm)

	치관길이	치근길이	치관의 근원심경	치경부 근원심경	치관의 순설경	치경부 순설경	근심치경 만곡	원심치경 만곡
상악중절치	10.5	13.0	8.5	7.0	7.0	6.0	3.5	2.5
측절치	9.0	13.0	6.5	5.0	6.0	5.0	3.0	2.0
하악중절치	9.0*	12.5	5.0	3.5	6.0	5.3	3.0	2.0
측절치	9.0*	14.0	5.0	4.0	6.5	5.8	3.0	2.0

* 설측에서 치관의 길이는 0.5mm 더 길다.

정중선에서 가장 가까운 절치(incisor)는 상하악, 좌우측 모두 8개이며 위치상으로 구강의 앞쪽에 위치하므로 문치라고도 한다. 이들 절치의 기능은 음식물을 자르거나 끊고, 외모와 발음에도 많은 영향을 미친다.

절치의 외형은 근원심경 보다 절단과 치경측으로 더 길며 크기는 상악이 하악보다 더 크고, 정중선에서 가까운 근심측의 치아가 원심보다 더 커서 절치의 크기 순서는 하악 중절치가 가장 작고, 하악 측절치, 상악 측절치, 상악 중절치가 가장 크다.

절치는 4개의 면, 즉 순면(labial surface), 설면(lingual surface), 근심면(mesial surface), 원심면(distal surface)과 1개의 절단(incisal edge)을 가지는데, 이 절단에는 치아 맹출시 3개의 작은 결절을 볼 수 있다. 이 결절을 절단결절(mamelon)이라고 하며 교합으로 인해 곧 교모되어 사라진다.

치관 순면에는 2개의 발육구(developmental groove)에 의해 3개의 엽(lobe), 즉 근심순측엽, 중앙순측엽, 원심순측엽으로 이루어져 있고, 치관 설면에는 1개의 설측엽으로 이루어져 있으며 설면결절(cingulum)을 나타낸다.

인접면은 치경연을 밑변으로 절단우각의 정점을 연결하면 긴 이등변 삼각형이 된다.

절치의 치근은 단근치이며 모양은 치근첨을 향해 점점 가늘어진 원추형으로 치근첨은 약간 원심으로 경사져 있다.

1. 상악 중절치(Maxillary central incisor)

상악 중절치는 절치 중에서 발육이 가장 양호한 치아로 정중선을 중심으로 좌우측에 1개씩 모두 2개가 있으며 근원심경이 순설경보다 넓다.

1) 순면(Labial surface)

순면의 외형은 근심연, 원심연, 절단연, 치경연으로 된 부정장방형이다.

근심연은 길고 직선적이며 최대풍융부는 절단 1/3 부위에 위치한다. 그리고 원심연은 근심연에 비해 짧고 곡선적이며 최대풍융부는 근심면보다 치경측 가까이 절단과 중앙 1/3 부위의 경계되는 부분에 위치 한다.

절단연은 거의 수평이나 근심에서 원심으로 가면서 치경측으로 약간 경사져 있어 근심우각(mesioincisal angle)이 원심우각(distoincisal angle) 보다 절단측에 더 가까이 위치하며 근심우각은 예각이고 원심우각은 둔각으로 나타난다.

치경연은 치근을 향해 볼록하게 만곡되어 있으며 치경연 만곡의 정점은 원심측으로 약간 치우쳐져 있다.

절단부에서의 근원심폭은 넓으나 치경부로 갈수록 그 폭은 좁아진다.

순면은 3개 엽(lobe)의 융합으로 생긴 근심순면구(mesiolabial groove)와 원심순면구(distolabial groove)에 의해 근심순측엽, 중앙순측엽, 원심순측엽으로 이루어져 있고, 각 엽의 중앙에는 융선(ridge)이 존재한다. 그 중 가장 발달된 중앙순면융선을 중심으로 근심반부와 원심반부로 나누며 근심반부가 원심반부에 비해 넓고 풍융하다.

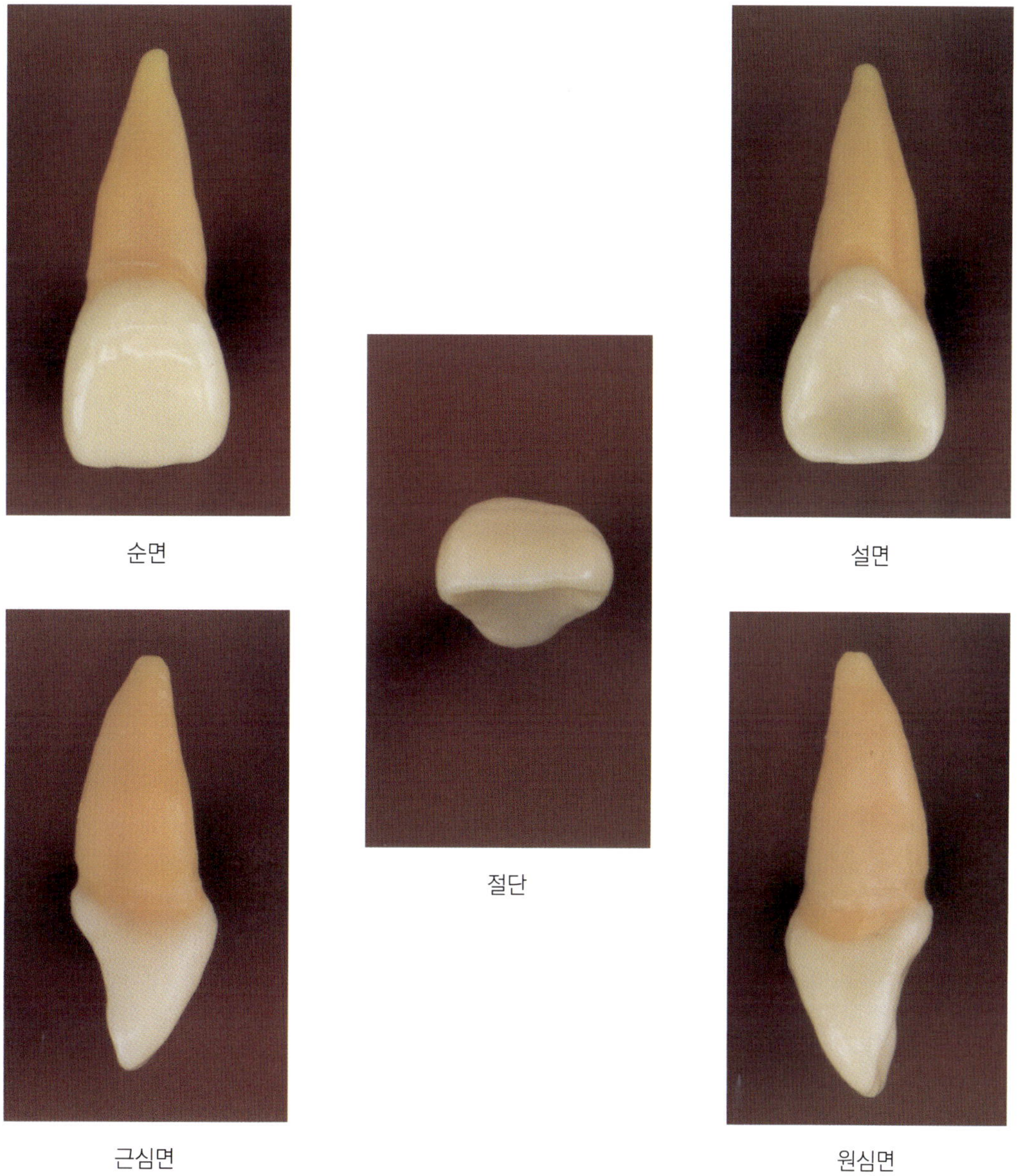

그림 1-1. **상악 좌측 중절치**

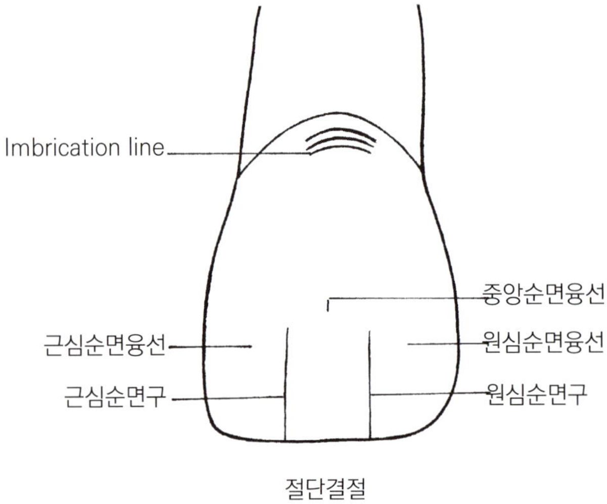

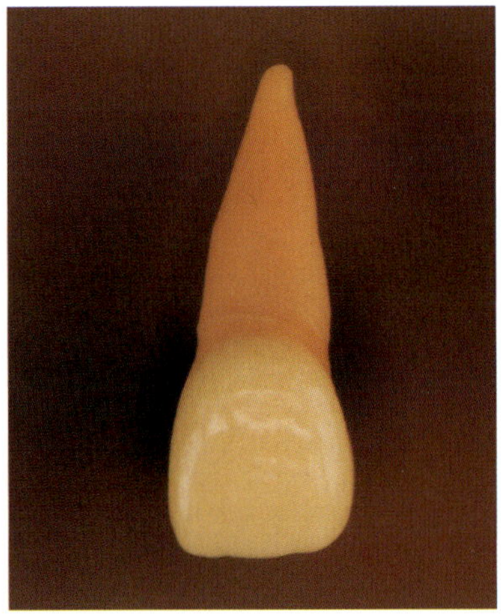

그림 1-2. 순면

석회화 시작	생후 3~4개월
법랑질 완성	4 ~ 5년
치아 맹출	7 ~ 8년
치근 완성	10년

치아 맹출시 절단에는 3개의 작은 결절이 나타나는데 이것을 절단결절(mamelon)이라 하며 교합으로 인하여 교모되어 점차 없어진다.

순면에서는 치경 1/3 부위가 가장 볼록한데 이곳에서 근원심 방향으로 얕은 함몰부를 인상배열선(imbrication line)이라 한다.

2) 설면(Lingual surface)

설면은 순면과 같이 근심연, 원심연, 절단연, 치경연으로 구성되어 있으나 순측에서 설측으로 좁아져 순면보다 작고 특히 치경측에서는 좁은 V자 형태로 보인다.

순면은 대체로 넓고 평탄하지만 좁아진 설면은 근심변연과 원심변연에 돌출부가 생기는데 근심변연융선(mesial marginal ridge)은 길고 직선적이며, 원심변연융선(distal marginal ridge)은 짧고 곡선적이다. 두 변연 융선은 치경 1/3 부위에서 만나 설면결절(cingulum)을 형성한다.

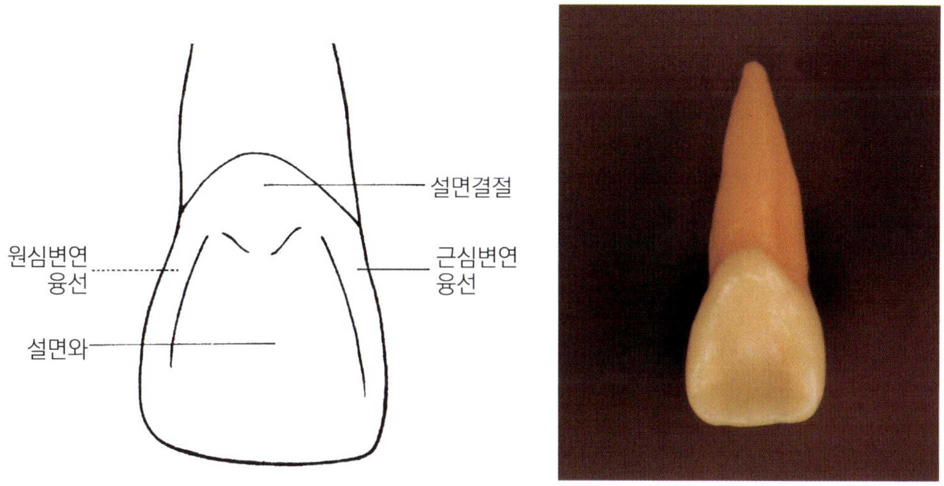

그림 1-3. **설면**

이 결절의 정점은 약간 원심에 위치해 있으며 구치부에서는 설측교두가 된다. 그러므로 설면은 순면과 다르게 함몰부가 존재하는데 이것을 설면와(lingual fossa)라고 한다.

설면결절에서 절단을 향해 대개 1~3개의 나뭇잎 모양으로 돌기가 나타나는데 이것을 극돌기(spinous process)라 하며 개인에 따라 차이가 있다.

3) 근심면(Mesial surface)

치경연을 저변으로 순측연과 설측연이 연결되어 절단을 정점으로 외형은 긴 삼각형을 이룬다. 순측연은 치경 1/3 부위가 가장 풍융하고 절단으로 가면서 약하게 만곡되어 있다. 설측연도 설면결절로 인해 치경 1/3 부위가 가장 돌출되어 있으나 설면와(lingual fossa)로 이어져 함몰되어 있다. 치경연은 절단을 향해 볼록한 곡선으로 근심 치경선만곡(3.5mm)은 구강내 다른 치아보다 크고 절단의 정점 위치는 대략 순설경의 중앙에 있다.

근심면의 접촉점은 절단 1/3 부위이며 가장 돌출되어 있고 대체로 평탄하고 넓다.

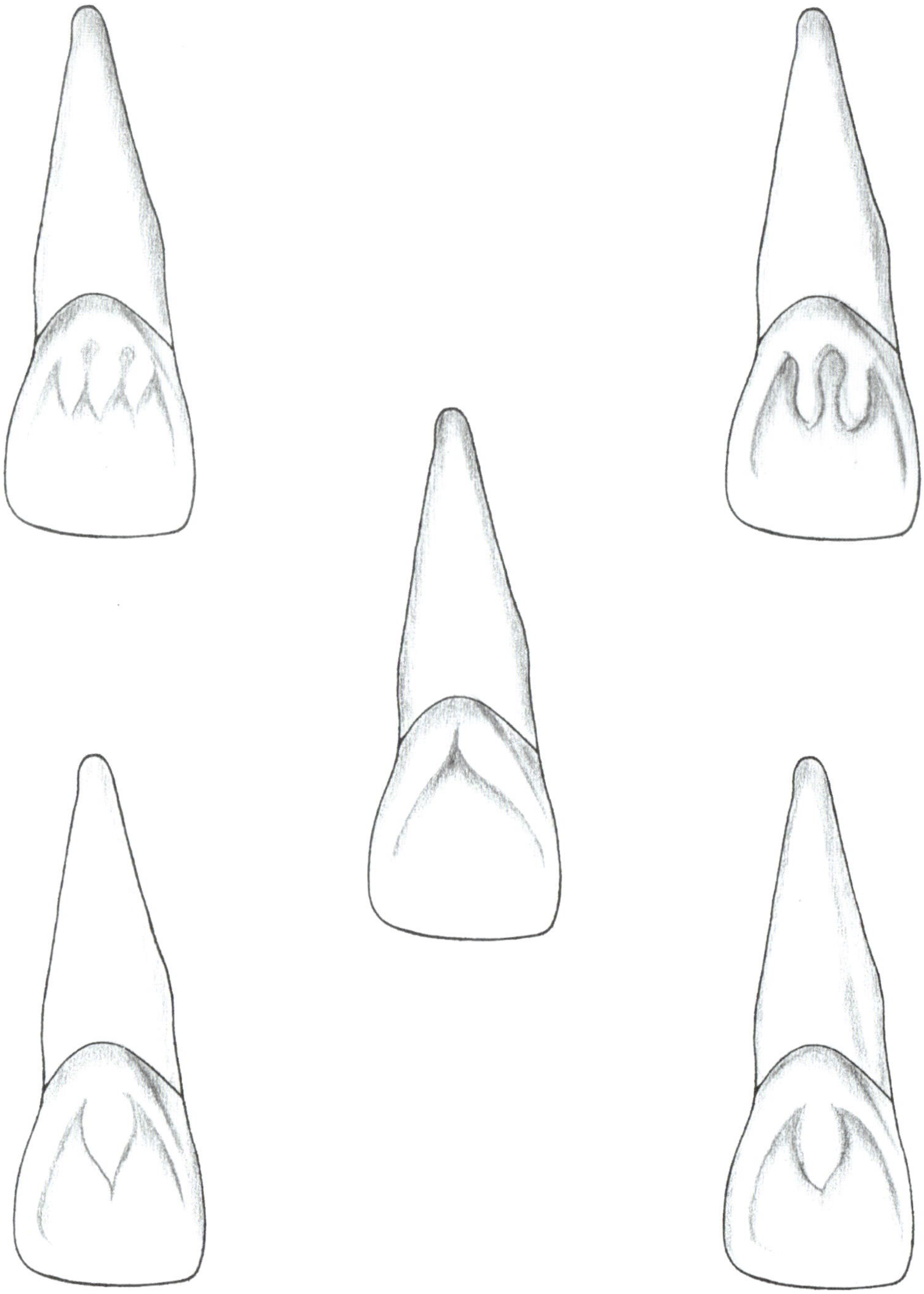

그림 1-4. **상악 중절치의 설면 형태**

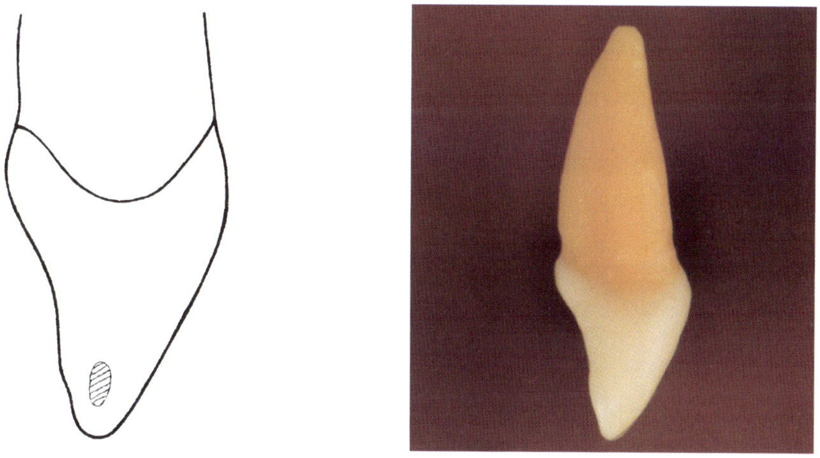

그림 1-5. **근심면**

4) 원심면(Distal surface)

넓고 평탄한 근심면보다 조금 작지만 원심면은 풍융하다.

접촉점은 근심보다 낮아 치경측으로 가까이 있으면서 절단 1/3 부위와 중앙 1/3 부위의 경계에 위치하고 인접한 측절치와 자연스럽게 접촉한다.

순면이 원심 설측으로 약간 기울어져 절단측에서 보면 더 두꺼워 보이나 실제로는 치궁의 만곡에 일치하기 위해서이다. 치경선 만곡도는 근심보다 약간 낮고 원심으로 갈수록 완만해 지는데 원심치경선 만곡(2.5mm)도 절단을 향해 볼록하다.

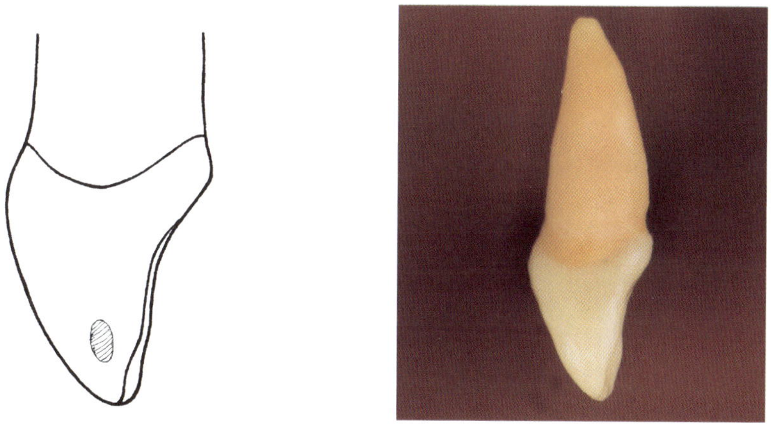

그림 1-6. **원심면**

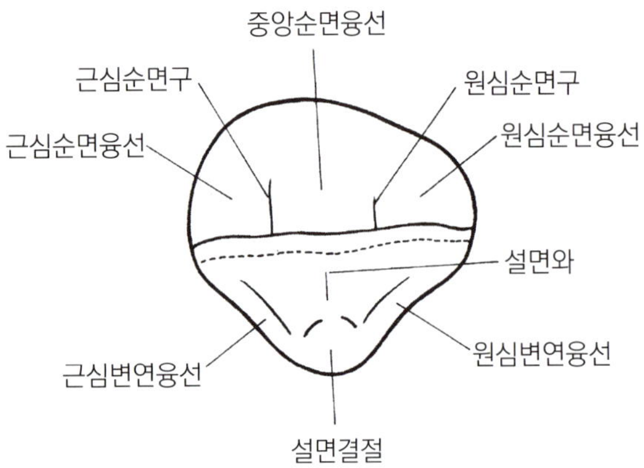

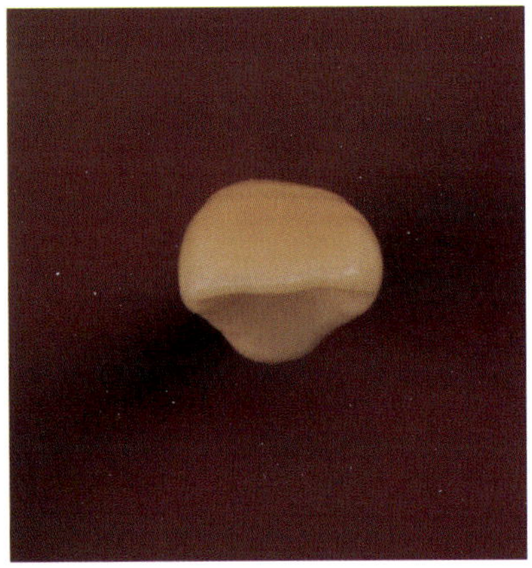

그림 1-7. 절단

5) 절단 (Incisal edge)

순면 중앙융선을 중심으로 근심반부가 원심반부 보다 넓고 돌출되어 있다.

절단은 순설폭의 거의 중앙에 위치하고 수평으로 가다가 원심설측으로 약간 경사져 있으며 치아 맹출시 볼 수 있는 절단결절(mamelon)은 교합으로 인해 점차 소실되어 없어진다.

근원심경이 순설경 보다 더 크고 설면결절의 정점은 약간 원심에 위치한다.

6) 치근(Root)과 치수강(Pulp cavity)

치관 길이에 비해 치근 길이가 약간 길며 형태는 치관에서와 같이 치근의 순측에서 근원심경은 크고 설측으로 좁아진 원추형의 단근치이다.

치근은 굵은 편이지만 치근첨을 향해 점점 가늘어지고 치근첨은 약간 원심방향으로 경사져 있다.

치수강(pulp cavity)의 수실(pulp chamber)은 치관의 외형과 비슷하고 치수관(pulp canal)도 치근의 외형과 유사하며, 수실개(pulp roof)에는 3개의 수각(pulp horn)을 가지나 이는 치아의 교모로 절단결절의 소실과 더불어 없어진다.

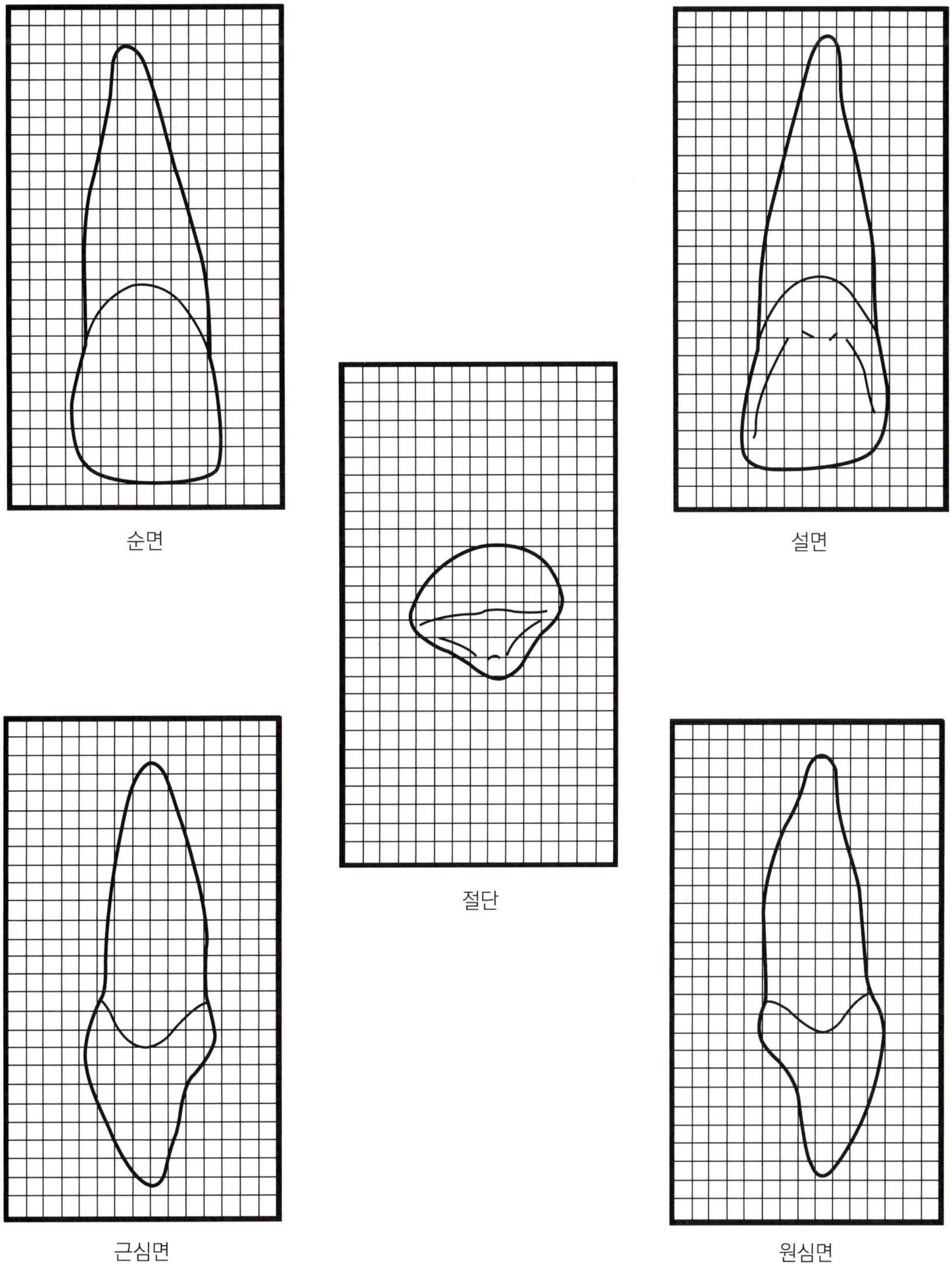

그림 1-8. **상악 우측 중절치**

2. 상악 측절치(Maxillary lateral incisor)

상악 측절치는 중절치의 원심에 위치하며 정중선에서는 두번째 치아이다. 그 형태는 중절치와 거의 비슷하나 크기가 조금 작으며 기능적으로는 중절치의 보조 역할을 한다. 구강내에서 제3대구치 다음으로 치아의 발육과 형태 변화가 가장 많은 치아로서 상악 측절치 절단의 모양이 뾰족한 쐐기모양(peg-shape)을 하기도 하며, 발육과정에서 치아 맹출이 전혀 안되는 선천성 결손의 경우도 드물게 있고, 설면결절에서 치근까지 선상의 깊은 함몰부를 나타내기도 한다.

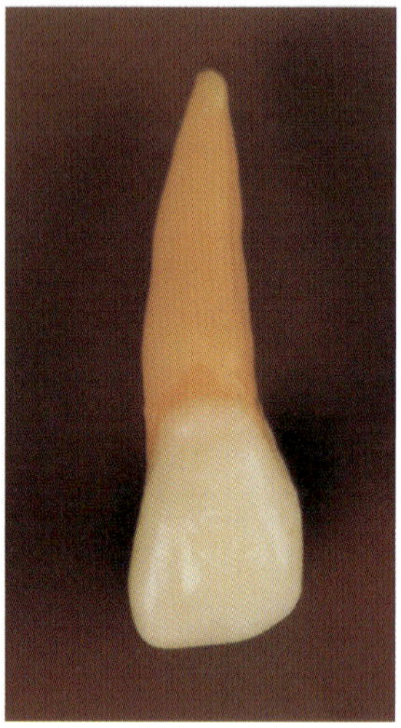

순면

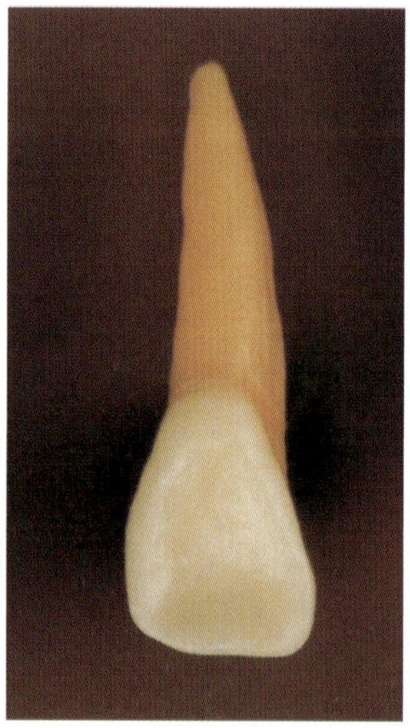

설면

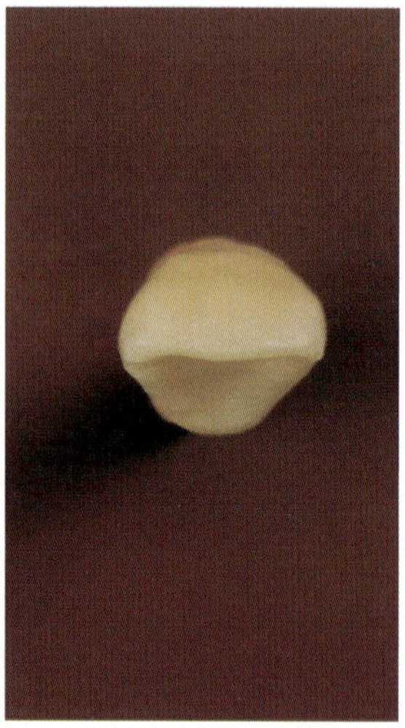

절단

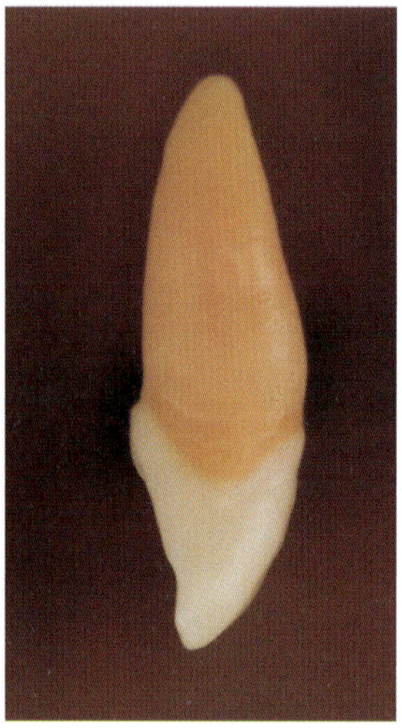

근심면

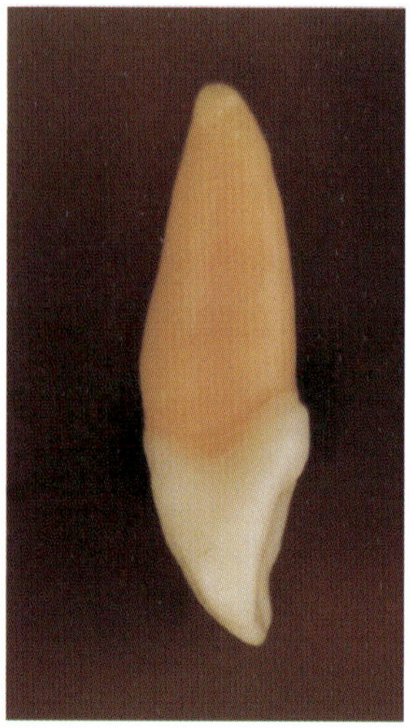

원심면

그림 2-1. **상악 좌측 측절치**

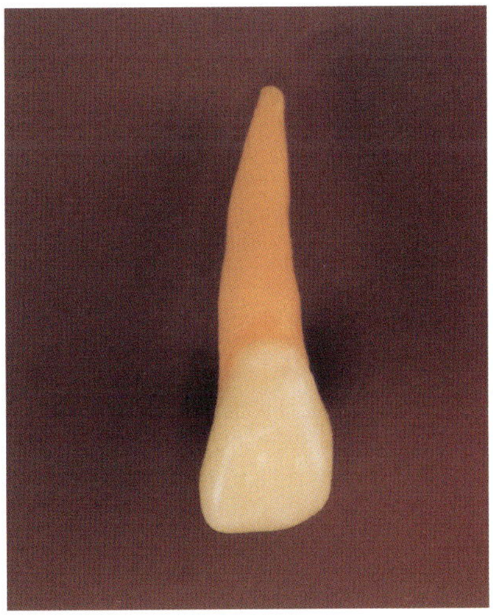

측절치

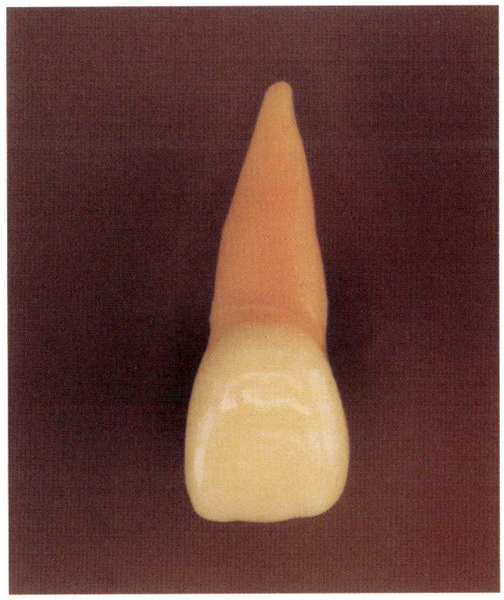

중절치

그림 2-2. **순면**

석회화 시작	1년
법랑질 완성	4 ~ 5년
치아 맹출	8 ~ 9년
치근 완성	11년

1) 순면(Labial surface)

상악 측절치 순면의 형태는 중절치와 비슷하고 크기는 조금 작은데 비해 중절치 보다 순면의 전체 풍융도는 더 크다.

근심연은 길고 직선적이며 최대풍융부는 절단 1/3 부위와 중앙 1/3 부위의 경계에 있다. 원심연은 근심연에 비해 짧고 곡선적이며 원심우각은 둥근 원호를 그리고 있어서 최대풍융부는 원심연의 거의 중앙 1/3 부위에서 중간에 위치한다. 상악 측절치의 근심우각과 원심우각은 중절치에 비해 둥근편이다.

절단연은 근심에서 원심으로 가면서 치경쪽으로 더 경사져 상악 중절치 보다는 훨씬 둥글게 나타난다.

치경연은 치근을 향해 볼록하게 만곡되어 있다.

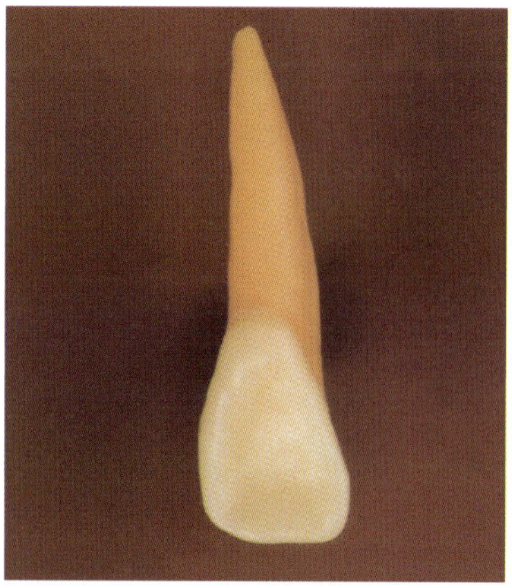

측절치

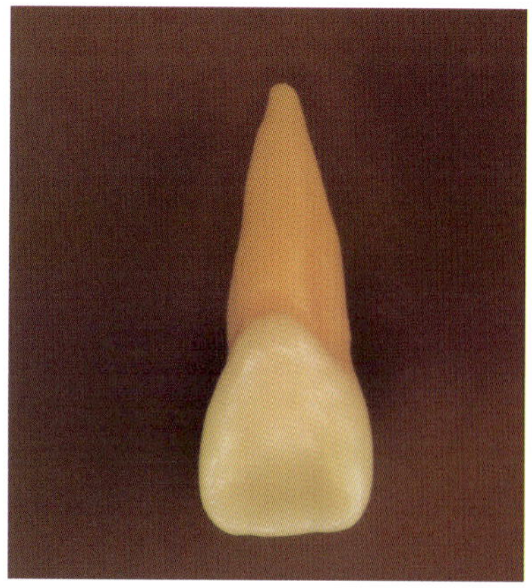

중절치

그림 2-3. **설면**

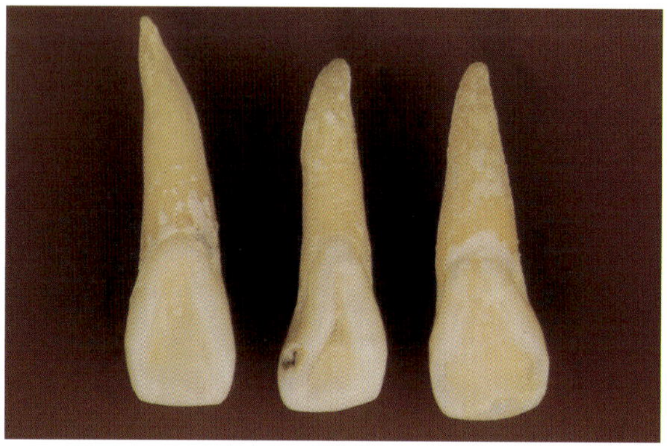

그림 2-4. **설면의 다양한 형태**

2) 설면(Lingual surface)

설면의 형태도 중절치와 비슷하고 순측에서 설측으로 좁아져 설면의 크기는 순면보다 작은데 비해 근심변연융선과 원심변연융선이 뚜렷하고 설면결절의 발육도 좋아서 설면와(lingual fossa)가 상악 중절치보다 좁고 깊다. 또한 설면결절과 설면와에 선상의 깊은 함몰이나 맹공(blind hole)이 나타나기도 한다.

설면결절에서의 극돌기 출현은 그 발육이 약해서 1개 정도 나타난다.

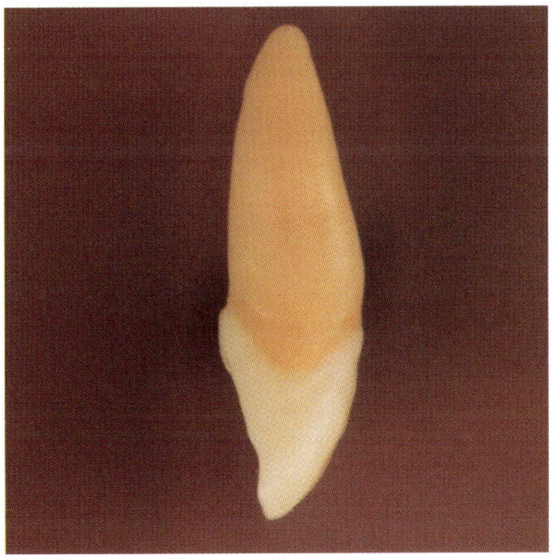

근심면

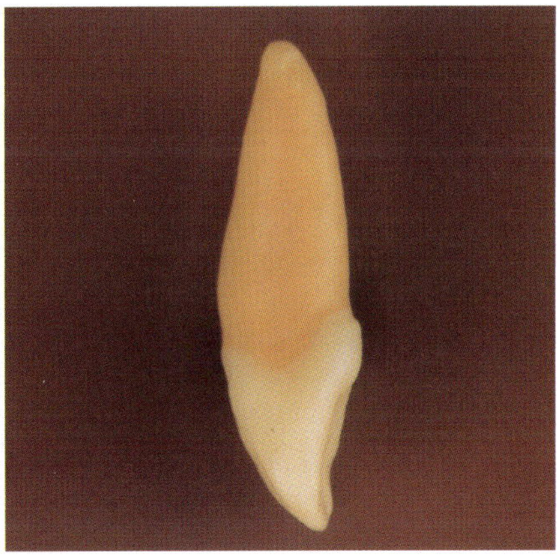

원심면

그림 2-5. **접촉면**

3) 근심면(Mesial surface)

외형은 중절치와 같이 긴 삼각형을 이루고 있으며 순측연은 치경 1/3 부위가 가장 풍융하고 절단까지 약하게 만곡되어 있다. 설측연도 치경 1/3 부위가 가장 돌출되어 있고 절단까지는 오목하게 함몰을 나타내며 접촉점의 위치는 절단 1/3 부위와 중앙 1/3 부위의 경계에 위치한다.

치경연은 절단을 향해 볼록하고 치경선 만곡은 중절치보다 약간 낮다.

4) 원심면(Distal surface)

원심면도 근심면과 외형이 비슷하나 조금 작고 원심절단이 근심에 비해 더 둥근 원호를 그리고 있다. 접촉점의 위치는 중앙 1/3 부위에 있고 치경선 만곡도는 근심면 보다 낮다.

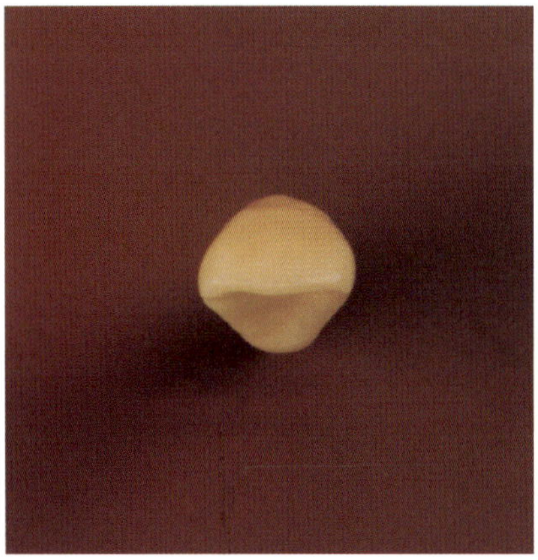

측절치

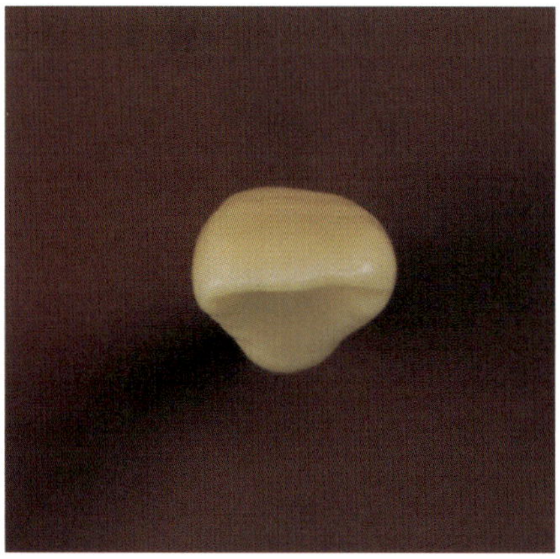

중절치

그림 2-6. **절단**

5) 절단(Incisal edge)

치아의 위치 때문에 절단을 근원심으로 나누어 중절치의 원심절단과 견치의 근심절단에 균형을 맞추고 있다. 절단의 두께는 두껍고 원심으로 가면서 설측으로 경사져 있다.

근원심경과 순설경의 차이가 작아 순설 방향으로 더 넓어 보인다.

6) 치근(Root)과 치수강(Pulp cavity)

치근은 단근치이며 치근의 길이는 중절치와 같고 형태는 치근첨으로 가면서 점점 가늘어진 원추형이며 원심 방향으로 경사져 있다.

치수강은 치관과 치근의 외형을 닮았으며 수각은 근심과 원심으로 근심수각이 더 예리하다.

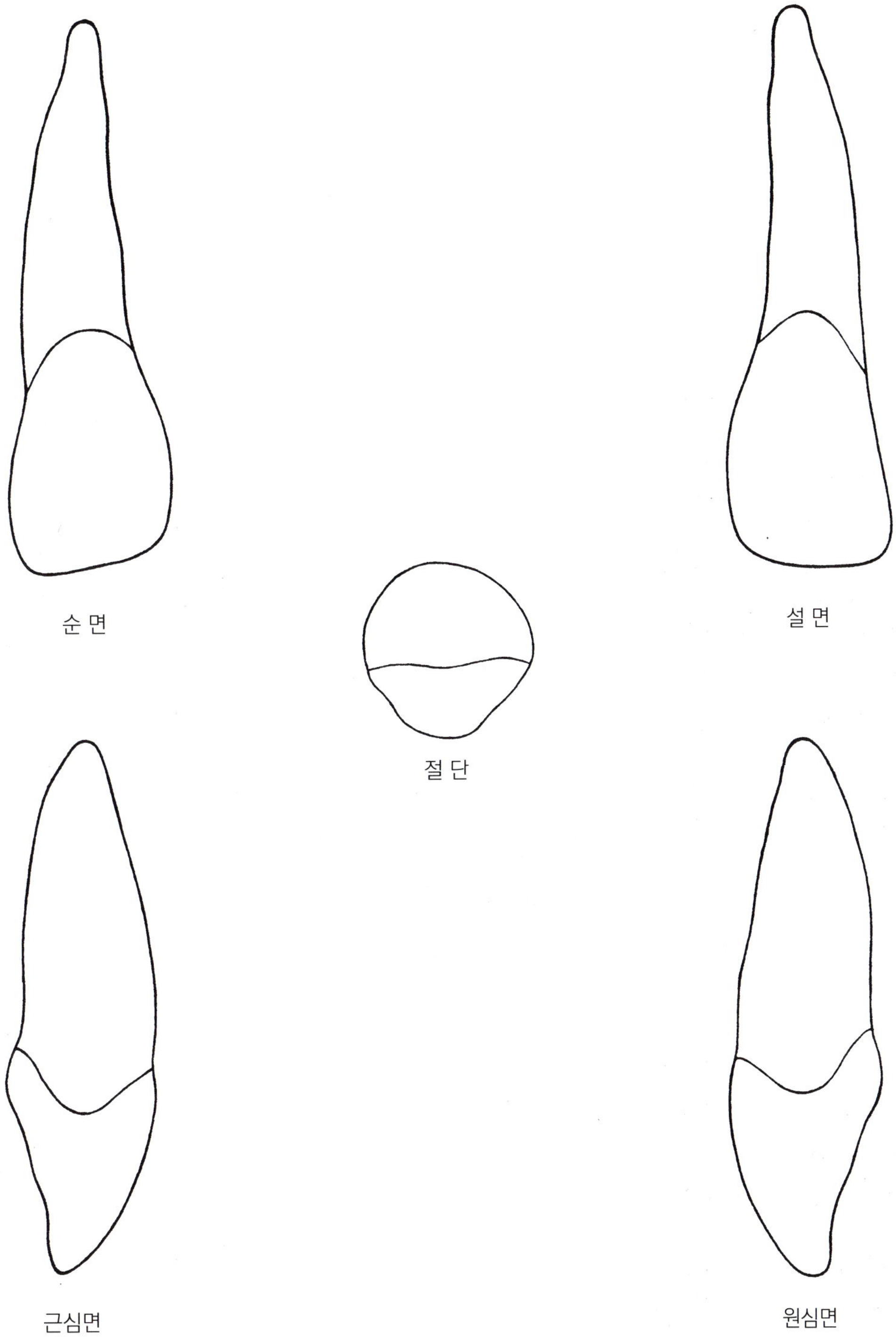

그림 2-7. **상악 좌측 측절치**

3. 하악 중절치(Mandibular central incisor)

구강내에서 가장 작은 치아로 정중선을 중심으로 좌우 1개씩 있으며 상악 절치와 달리 근원심경이 순설경보다 작다. 그리고 하악 중절치는 상악 제3대구치와 같이 1치 대 1치의 교합을 하는 치아이며 근심반부와 원심반부가 거의 대칭적이어서 좌우 구별이 어려운 치아이다.

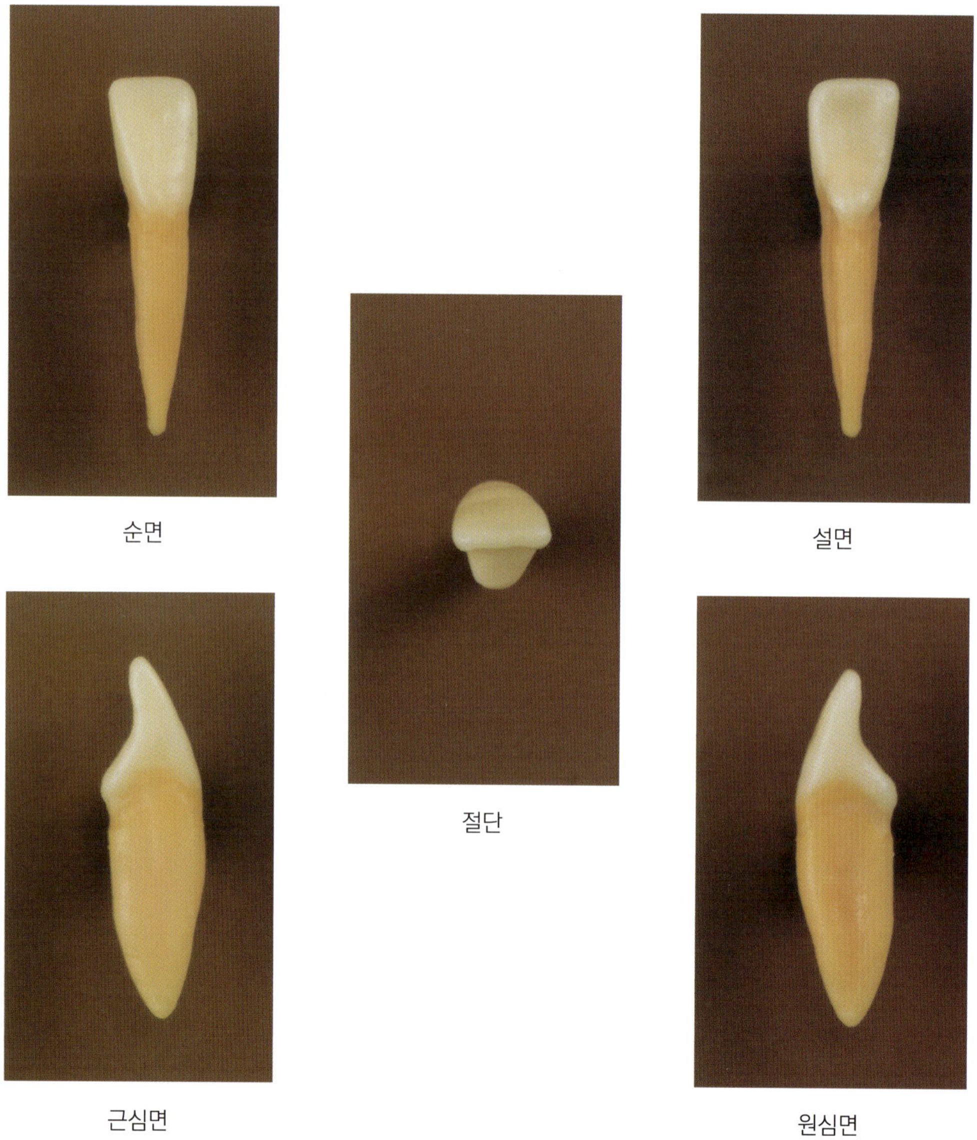

그림 3-1. **하악 좌측 중절치**

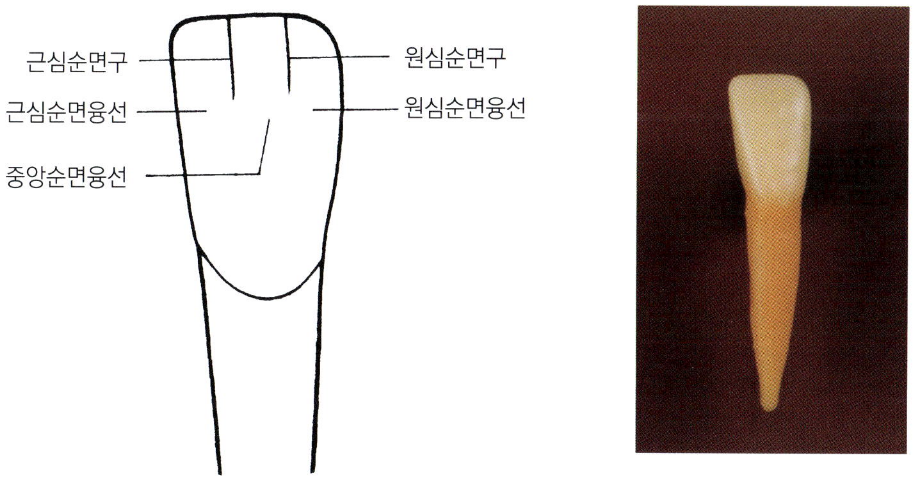

그림 3-2. **순면**

석회화 시작	생후 3 ~ 4개월
법랑질 완성	4 ~ 5년
치아 맹출	6 ~ 7년
치근 완성	9 ~ 10년

1) 순면(Labial surface)

순면의 외형은 근심연, 원심연, 절단연, 치경연으로 구성되며 절단에서 치경 방향으로 점차 좁아져 가늘고 길어서 거의 U자형에 가깝다.

근심연과 원심연이 거의 직선적이고 절단연도 수평으로 연결되어 근심우각과 원심우각이 직각에 가깝지만 원심우각이 약간 둔한 편이다. 최대풍융부는 근원심 모두 절단 1/3 부위에서 절단에 가깝게 위치한다.

순면은 2개의 발육구에 의해 3개 엽으로 이루어져 있으나 그 발육이 약해서 발육구와 엽이 뚜렷하지 않아 편평하다. 그리고 근심반부와 원심반부도 거의 대칭적이다.

순면의 풍융도는 대체로 약하며 절단 1/3 부분에서는 거의 평면에 가깝게 나타난다.

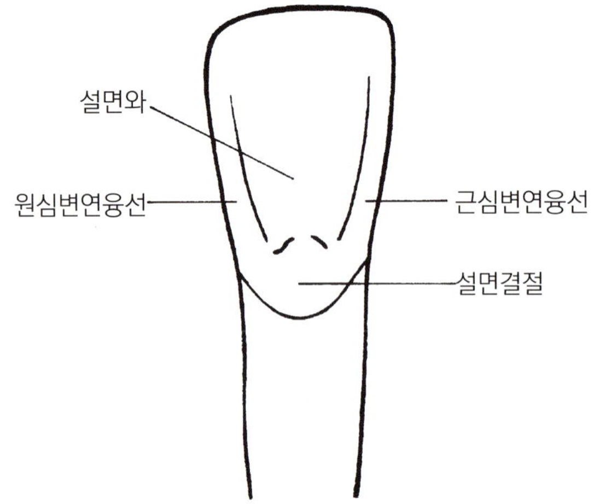

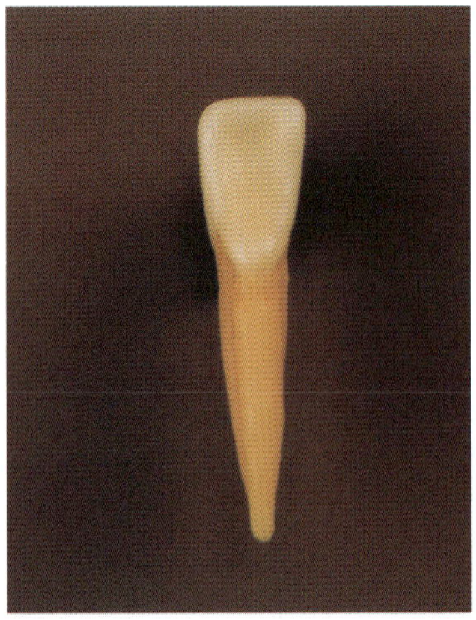

그림 3-3. **설면**

2) 설면(Lingual surface)

설면도 순면과 비슷하지만 치경부에서 근원심 폭이 좁아진 상태이고 근원심 변연융선의 발육이 약해 설면와도 깊은 함몰을 볼 수 없으며, 절단에서 중앙 1/3 부위까지는 평탄하고 치경 1/3 부위에서 설면결절로 돌출되어 있다.

치경선은 순면보다 설면이 치근 방향으로 좀 더 만곡되어 있기 때문에 설면 치경선의 정점이 0.5mm 정도 치근 방향으로 더 길어서 치관의 길이는 순측보다 설측이 약간 길다.

상악에서 볼 수 있는 극돌기, 맹공, 사절흔은 거의 찾아 볼 수 없다.

3) 근심면(Mesial surface)

외형은 순측연, 설측연, 치경연으로 구분된다. 순측연은 치경 1/3 부위에서 가장 볼록하고 절단까지는 설측 경사가 심해 인접면에서 보면 절단연이 치근 중심에서 설측으로 기울어져 있다. 설측연도 치경 1/3 부위, 즉 설면결절에서 가장 풍융하고 절단으로 가면서 거의 직선적이다.

치경선은 절단을 향해 볼록하며 근심치경선 만곡은 상악보다 약하나 3mm 정도이다.

근심면은 대체로 평탄하고 접촉점은 절단 1/3 부위에 위치한다.

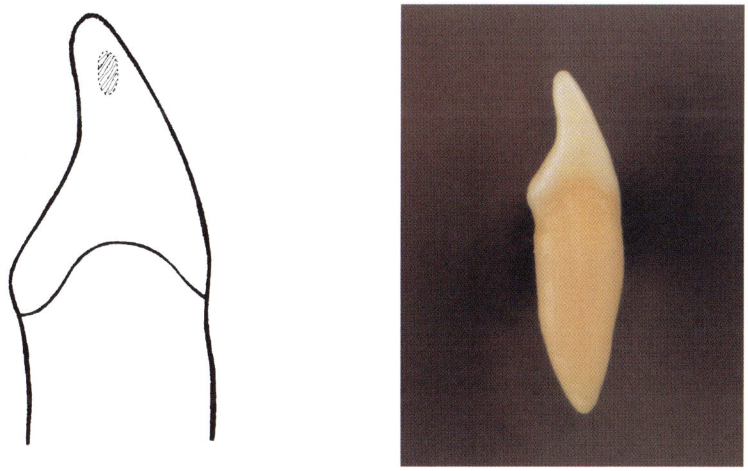

그림 3-4. **근심면**

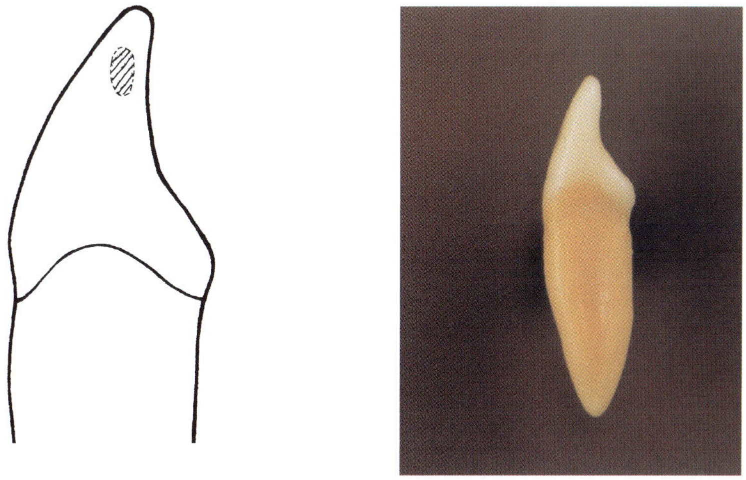

그림 3-5. **원심면**

4) 원심면(Distal surface)

원심면도 근심면과 형태가 거의 비슷하며 원심치경선 만곡은 근심에 비해 1mm 정도 낮고 접촉점 역시 근심면과 같이 절단 1/3 부위에 위치 한다.

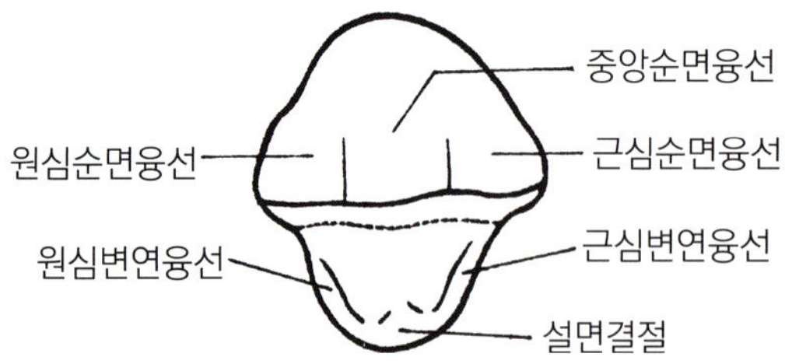

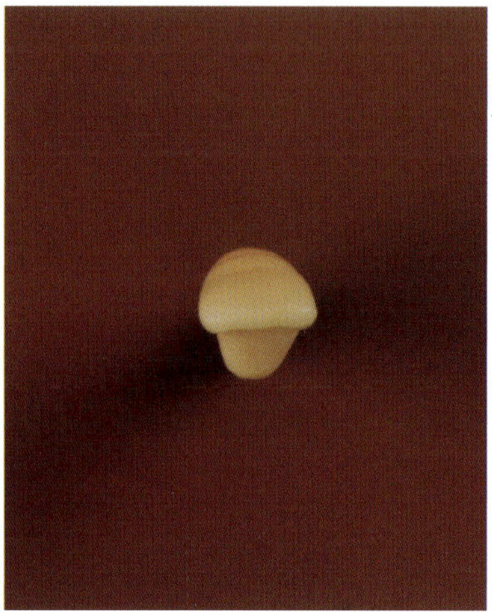

그림 3-6. 절단

5) 절단(Incisal edge)

절단에서 볼 때 근심, 원심반부가 거의 대칭이고 대체로 평탄하다.

절단연은 수평으로 거의 곧은 직선이나 상악 절치와 달리 순설폭 중앙에서 설측으로 심하게 경사져 있는 것이 특징이다. 그래서 절단에서 볼 때 설측보다 순측을 더 많이 볼 수 있다. 또한 순설경이 근원심경 보다 더 크다.

설면결절의 정점 역시 약간 원심에 있다.

6) 치근(Root)과 치수강(Pulp cavity)

치근은 단근치이며 치경선에서 거의 일직선으로 치근 중앙 1/3 부위까지 가다가 치근단 가까이서 좁아져 가늘어진 형태이고 치근첨은 원심으로 경사져 있으나 가끔은 수직일 때도 있다. 치근의 근심면에는 치근 중앙 부위가 융기되어 융선 (ridge)이 나타나고 치근 원심면은 약간 함몰되어 구(groove)가 나타나 치관에서 보다는 치근에서 좌우 구별이 더 분명하다.

치수강은 치아의 외형과 거의 일치하고 상악에서와 같다.

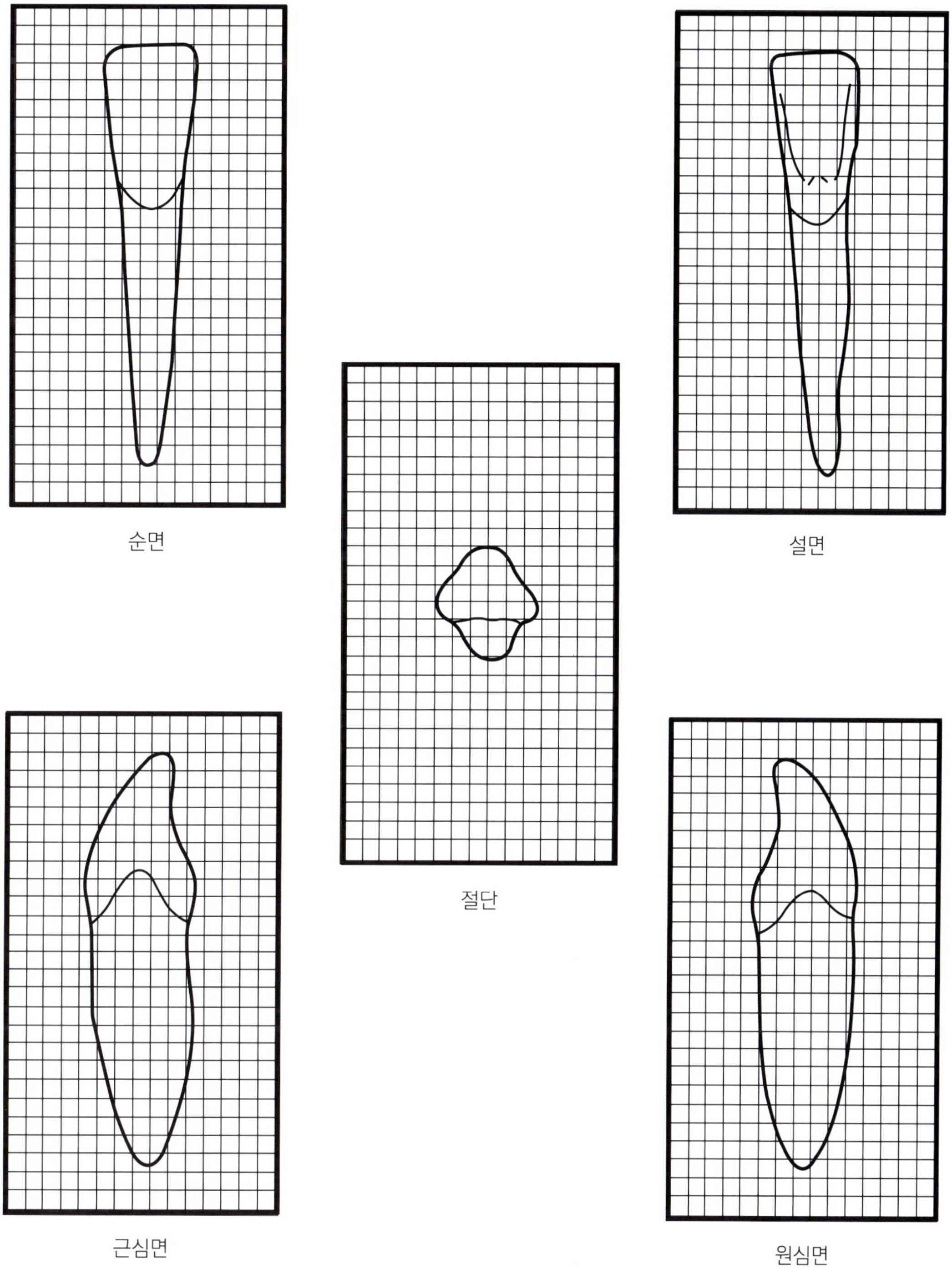

그림 3-7. 하악 우측 중절치

4. 하악 측절치(Mandibular lateral incisor)

하악 측절치는 하악 중절치의 원심에 위치하나 실제로 중절치와 두드러진 차이는 치아의 크기가 더 크고, 넓은 것이다. 또한 측절치는 근심반부와 원심반부가 비대칭적인 점이 중절치와 다르고 가끔 선천성 결손을 보인다.

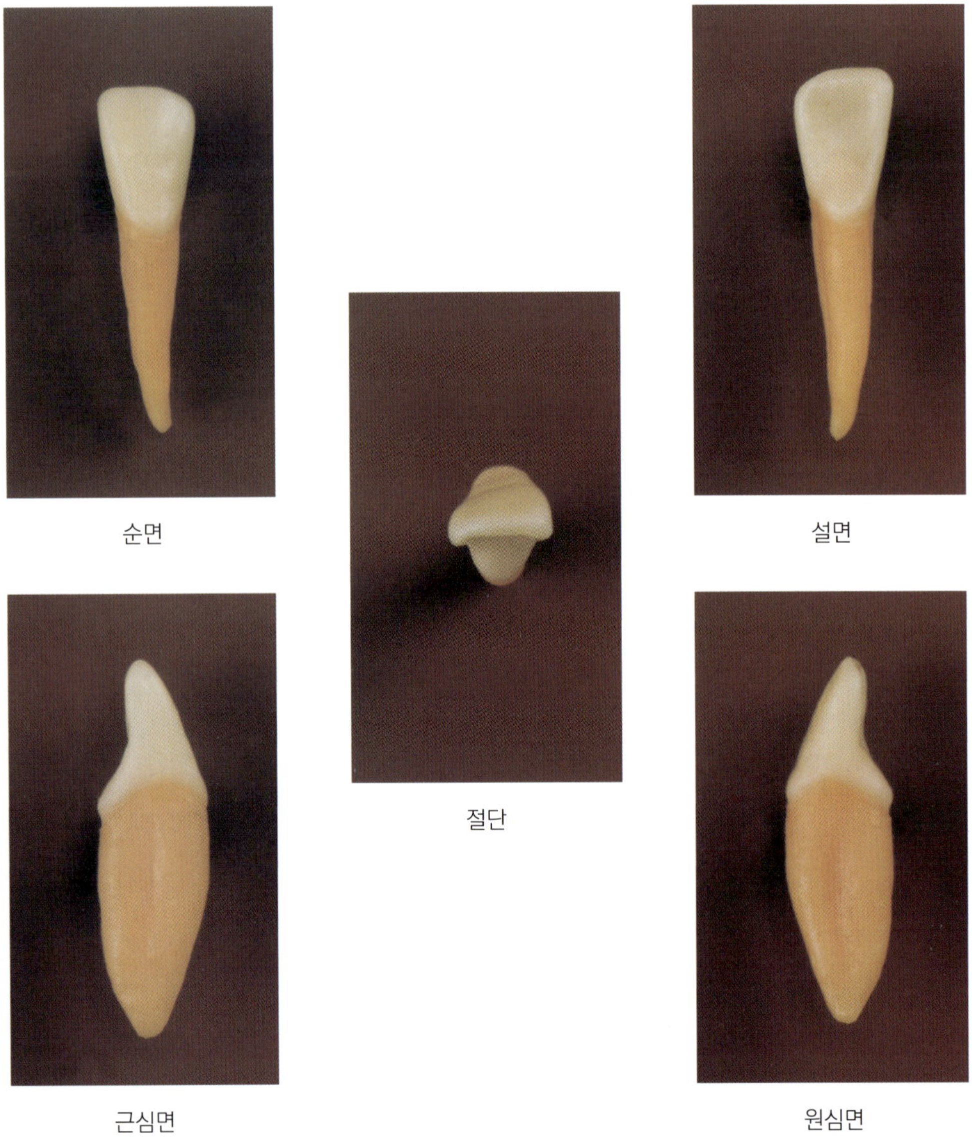

그림 4-1. **하악 좌측 측절치**

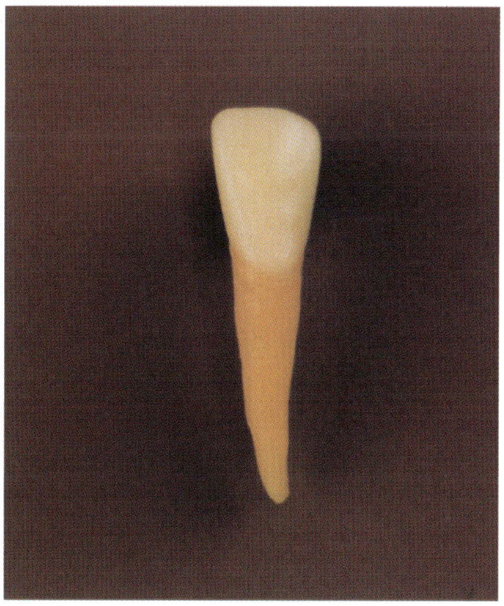

측절치

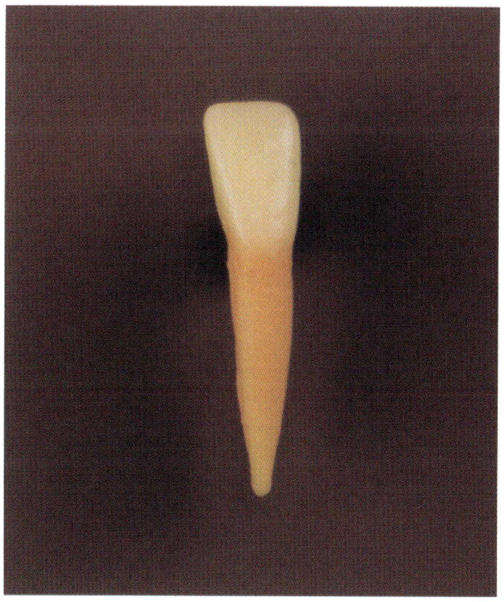

중절치

그림 4-2. **순면**

석회화 시작	생후 3 ~ 4개월
법랑질 완성	4 ~ 5년
치아 맹출	7 ~ 8년
치근 완성	10년

1) 순면(Labial surface)

외형은 하악 중절치와 비슷하나 측절치는 치경에서 절단측으로 갈수록 근원심경이 훨씬 더 넓으며 근심연은 길고 직선적이나 원심연은 짧고 곡선적으로 나타나 근심반부와 원심반부가 비대칭적인 형태를 이루게 된다.

절단연은 근심에서 원심으로 경사져 있기 때문에 근심우각은 예리하고 원심우각은 둔하다. 이는 근원심우각이 직각인 중절치와 비교가 되며 최대풍융부는 원심측보다 근심측이 절단에 가깝게 위치한다.

순면의 발육구와 엽의 발육상태는 약하다.

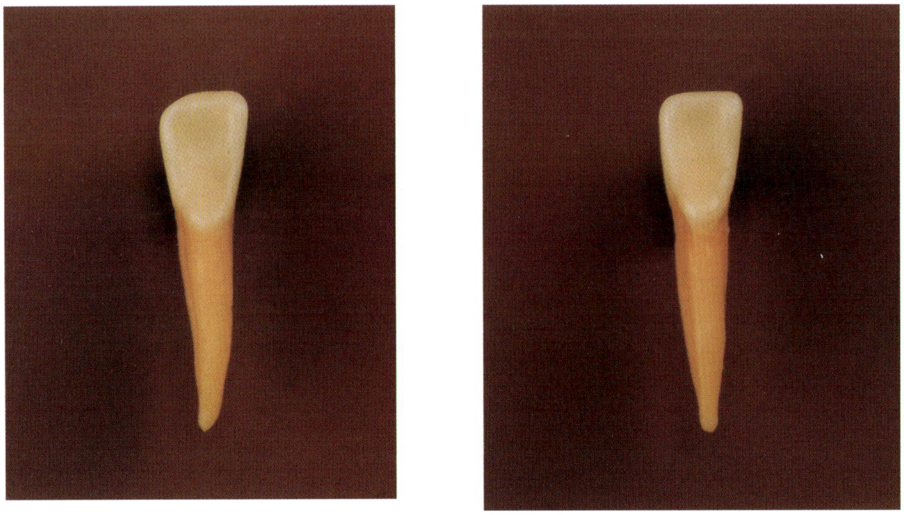

그림 4-3. **설면**

2) 설면(Lingual surface)

하악 중절치는 평탄한 면을 보이는 반면에 측절치는 근원심 변연융선이 좀 더 발달해 중절치의 설면보다 약간 더 융기되어 있고 치경측으로 좁아져 설면와가 더 뚜렷하다.

3) 근심면(Mesial surface)

측절치의 근심면은 하악 중절치의 외형과 비슷하나 원심면에 비해 다소 크고 길다.

순측연은 치경부위에서 완만한 곡선으로 절단까지 약한 만곡을 보이고, 설측연도 치경 1/3 부위의 설면결절이 돌출되어 있으나 중앙 1/3 부위 부터 절단까지는 곧은 직선에 가깝고, 접촉점의 위치는 절단 1/3 부위에서 절단측에 가깝다. 치경선 만곡도는 근원심면에서 중절치와 같다.

4) 원심면(Distal surface)

원심면은 근심면과 외형이 거의 비슷하나 원심면의 원심우각이 근심에 비해 치경측으로 내려가 있어 원심면이 조금 작다. 따라서 원심면 접촉점의 위치도 절단 1/3 부위에서 근심보다 치경측에 더 가까운데 이는 인접한 견치와 접촉하기 위해서다.

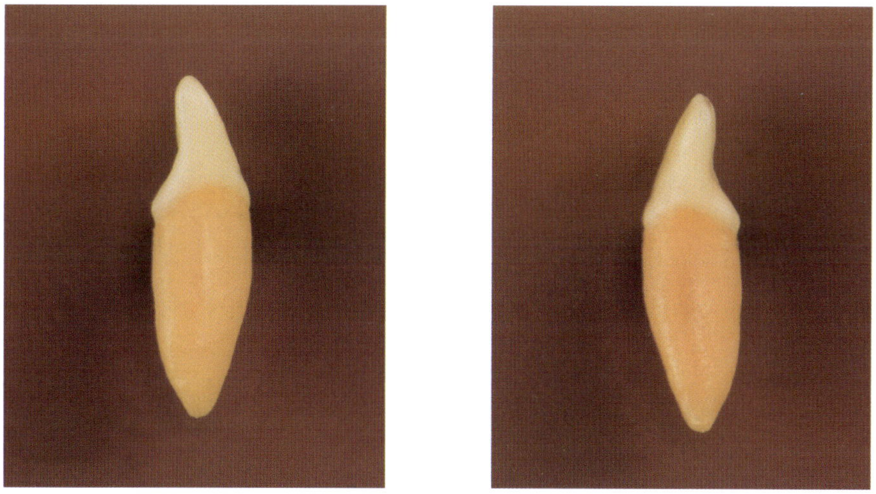

근심면 원심면

그림 4-4. **접촉면**

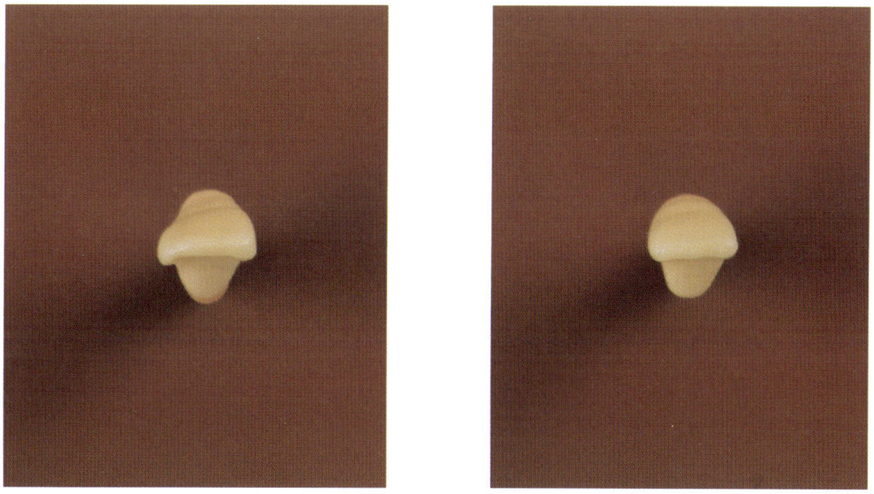

측절치 중절치

그림 4-5. **절단**

5) 절단(Incisal edge)

하악 중절치는 근원심 반부가 대칭적이었으나 측절치는 비대칭이며, 절단연도 중절치는 직선인데 비해 측절치는 근심에서 원심으로 경사지고 설측으로 기울어져 있다. 이는 하악궁의 곡선에 적응하는 것이며 중절치와 비교되는 특이한 점이다. 또한 하악 중절치와 같이 근원심경 보다 순설경이 더 크다. 이것은 상악 절치와는 반대되는 점이다. 하악 측절치가 맹출할 때 절단결절은 3개가 나타나지만 대부분 교합에 의해 교모되어 소실되나 때로는 절단중앙부가 첨두상으로 나타나는 경우가 있는데 이를 견치화(caninization) 경향이라고 한다.

6) 치근(Root)과 치수강(Pulp cavity)

치근의 모양은 중절치보다 가늘고 긴 원추형의 단근치이며, 치근첨은 원심경사가 더 분명하다. 치근의 근심면 중앙에는 융선이 나타나며 치근 원심면에서는 구를 볼 수 있는데 이것은 하악 중절치보다 뚜렷해서 치아 구별을 쉽게 해 준다.

치수강은 치아 외형과 유사해 가늘고 긴 편이며 거의 단순 치근관의 형태를 가진다.

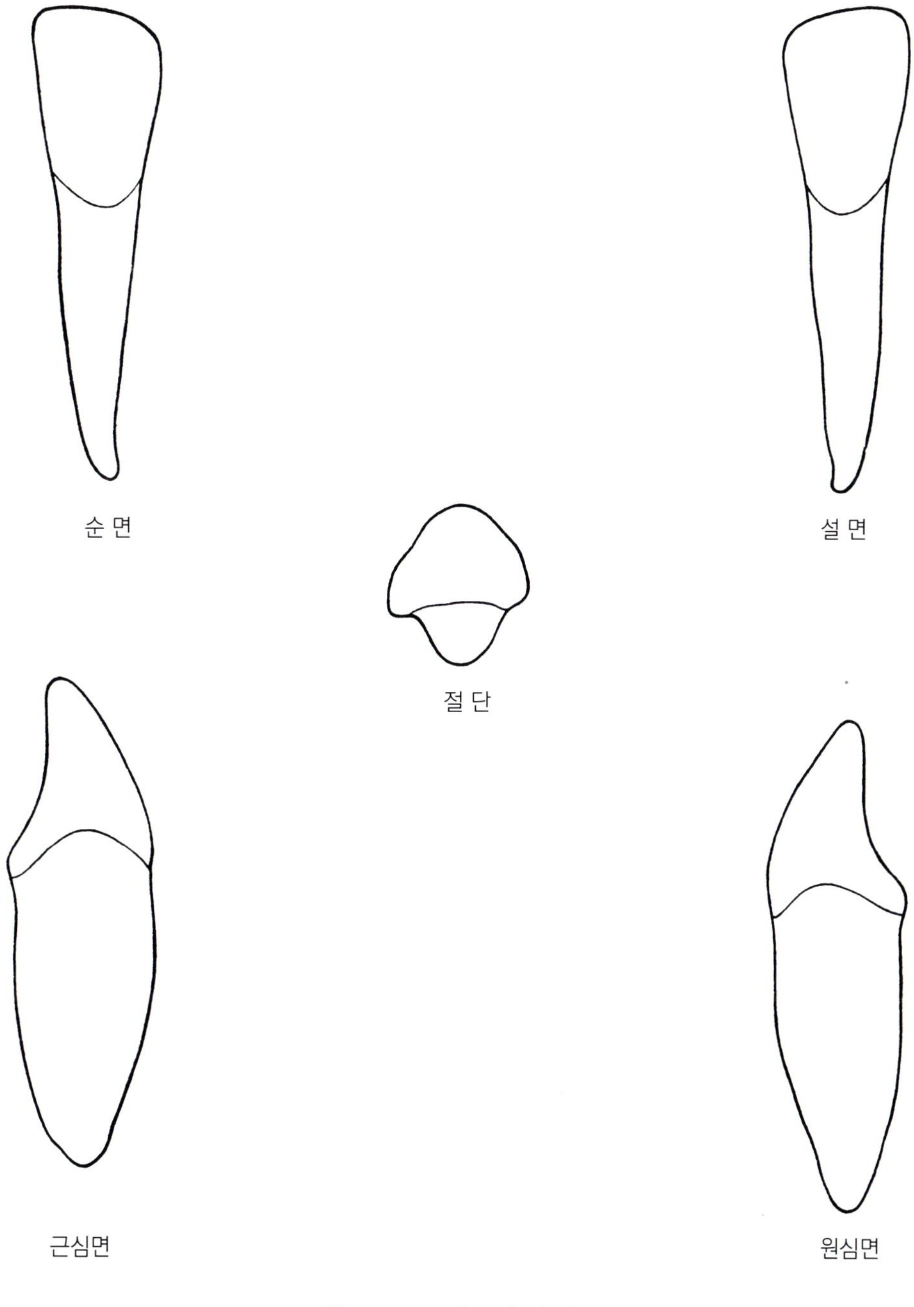

그림 4-6. 하악 좌측 측절치

II. 견치(Canine)

(단위 : mm)

	치관길이	치근길이	치관의 근원심경	치경부 근원심경	치관의 순설경	치경부 순설경	근심치경 만곡	원심치경 만곡
상악견치	10.0	17.0	7.5	5.5	8.0	7.0	2.5	1.5
하악견치	11.0	16.0	7.0	5.5	7.5	7.0	2.5	1.0

정중선에서 3번째 위치하며 상하악 좌우측 모두 4개이고, 구각부(mouth corner)에 위치한다. 견치는 절치와 달리 중앙순측엽이 발달되어 절단연의 중앙 부위가 예리하게 돌출되어 있는데 이것을 첨두(tip of cusp)라 부른다. 이 첨두로 인해 치관의 절단연이 수평이 아니라 그 모양이 창모양을 닮았다고 해서 창두치라고도 하며, 육식동물의 먹이를 잡아 먹기에 적당한 날카롭고 강한 치관과 치근을 닮아서 견치(canine)라 한다.

견치의 기능은 절치와 소구치 사이에 위치해서 이들 치아의 기능을 보조하며 음식물을 찢는 역할을 한다. 구각부에 위치하므로 얼굴 외모에도 많은 영향을 미치며, 또한 위치상으로 구각부가 돌출되어 있기 때문에 비교적 자정작용(self-cleaning)이 잘 이루어져 치아 결손이 가장 없는 치아이다. 그리고 하악 절치처럼 치관과 치근의 근원심경 보다 순설경이 더 커서 악골의 치조와(alveolar fossa) 내에 깊숙히 매복되어 구강내에서 가장 안정성 있는 치아로 보철 치료나 교정 치료시에도 매우 중요한 지대치 역할을 한다. 그래서 견치는 자정작용이 잘 되고 안정성 있는 치아로 구강내에서 가장 오래 보존되는 치아이다.

견치의 형태는 순면, 설면, 근심면, 원심면과 첨두로 인해 절단연이 근심절단연과 원심절단연으로 나누어진다. 순면에는 잘 발달된 근심순면구와 원심순면구에 의해 근심순측엽, 중앙순측엽, 원심순측엽으로 되어 있고, 특히 중앙순측엽이 현저하게 발달해 첨두로 나타나고 설면에도 설측엽의 발달로 설면결절의 발육이 매우 좋은 편이며 이것은 소구치의 설측교두로 이어진다.

치근은 단근치이며 굵은 원추형으로 구강내에서 가장 길다.

1. 상악 견치(Maxillary canine)

상악 견치는 구강내에서 가장 긴 치아이며 순면에는 근심순면융선, 중앙순면융선, 원심순면융선이 있는데 그 중 중앙순면융선의 발육이 좋아 절단으로 돌출한 첨두로 인해서 근심절단연과 원심절단연으로 나뉘어진다. 설면에도 근심변연융선, 원심변연융선, 설면융선, 설면결절의 발육이 좋아서 근심설면와와 원심설면와를 가진다.

견치는 근원심경 보다 순설경이 더 큰 치아이다.

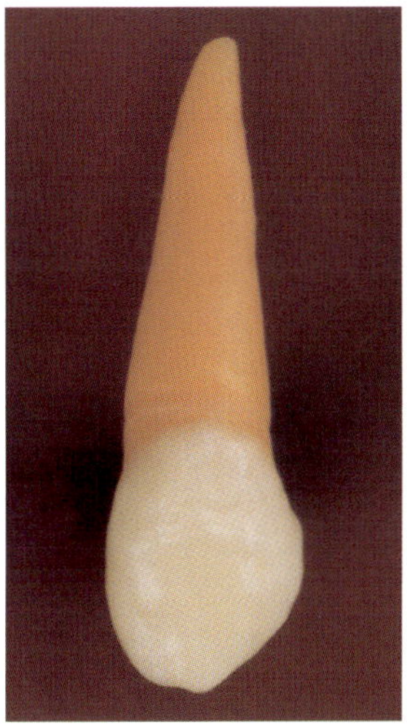

순면

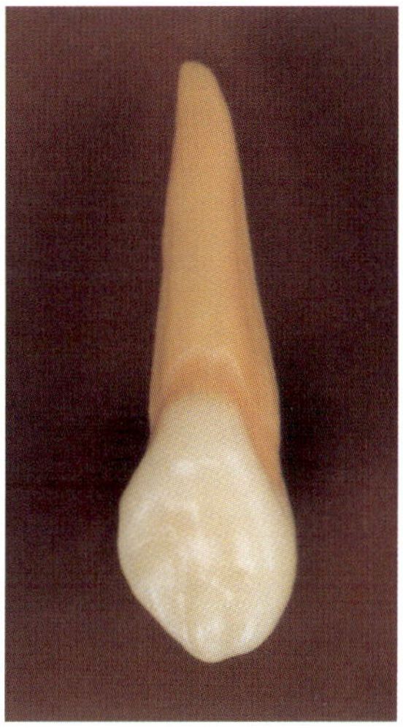

설면

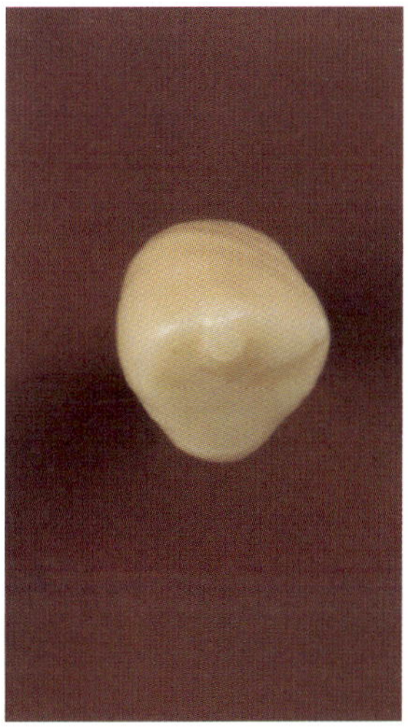

절단

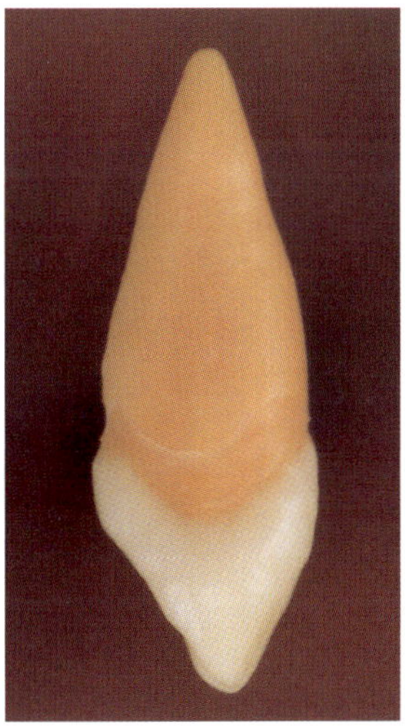

근심면

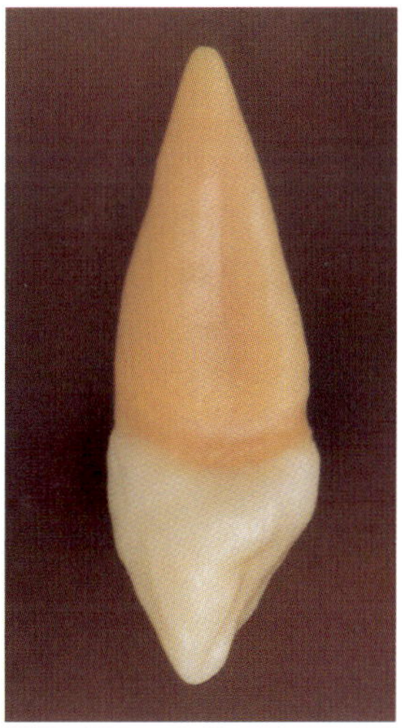

원심면

그림 5-1. **상악 좌측 견치**

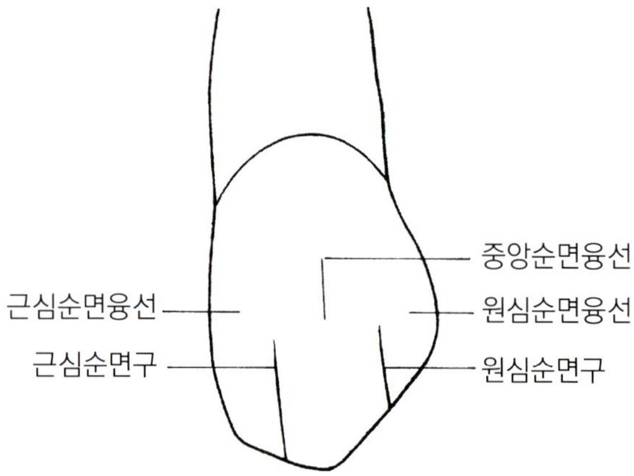

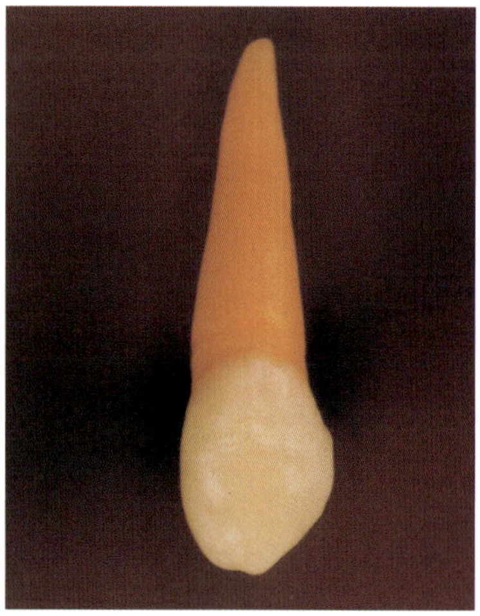

그림 5-2. **순면**

석회화 시작	4 ~ 5개월
법랑질 완성	6 ~ 7년
치아 맹출	11 ~ 12년
치근 완성	13 ~ 15년

1) 순면(Labial surface)

순면의 외형은 근심연, 원심연, 절단연, 치경연으로 되어 있다. 순면은 근심순면구와 원심순면구에 의해 근심순측엽, 중앙순측엽, 원심순측엽을 가지는데 그 중 중앙순측엽의 발달로 인해서 생긴 첨두를 중심으로 근심절단연과 원심절단연을 이루어서 순면의 형태는 5각형이다.

근심연은 치경에서 절단까지 약간 곡선으로 최대풍융부는 절단 1/3 부위와 중앙 1/3 부위의 경계에 위치해 더 절단측에 가깝고 근심우각은 약간 둥근편이다.

원심연은 근심연보다 짧고 더 둥근 곡선을 나타내며 치경 가까이에는 오목하고 최대풍융부는 중앙 1/3 부위가 가장 돌출되어 있으므로 근심면보다 치경측에 위치하여 원심우각은 근심우각 보다 더 둔각을 나타낸다.

절단은 근원심 중앙에서 약간 근심측에 위치한 첨두를 중심으로 근심절단연과 원심절단연으로 나누어지며 근심절단연이 원심절단연보다 짧고 경사도도 완만하다. 그리고 첨두에서 치경까지 연결된 중앙순면융선의 발육이 매우 좋아서 중앙순면융선을 중심으로 근심반부와 원심반부로 나누고 이 융선의 위치가 첨두에서 연결되므로 약간 근심에 위치해 근심반부가 원심반부보다 좁고 돌출되어 있다. 근심반부를 근심경사면, 원심반부를 원심경사면이라 하며 근심경사면은 전치부의 만곡에 원심경사면은 구치부의 만곡에 관계하고 있다.

상악 견치는 순면과 설면의 발육이 좋아서 근원심경보다 순설경이 더 크다.

치경연은 치근을 향해 볼록하게 만곡되어 있고 순면의 치경 1/3 부위가 가장 풍융하다.

2) 설면(Lingual surface)

설면은 순면과 외형이 비슷하나 순측에서 설측으로 좁아져 순면보다 근원심경이 작으며 특히 치경선이 순측보다 더 좁아서 V자형에 가깝다.

설면의 발육이 대체적으로 좋아서 근심변연융선과 원심변연융선도 뚜렷하다. 첨두에서 설면 치경결절까지 연결된 융선을 설면융선(lingual ridge)이라 하며 근심변연융선과 설면융선, 원심변연융선과 설면융선 사이의 좁고 긴 함몰부를 각각 근심설면와(mesiolingual fossa), 원심설면와(distolingual fossa)라 부른다. 가끔 설면와가 좁고 길어서 구(groove)처럼 보이기도 하고 부융선의 출현으로 평탄한 설면을 나타내기도 한다.

설면결절의 발육도 매우 좋아서 근원심 변연융선과 설면융선으로 이어져 때로는 첨두를 향해 1개 정도의 극돌기도 볼 수 있다.

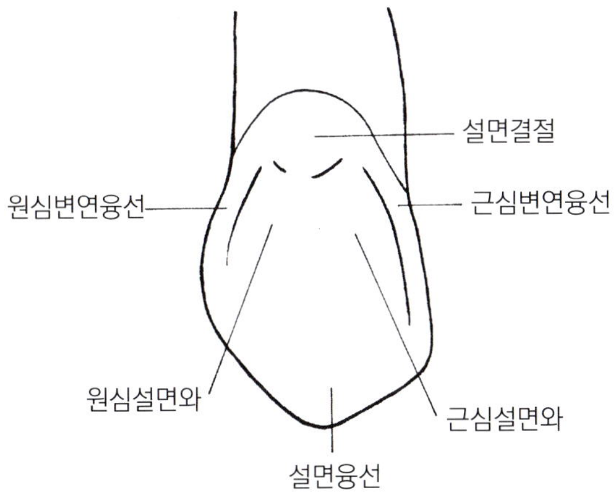

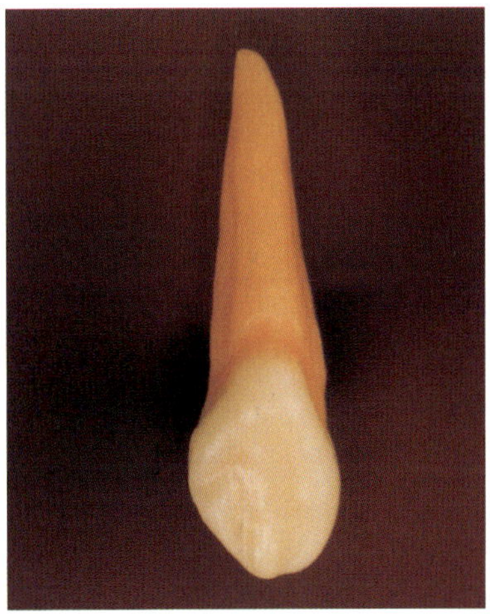

그림 5-3. **설면**

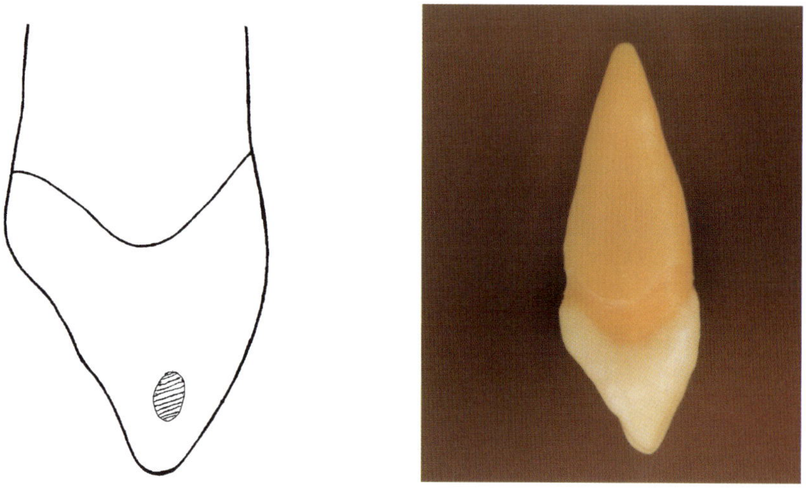

그림 5-4. **근심면**

3) 근심면(Mesial surface)

상악 견치의 근심면 외형은 순측연, 설측연, 치경연으로 이루어져 있으며 치경부가 순설로 넓은 치아이고, 근심면은 대체로 크고 볼록한 편이며, 기능적인 형태는 절치와 유사하다.

순측연은 치경 1/3 부위가 최대 풍융부이며 첨두에서 이어지는 중앙순면융선으로 인해 약간 볼록한 곡선을 유지한다. 설측연은 설면결절을 이루는 설측엽의 발육이 좋아 치경 1/3 부위가 가장 돌출되어 있으며 중앙 1/3 부위에서는 약간 오목하고 다시 첨두에서 이어지는 설면융선에 의해서 절단까지는 둥글게 만곡되어 있다.

접촉점의 위치는 절단 1/3 부위와 중앙 1/3 부위의 경계부에 있으며, 치경연은 절단을 향해 만곡되어 있다.

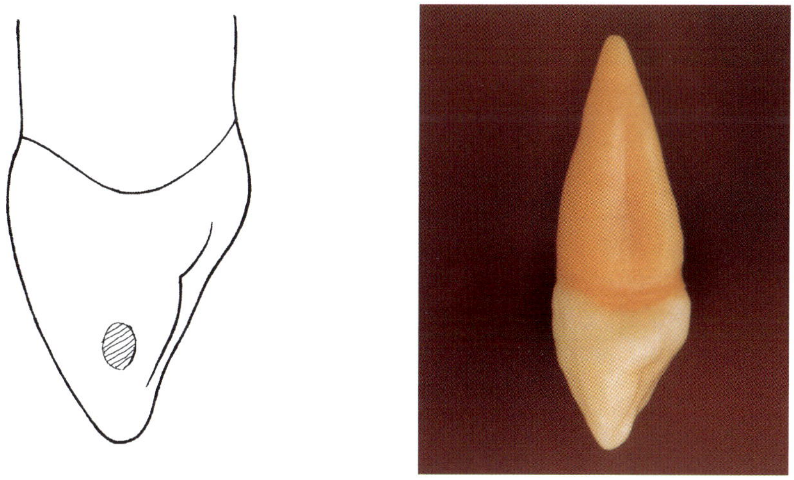

그림 5-5. **원심면**

4) 원심면(Distal surface)

외형은 근심면과 대체로 비슷하나 전체적으로 조금 작고 근심면보다 더 풍융한 상태이다. 접촉점은 근심보다 치경측에 가까운 중앙 1/3 부위에 위치하며 이는 소구치와 접촉하기 위해서이다.

치경선 만곡도도 다른 치아에서 처럼 근심보다 약하다.

5) 절단(Incisal edge)

다른 절치와 달리 순면과 설면의 발육이 좋아서 근원심경보다 순설경이 더 크고 절단도 더 두껍다.

첨두는 순설경 중앙에서 약간 순측으로, 근원심 중앙에서 약간 근심에 위치하므로 근심반부가 더 좁고 첨두에서 순면중앙융선의 발육이 현저하게 좋아서 원심반부보다 근심반부가 더 풍융하게 돌출되어 있으며 원심반부는 넓고 평탄한 면으로 되어 있다. 또한 첨두를 중심으로 근심절단연과 원심절단연으로 나누어지며 근심절단연보다 원심절단연이 길고 경사도가 더 커서 원심절단연이 근심에 비해 더 설측으로 경사져 있는데 이는 소구치와 인접하기 위해서이다.

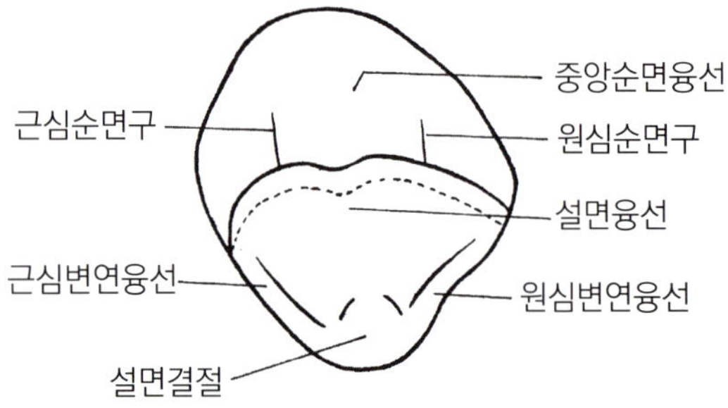

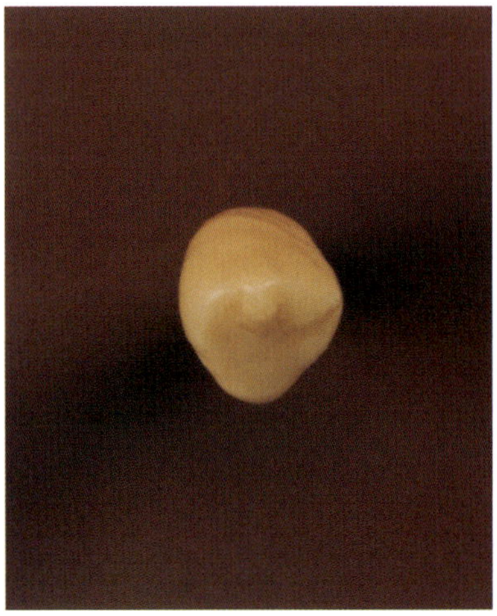

그림 5-6. **절단**

6) 치근(Root)과 치수강(Pulp cavity)

상악 견치의 치근은 단근치로 치근첨으로 가면서 점점 가늘어지는 원추형이며 근원심으로 압편되고 순설방향으로 볼록하여 횡단면은 난원형이다. 그리고 치근의 길이는 영구치중에서 가장 길다.

치근의 근원심면에 넓은 함몰을 볼 수 있는데 이것은 치아의 회전(rotation)과 전위(displacement)를 막아주므로 치조와(alveolar fossa) 내에서 지지를 더 좋게 한다.

치수강은 견치의 외형을 축소한 모양으로 1개의 뾰족한 수각을 가지고 있다.

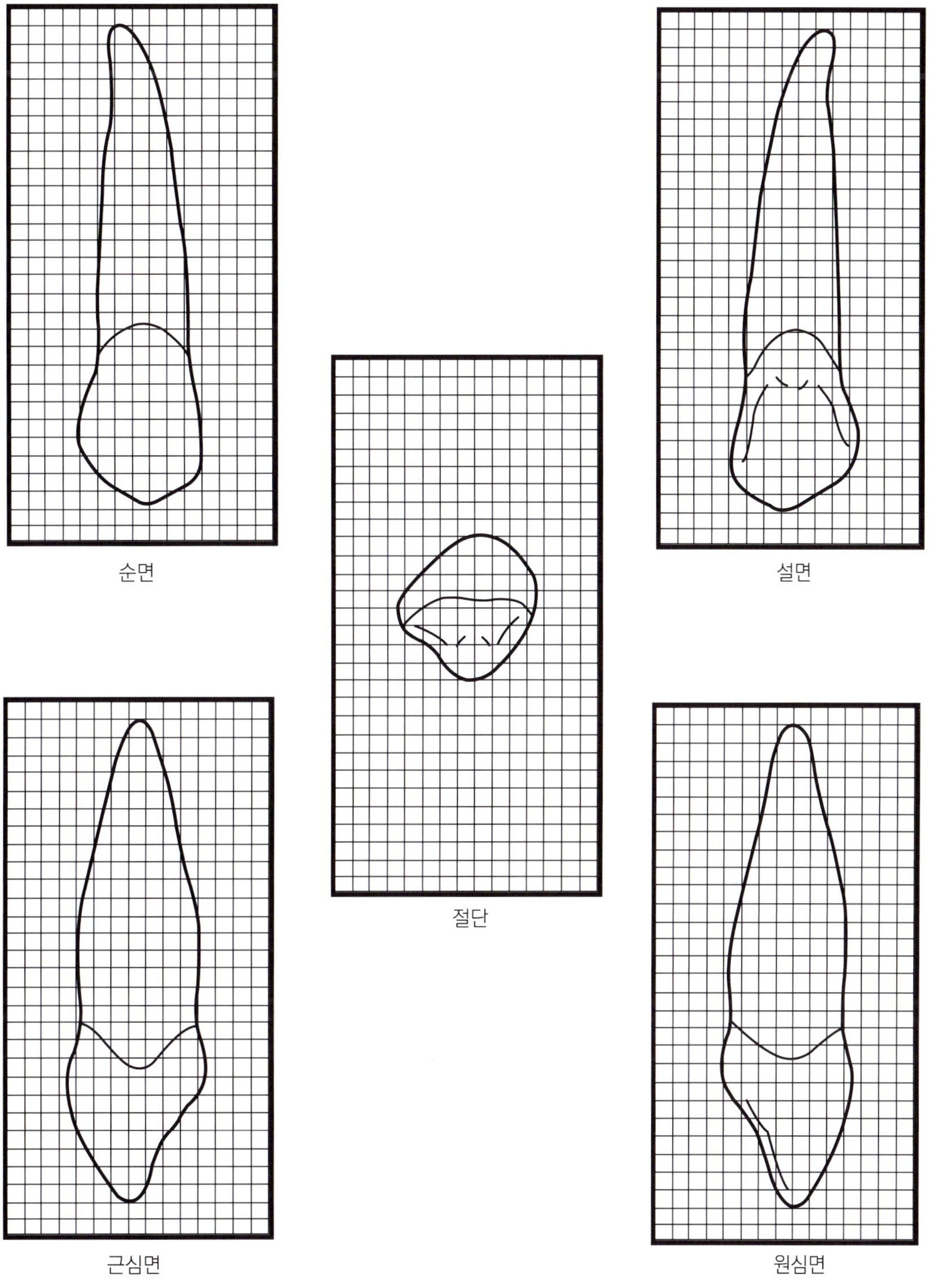

그림 5-7. **상악 우측 견치**

2. 하악 견치(Mandibular canine)

하악 견치의 형태는 상악 견치와 거의 비슷하나 순·설로 더 좁고 근원심으로도 더 좁다. 순면융선이나 설면의 근·원심변연융선, 설면결절의 발육이 미약해 전체적으로 좁고 길다.

상악 견치와 같이 하악 견치도 구강내에서 긴 치아이다.

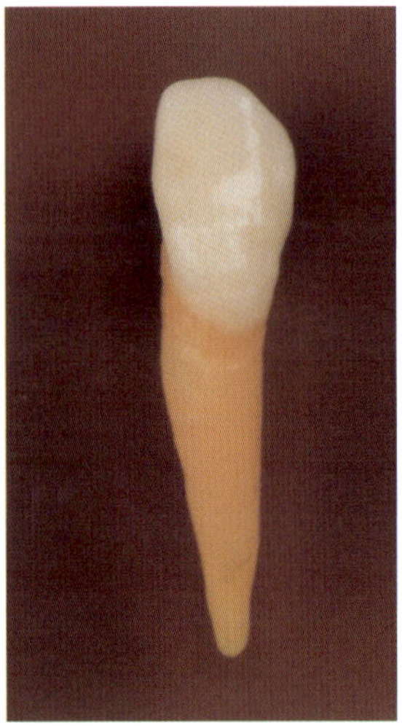

순면

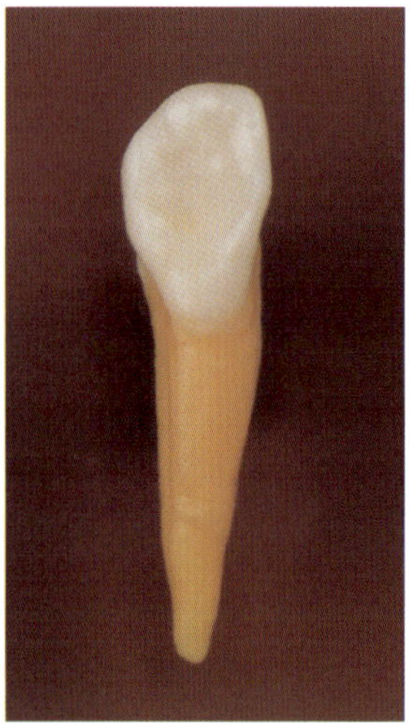

설면

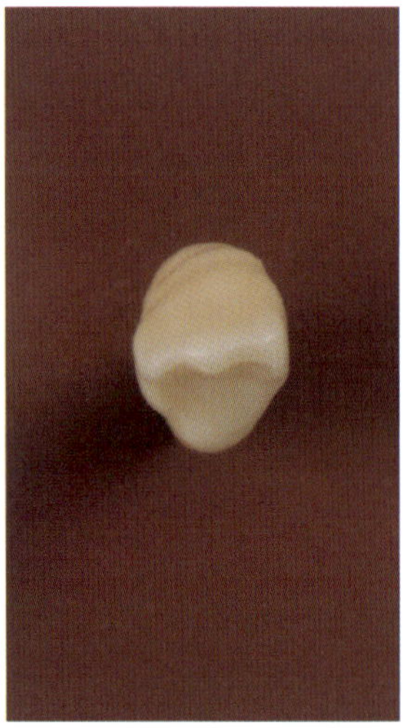

절단

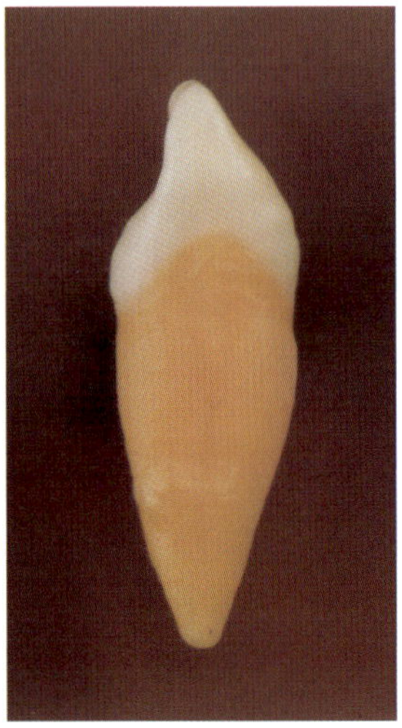

근심면

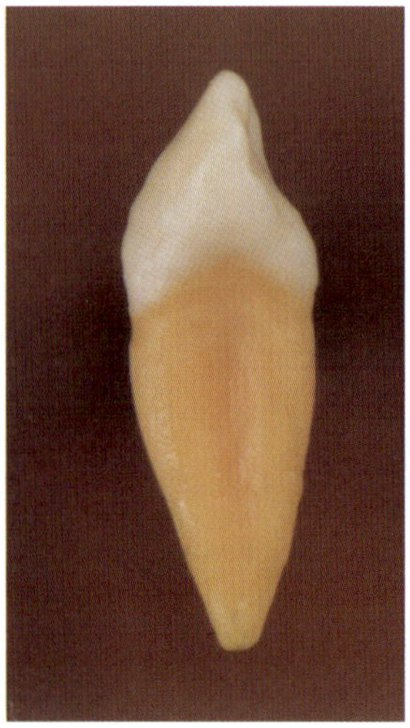

원심면

그림 6-1. **하악 좌측 견치**

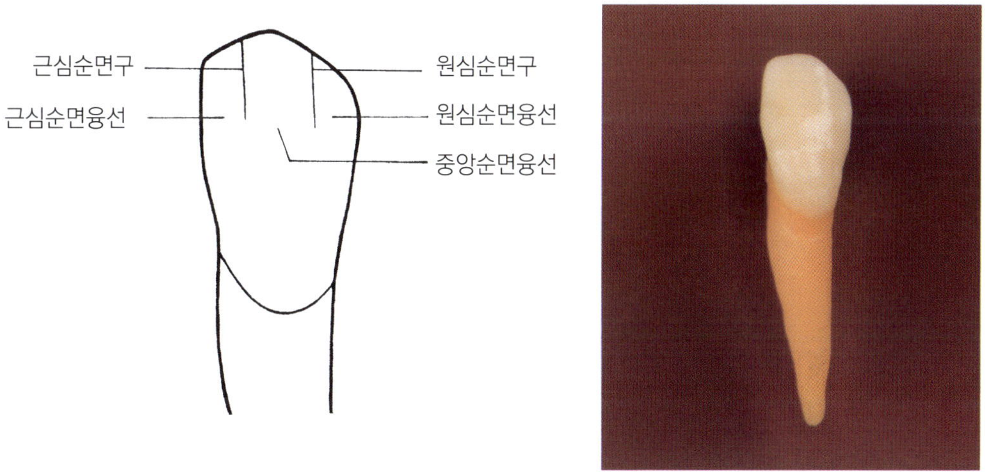

그림 6-2. **순면**

석회화 시작	4 ~ 5개월
법랑질 완성	6 ~ 7년
치아 맹출	9 ~ 11년
치근 완성	12 ~ 14년

1) 순면(Labial surface)

하악 견치의 순면은 상악 견치와 거의 비슷하나 치관의 길이가 상악 견치보다 조금 더 길고 근원심경이 좁으며, 발육구(developmental groove), 엽(lobe)의 발육이 전체적으로 상악 견치에 비해 약해서 가늘고 길어 보인다.

근심연은 치경에서 절단까지 거의 곧은 직선으로 되어 있고 최대풍융부의 위치는 절단 1/3 부위에 있는데 비해 원심연은 근심보다 짧은 곡선으로 최대풍융부는 치경측에 더 가까운 절단 1/3 부위와 중앙 1/3 부위의 경계에 있다. 따라서 우각은 근심우각보다 원심우각이 더 둔각을 나타낸다.

절단연도 순면에 존재하는 2개의 발육구에 의해 근심순면융선, 중앙순면융선, 원심순면융선으로 나누고 그 중 중앙순면융선의 발육이 좋아서 절단으로 돌출되어 생긴 첨두로 인해 근심절단연과 원심절단연으로 나누어지며, 첨두의 위치가 근원심 중앙에서 약간 근심에 위치하므로 근심절단연이 짧고 원심절단연이 길다.

또한 첨두에서 발달된 중앙순면융선을 중심으로 근심반부와 원심반부로 나누어지고 근심반부가 좁지만 풍융도는 더 크다. 이 중앙순면융선은 상악 견치보다는 발육이 약해서 순면 전체의 풍융도도 약하다.

치경연은 상악보다 더 치근측으로 볼록하게 만곡되어 있어서 하악 견치가 상악 견치보다 길이가 더 긴 느낌을 준다.

2) 설면(Lingual surface)

상악 견치에 비해 근·원심변연융선, 설면융선 및 설면결절의 발육이 대체로 약해서 설면은 평탄한 면을 보이며, 전체적인 외형은 순면과 비슷하다.

근원심으로 좁아진 설면에서는 첨두로 부터 설면결절까지 약하게 주행하는 설면융선이 근원심 변연융선과 함께 얕은 함몰을 나타내는데 이 융선을 중심으로 근심설면와(mesiolingual fossa), 원심설면와(distolingual fossa)로 나누어지나 뚜렷하지 않고 형태는 비교적 긴 함몰부이다.

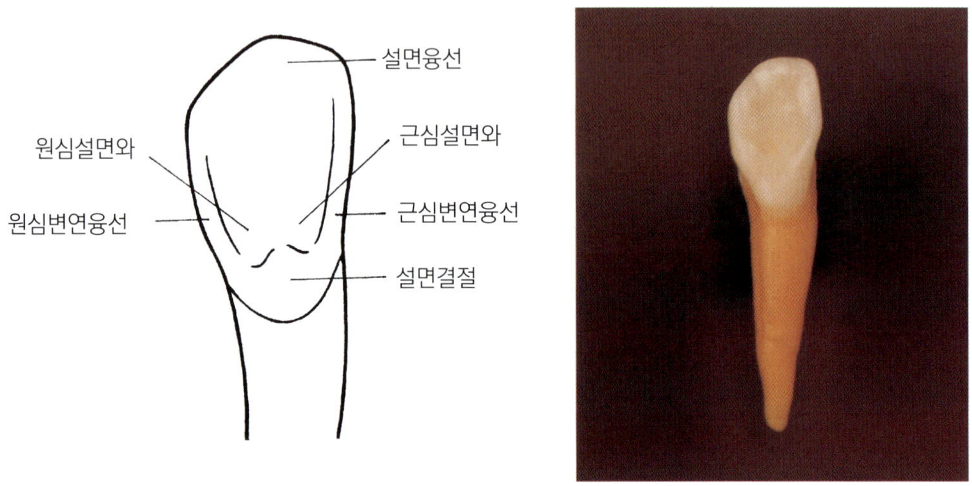

그림 6-3. 설면

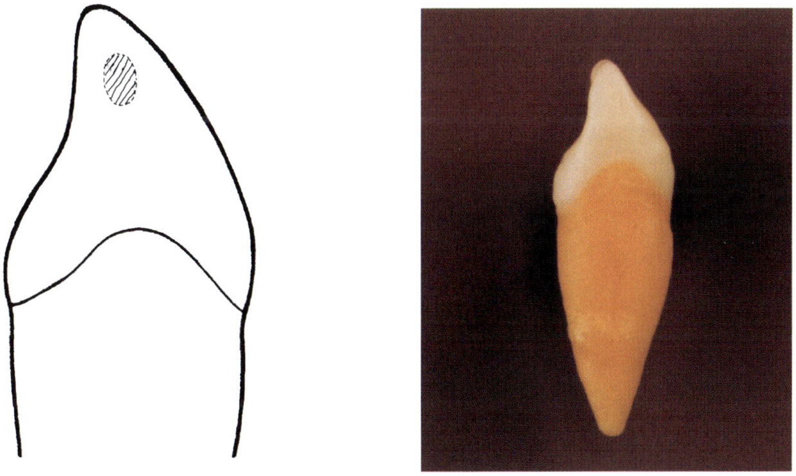

그림 6-4. **근심면**

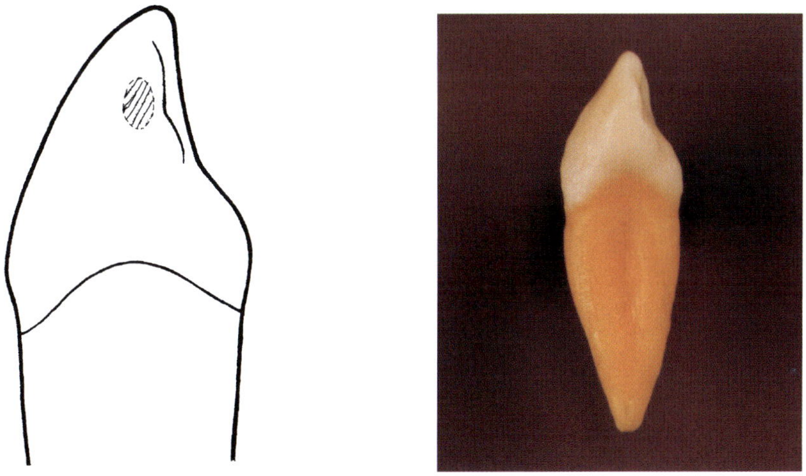

그림 6-5. **원심면**

3) 근심면(Mesial surface)

상악 견치의 근심면과 외형은 비슷하나 순설경이 조금 작다.

순측연은 치경 1/3 부위가 가장 풍융하며 절단을 향해 볼록하게 만곡되어 있다. 설측연은 치경 1/3 부위가 가장 돌출되어 있으나 설면결절의 발육은 약하고 절단부위의 설면융선도 약해서 절단의 두께도 얇고 완만하다.

치경연은 절단을 향해 볼록하게 만곡되어 있고 접촉부위는 절단 1/3 부위와 순설 중앙에 있다.

첨두는 거의 치근의 중앙에 일치하나 어떤 경우는 약간 설측으로 기울어져 있다.

4) 원심면(Distal surface)

근심면보다 약간 작지만 전체적인 외형은 거의 비슷하다.

접촉부위는 절단 1/3 부위와 중앙 1/3 부위의 경계이며 근심보다 더 치경측에 가까이 위치한다.

5) 절단(Incisal edge)

상악 견치와 마찬가지로 순설경이 근원심경보다 더 크고, 상악에 비해 치아가 작다.

첨두 역시 근원심 중앙에서 약간 근심에 위치해 근심절단연이 짧고 원심절단연이 길다. 또한 첨두는 순설로 보면 약간 설측으로 기울어져 있기 때문에 근심절단연보다 원심절단연이 더 설측으로 경사져 제1소구치와 인접한다.

하악 견치의 근심반부는 원심반부보다 좁고 풍융하다.

6) 치근(Root)과 치수강(Pulp cavity)

상악 견치보다 치근이 약간 짧은 원추형의 단근치로 치근은 근원심으로 압편되고 치근의 순면에서 설측으로 많이 좁아져 있고 치근의 근심면에 나타나는 함몰 부위는 상악보다 더 깊다.

치수강은 치아의 외형을 닮아 상악 견치의 치수강보다 적으며 1개의 수각을 가진다.

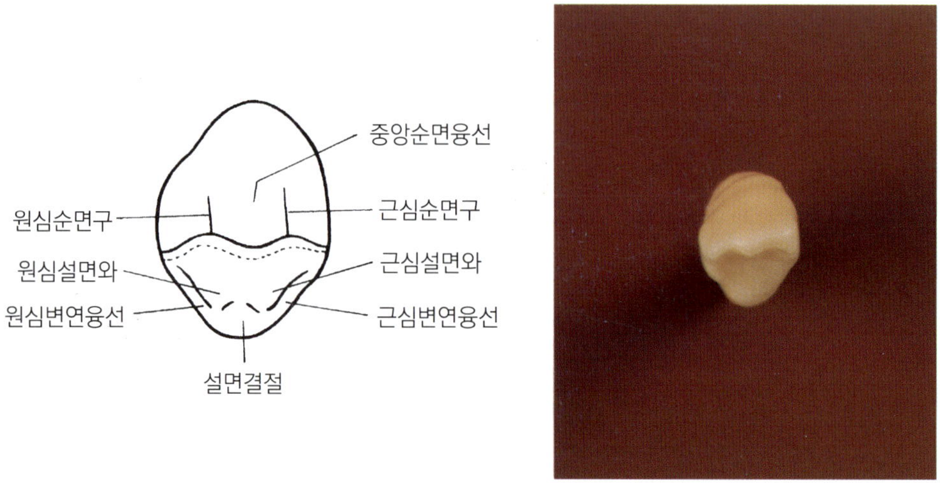

그림 6-6. 절단

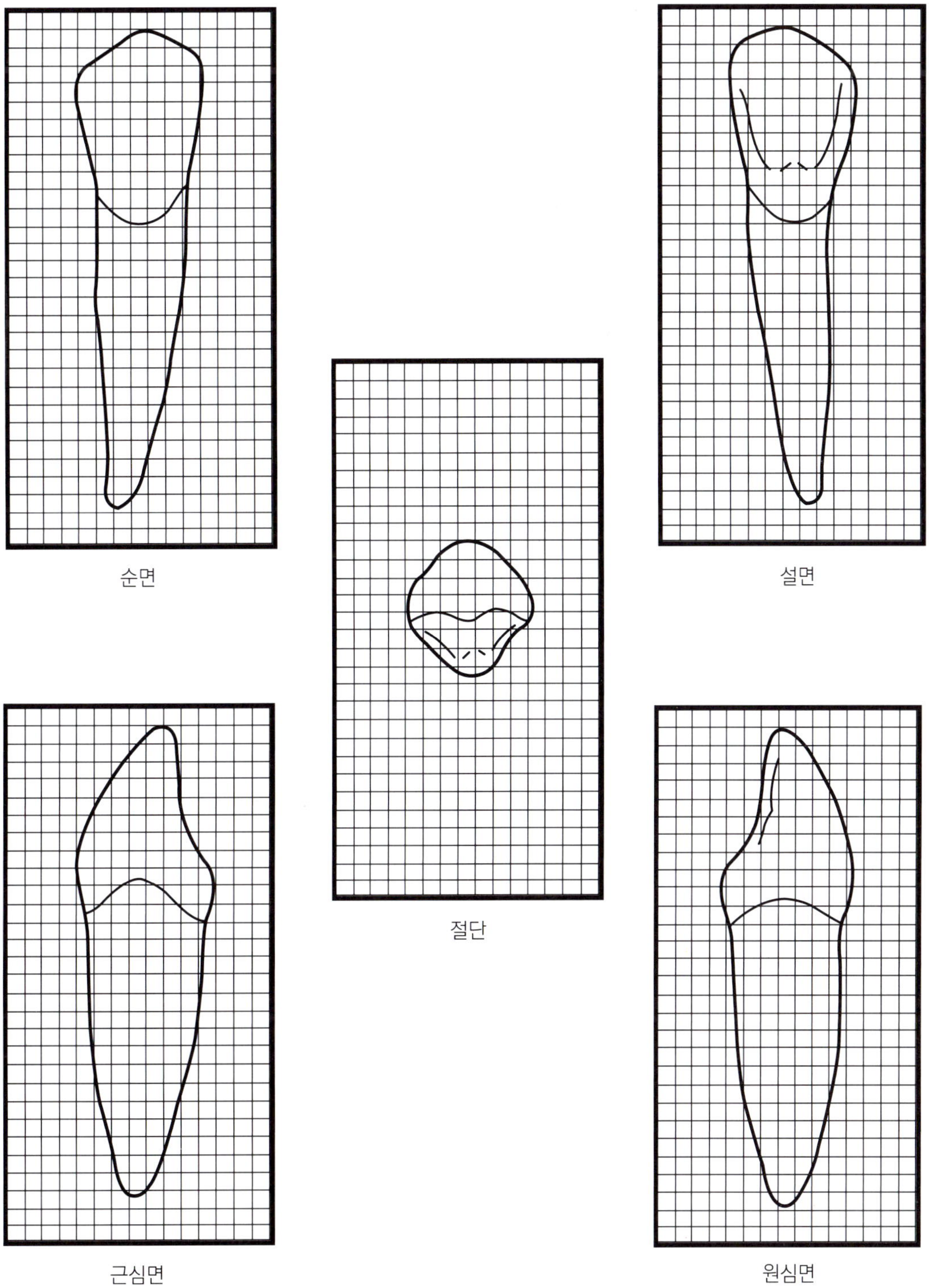

그림 6-7. 하악 우측 견치

Ⅲ. 소구치(Premolar)

(단위 : mm)

	치관길이 협 설	치근 길이	치관의 근원심경	치경부 근원심경	치관의 협설경	치경부 협설경	근심치경 만곡	원심치경 만곡
상악 제1소구치	8.5 7.5	14.0	7.0	5.0	9.0	8.0	1.0	0.0
제2소구치	8.5 8.0	14.0	7.0	5.0	9.0	8.0	1.0	0.0
하악 제1소구치	8.5 5.5	14.0	7.0	5.0	7.5	6.5	1.0	0.0
제2소구치	8.0 〈 7.0 6.5	14.5	7.0	5.0	8.0	7.0	1.0	0.0

소구치(premolar)는 견치의 원심에 위치하며 상하악 좌우측 모두 8개이다. 정중선에서 4, 5번째 치아로 대구치(molar)의 전방에 위치하므로 전구치(premolar), 또는 교합면(occlusal surface)의 협측과 설측에 2개의 교두(cusp)를 가지고 있어 쌍두치(bicuspid)라 부르기도 하나, 하악 제1소구치의 설측교두는 발육이 나쁘고, 하악 제2소구치의 교두가 2~3개 이므로 일반적으로 소구치라 한다.

소구치의 기능은 교합면을 보유하므로 견치와 대구치 사이에서 음식물을 분쇄하는 역할을 한다. 소구치의 치면은 협면(buccal surface), 설면(lingual surface), 근심면(mesial surface), 원심면(distal surface), 교합면(occlusal surface)으로 이루어져 있고 협면의 외형은 견치와 비슷하다.

소구치도 견치와 같이 4개의 엽(lobe)으로 형성되어 있는데 협측에 근심협면구와 원심협면구에 의해 근심협측엽, 중앙협측엽, 원심협측엽과 설측에는 설측교두가 1개의 설측엽이 된다. 소구치 중 가장 발육이 좋은 치아는 상악 제1소구치, 상악 제2소구치, 하악 제2소구치이며 하악 제1소구치는 가장 작은 치아이다.

전치와 비교되는 구치의 일반적인 특징으로 소구치는 근원심경보다 협설경이 넓고, 치관과 치근의 길이도 전치보다 짧다. 그리고 치경선 만곡도 역시 전치보다 완만해 거의 수평에 가깝다. 소구치는 인접치아와 접촉 부위가 넓게 접촉하는데 비해 견치는 절단과 치경측으로 비교적 길게 접촉한다. 또한 근원심 접촉점의 위치도 거의 같은 높이에 있다.

치근은 상악 제1소구치만 복근치로 협, 설 방향으로 이개되어 있고 나머지 소구치들은 단근치이다. 또 상악 제1소구치는 우각상징과 만곡상징에 반대되는 현상을 보인다.

1. 상악 제1소구치(Maxillary fist premolar)

상악 제1소구치는 소구치 중 발육이 가장 좋으며 협측과 설측의 2개 교두와 2개의 치근을 보유하는 복근치로서 우각상징과 만곡상징에 반대 현상을 보인다.

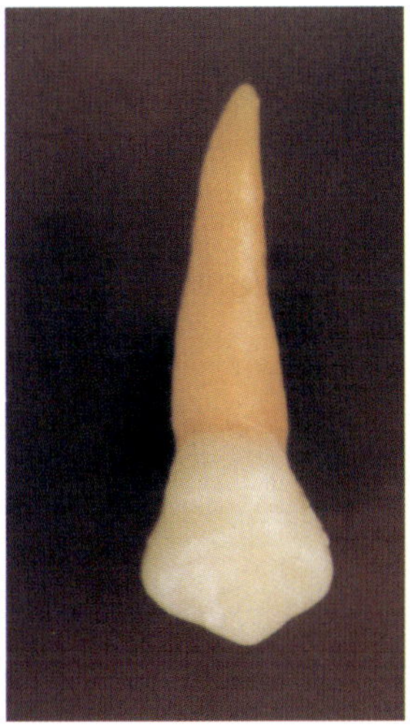

협면

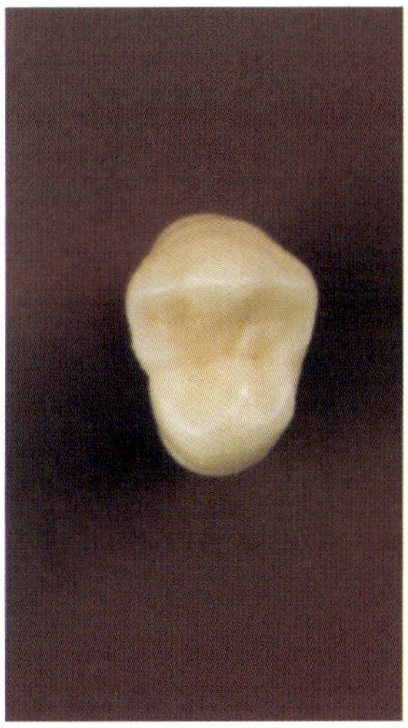

교합면

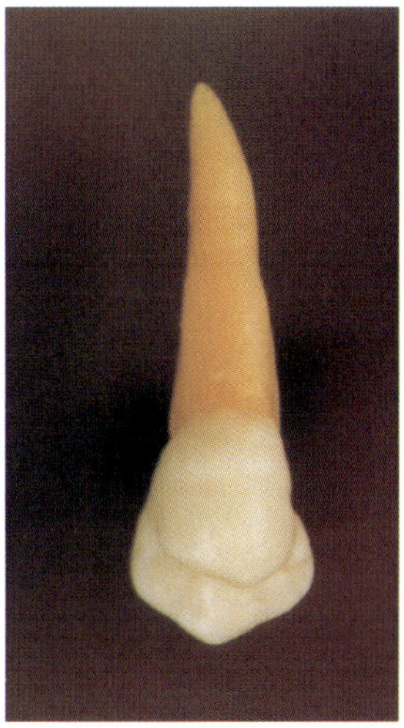

설면

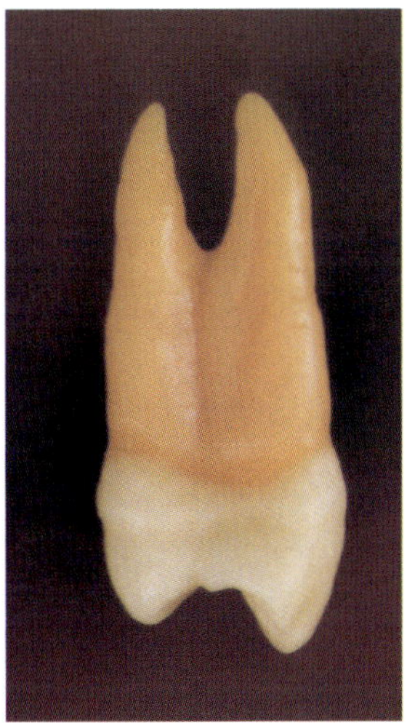

근심면

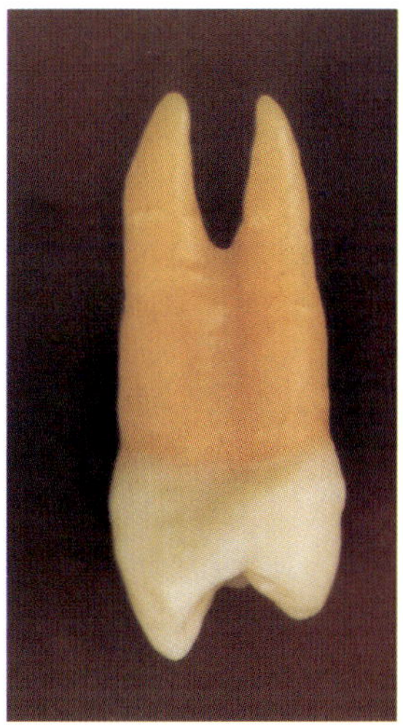

원심면

그림 7-1. **상악 좌측 제1소구치**

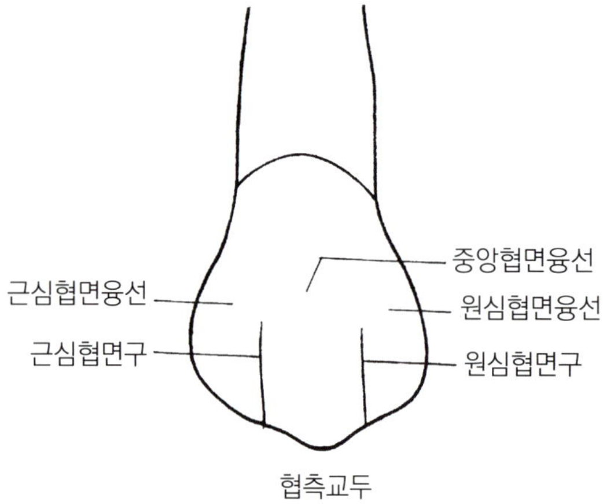

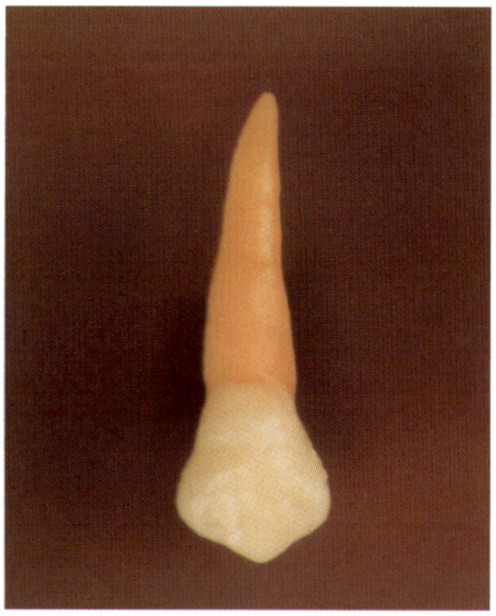

그림 7-2. **협면**

석회화 시작	1.5 ~ 1.75개월
법랑질 완성	5 ~ 6년
치아 맹출	10 ~ 11년
치근 완성	12 ~ 13년

1) 협면(Buccal surface)

협면의 형태는 근심연, 원심연, 교합연, 치경연으로 이루어져 있고, 교합연은 협측교두로 인해 근심교합연과 원심교합연으로 나뉘어져 견치처럼 5각형이다.

치관에서 근원심경(7.0mm)이 치경부의 근원심경(5.0mm)보다 더 커서 교합에서 치경으로 가면서 좁아진다.

근심연은 치경에서 약간 오목하고, 최대풍융부까지는 약간 만곡을 보이며 원심연은 근심연보다 길고 직선적이다. 근원심 최대풍융부의 위치는 중앙 1/3 부위와 교합 1/3 부위가 가장 풍융하고 전치에 비해 근원심 최대풍융부는 거의 같은 높이에 있으나 근심은 약간 중앙 가까이 위치하고 원심은 교합측에 더 가깝다.

교합연은 협측교두정이 근원심 중앙에서 약간 원심에 위치해서 근심교합연이 원심교합연보다 길고 경사도도 크다. 또한 근심교합우각(mesio-occlusal angle)이 원심교합우각(disto-occlusal angle) 보다 각이 둔하다. 이러한 현상은 견치와 나머지 소구치와는 다른 점이다.

치경연은 치근을 향해 거의 완만한 곡선을 나타내는데 전치부 보다는 많이 약하고 그 정점은 거의 치근 중앙에 있다.

협면은 3개 엽의 융합으로 생긴 근심협면구(mesio-buccal groove)와 원심협면구(disto-buccal groove)에 의해서 근심협측엽(mesio-buccal lobe), 중앙협측엽(middle-buccal lobe), 원심협측엽(disto-buccal lobe)으로 나누어져 있으나 근원심 협측엽은 중앙협측엽에 비해 약하고 그 중 가장 발육이 좋은 중앙협측엽은 협측교두정에서 이어지는 엽의 중앙에 협면융선(buccal ridge)이 주행한다. 이 융선은 교두정과 같이 근원심 중앙에서 약간 원심에 위치해 있어 근심반부와 원심반부로 나누어 보면 근심반부가 더 넓다.

2) 설면(Lingual surface)

설면의 외형은 협면보다 근원심경이 작아서 치관은 설측으로 좁아져 있고, 설측교두는 설측엽의 발육이 양호한 상태로 치경에서 교두정까지 볼록하게 전체적으로 둥근 편이며 설측교두정은 근심에 위치한다.

근심연과 원심연은 둥근 곡선으로 치경부로 이어져 설측치근으로 연결되며 협면보다 짧다.

치경연은 치근을 향해 만곡되어 있으며 만곡의 정점은 설측치근의 중앙에 있다.

교합면의 설측교두가 협측교두의 길이보다 약 1mm가 짧아 설측에서는 협측이 보이나 교두정은 협측보다 둔하고 중앙에서 약간 근심측에 위치해서 근심교합연이 짧으며 설측교두정에서는 설면융선(lingual ridge)이 협면과 같이 분명하지는 않고 설면 전체는 둥근 형태이다.

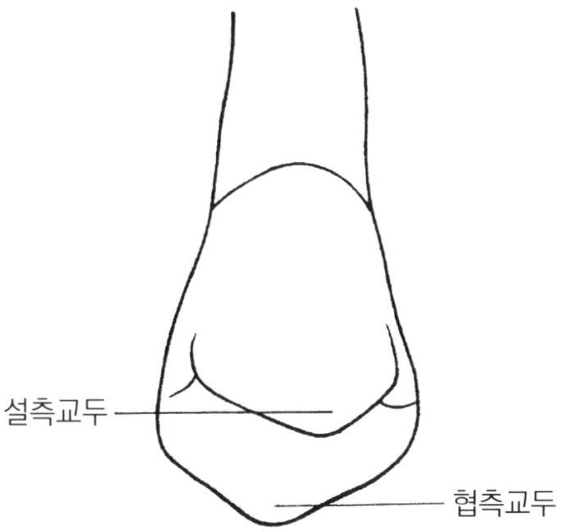

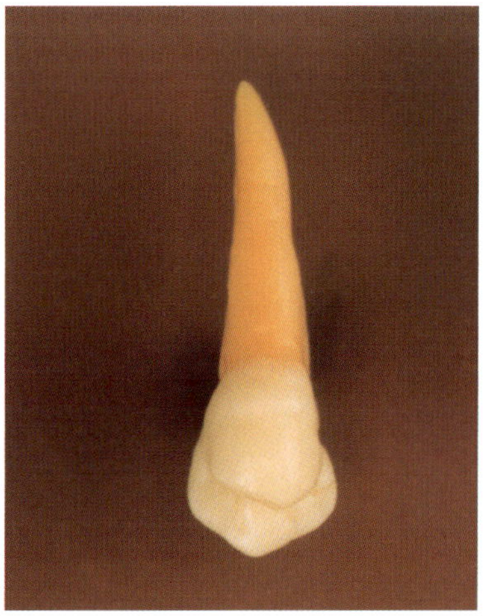

그림 7-3. **설면**

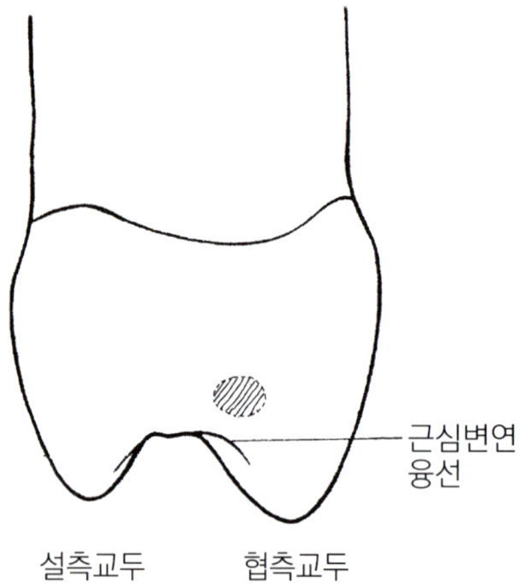

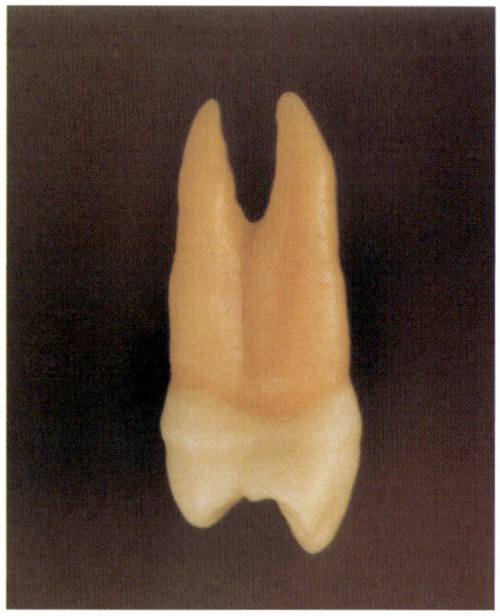

그림 7-4. **근심면**

3) 근심면(Mesial surface)

외형은 협측연, 설측연, 교합연, 치경연으로 되어 있으며, 원심면보다 넓으며 편평하고 치경부위가 함몰되어 있다.

협측연은 치경 1/3 부위가 가장 풍융하고 협측교두정으로 가면서 약간 볼록한 곡선으로 연결되고 설측연은 중앙 1/3 부위가 가장 돌출되어 있으며, 설측교두정까지 거의 완만한 곡선을 그린다.

교합연은 협측교두정과 설측교두정을 연결하면 교합면 중앙이 함몰되어 교두간강을 이루며 협측반부와 설측반부의 면적 비율은 약 3 : 2이다. 이 협설측교두는 근간(root trunk)의 범위내에 교두정이 위치해 있고 치관의 협설교두정간 거리가 두 치근첨의 이개도보다 더 크다.

또 소구치 중 상악 제1소구치는 특히 근심변연융선(mesial marginal ridge)의 발육상태가 양호해 근심면의 치경 1/3 부위가 가장 함몰되어 있는데 이 함몰은 치근까지 연장된다. 또 하나의 특징은 근심면의 협설측 교두융선이 만나는 곳에 교합면의 중심발육구(central groove)가 근심변연융선을 넘어 근심면까지 연장되어 짧게 끝나는데 이 발육구를 근심변연구(mesial marginal groove)라 한다. 이 변연구가 변연융선을 넘어 연장될 때 변연융선상에 결절(tubercle)이 형성되는데 이것을 개재결절(terra tubercle)이라 한다.

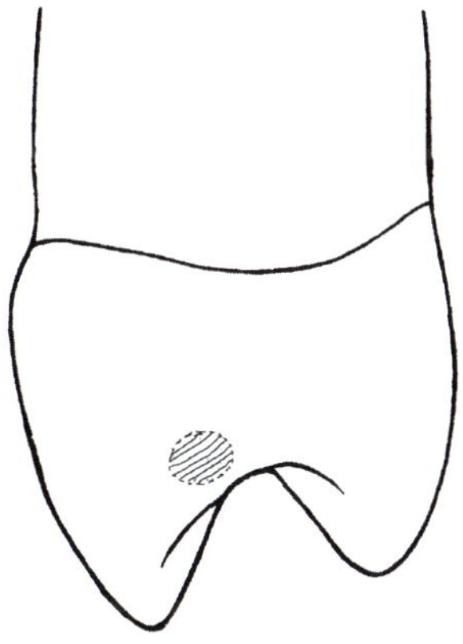

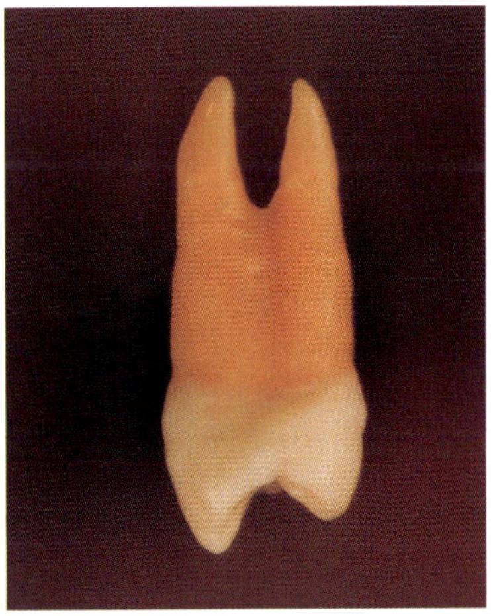

그림 7-5. 원심면

근심면의 접촉점은 협측의 변연융선 아래, 즉 교합 1/3 부위와 중앙 1/3 부위의 경계이며 타원형이다. 치경연은 교합면을 향해 약간 볼록한 곡선(1mm)으로 전치의 근심면 치경선 만곡도보다 훨씬 약하다.

4) 원심면(Distal surface)

외형은 근심면과 비슷하고 원심변연융선이 근심보다 낮아서 교합면이 더 잘 보인다.

근심과 달리 원심변연구(distal marginal groove)는 존재하지 않으며 또한 원심면 함몰도 존재하지 않는다.

접촉점은 제2소구치의 근심과 접촉하므로 접촉부위가 비교적 넓고, 위치는 근심보다 좀 더 협측과 교합측에 있다.

치경선 만곡도는 근심면보다 더 낮으며 거의 직선적이다.

5) 교합면(Occlusal surface)

교합면의 외형은 협측연, 설측연, 근심연, 원심연의 교두융선과 변연융선으로 연결되어 있으며 근원심경보다 협설경이 더 크고, 난원형에 가까운 6각형의 형태로 각 연의 길이는 서로 달라서 협측연은 설측연보다 길고, 원심연이 더 직선적이고 근심연보다 길다.

교합면에서 협측연을 보면 교두정에서 원심반부가 더 풍융한데 이는 다른 치아와는 반대되는 현상이다. 또한 협측연은 근원심에서 협측교두정이 중앙에서 약간 원심에 위치해 가장 돌출되어 있으며, 설측연 정점은 중앙에서 약간 근심에 위치하고, 근심연의 접촉부는 원심보다는 약간 설측이며 원심연이 가장 돌출된 곳은 근심보다 더 협측에 있다.

구치부 교합면에서는 전치부와는 달리 근심연과 원심연에 변연융선이 존재하는데 이것을 근심변연융선과 원심변연융선이라 한다. 그래서 협측의 근심교두융선과 근심변연융선이 만나서 이루는 각은 둔각에 가깝지만 원심교두융선과 원심변연융선이 이루는 각은 예각이다.

설측교두는 약간 근심에 위치하고 교두융선은 변연융선으로 연결되어 거의 U자형에 가까운 반원형이다. 이 교두융선의 정점인 교두정에서 교합면 중앙을 향해 주행하는 융선을 삼각융선(triangular ridge)이라 하며, 협측삼각융선과 설측삼각융선이 만나서 1개의 횡주융선(transverse ridge)을 형성하고 이 융선은 거의 근원심 중앙에 위치한다.

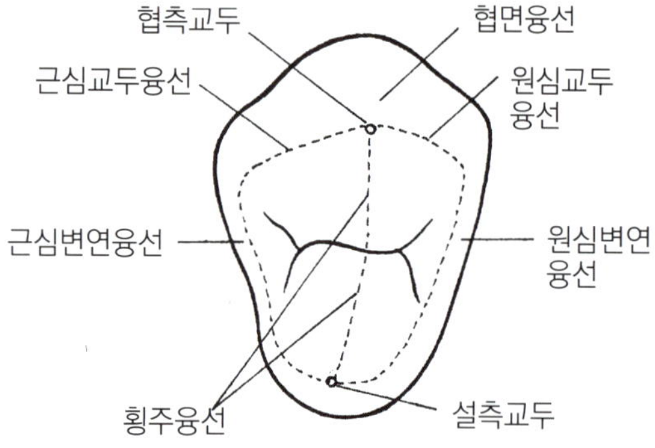

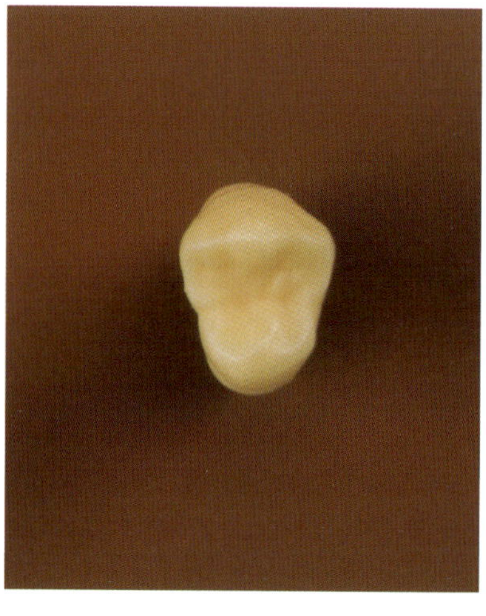

그림 7-6. 교합면

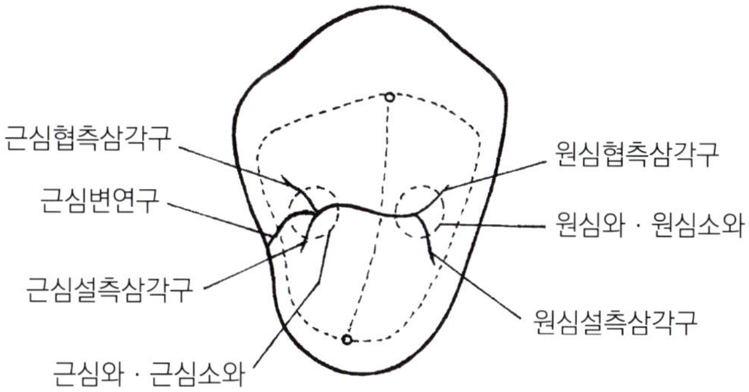

그림 7-7. **교합면**

교합면을 협설로 나누는 중심발육구(central developmental groove)는 뚜렷한 선상의 함몰을 나타낸다. 상악 제1소구치의 중심구는 협설의 중앙보다 약간 설측에 위치해 협측교합면이 설측에 비해 넓고(3 : 2) 발육구가 시작되는 근원심 부위에 점상의 깊은 함몰이 나타나는데 이것을 근심소와(mesial pit), 원심소와(distal pit)라 한다. 이 소와(pit)를 중심으로 둥근 함몰부가 형성되는데 각각 근심와(mesial fossa), 원심와(distal fossa)라 부른다.

중심구가 끝나는 근원심 소와에서 협설 방향으로 삼각융선과 변연융선 사이의 부구(accessary groove)를 삼각구(triangular groove)라 하며, 방향에 따라 근심소와에서 협설측으로 주행하는 부구는 근심협측삼각구, 근심설측삼각구, 원심소와에서도 원심협측삼각구, 원심설측삼각구가 주행한다. 특히 근심변연융선상에 근심협측삼각구와 근심변연구 사이의 작은 결절을 개재결절(terra tubercle)이라 한다. 중심구는 근심변연융선을 넘어 근심면까지 연장되는데 이러한 구를 근심변연구라 하며 이 변연구는 짧게 끝난다.

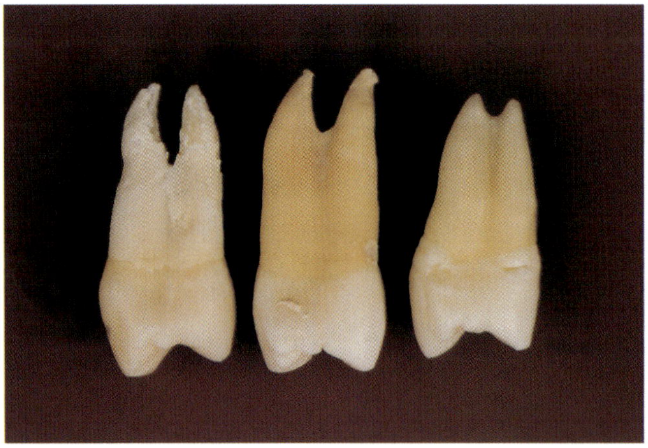

그림 7-8. **치근의 형태**

6) 치근(Root)과 치수강(Pulp carvity)

상악 제1소구치의 치근은 협설 방향으로 갈라진 복근치로 협측치근이 설측보다 더 크고 길며, 치근첨이 설측보다 둔하며 전치에 비해 치근 길이가 짧고 치근첨은 원심으로 경사되어 있다.

치근의 근심면에는 치관의 근심치경의 발육 함몰이 치근까지 연장되어 있다. 근간(root trunk)은 치경선에서 치근 길이의 반 이상 차지하고 치근의 분지는 치근단 1/3에서 갈라진다.

치수강은 치아 외형과 비슷해 치관과 치근을 닮아 2개의 수각은 예리하고 수관을 잇는 수상저를 볼 수 있다.

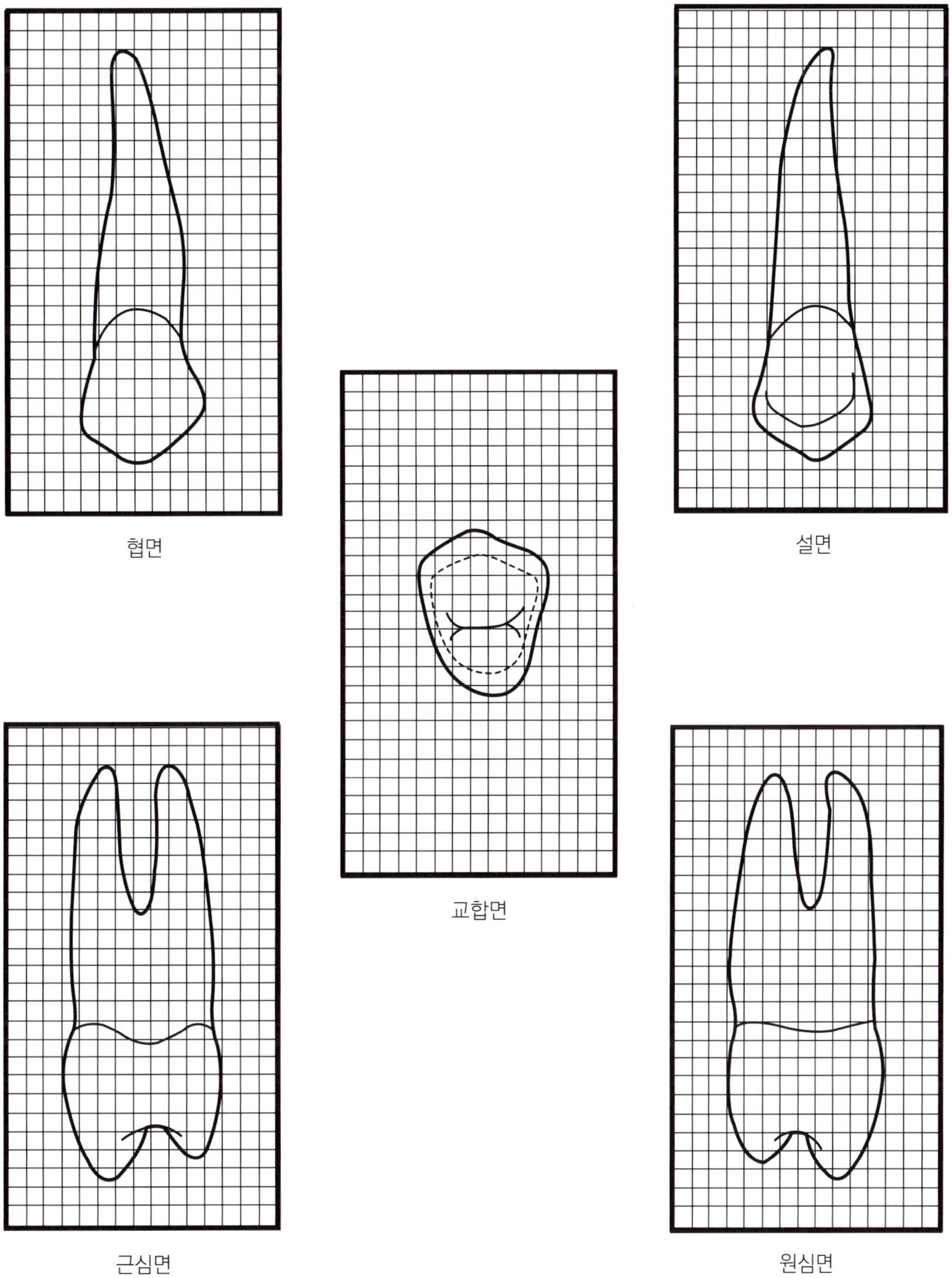

그림 7-9. **상악 우측 제1소구치**

2. 상악 제2소구치(Maxillary second premolar)

상악 제2소구치는 상악 제1소구치보다 크기는 약간 작고 치아 외형이 전체적으로 둥근 형태이며, 특히 설측엽의 발달로 소구치 중 설측교두의 발육이 가장 좋아서 협설 교두의 차이가 작은 치아이다.

협면의 융선이나 구의 발육은 약한 편이고 단근치이다.

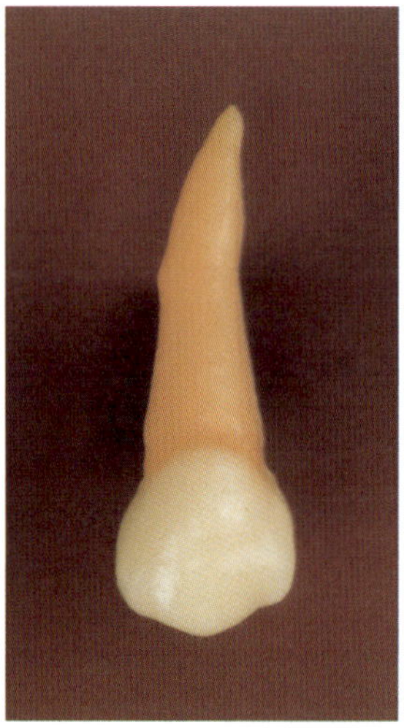

협면

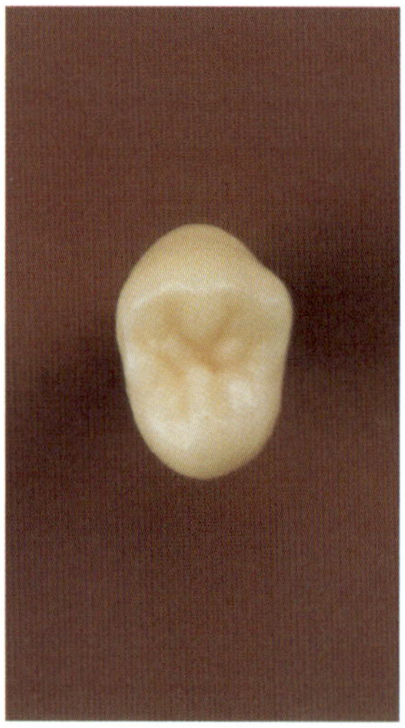

교합면

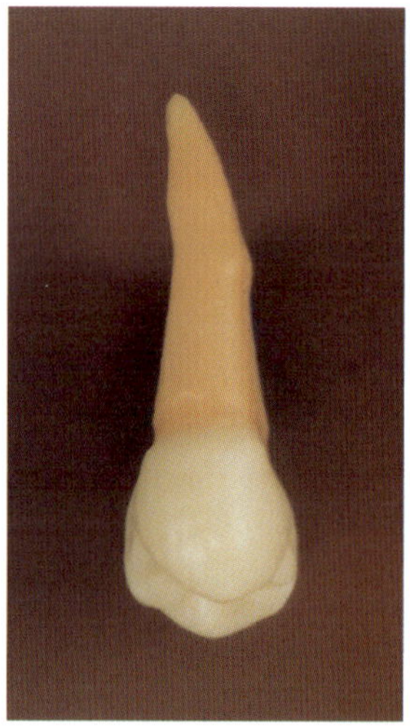

설면

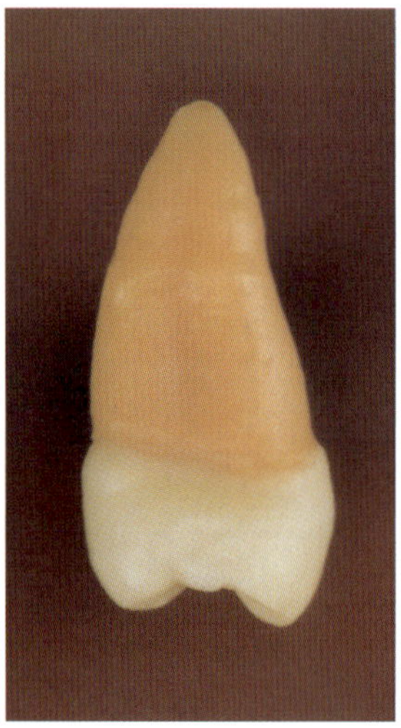

근심면

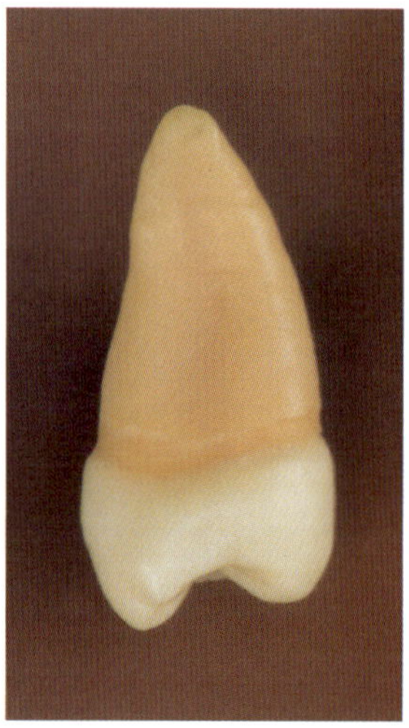

원심면

그림 8-1. **상악 좌측 제2소구치**

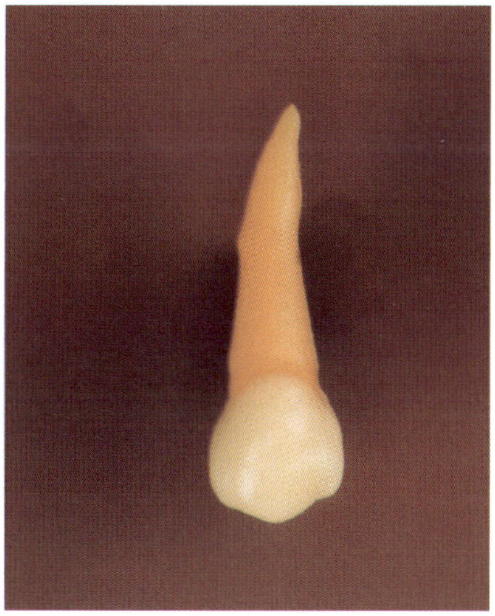

제2소구치

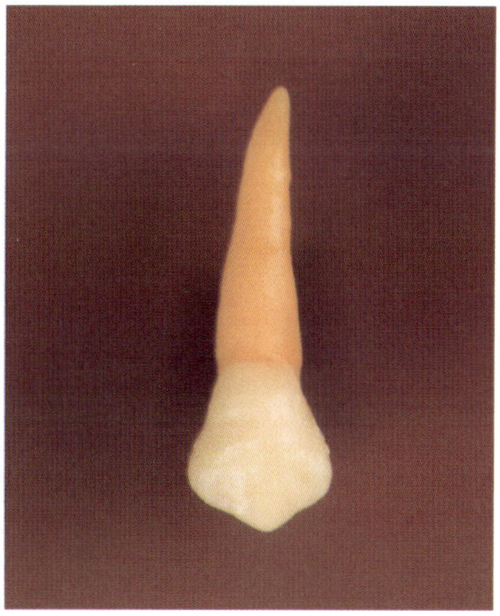

제1소구치

그림 8-2. **협면**

석회화 시작	2 ~ 2.25년
법랑질 완성	6 ~ 7년
치아 맹출	10 ~ 12년
치근 완성	12 ~ 14년

1) 협면(Buccal surface)

외형은 상악 제1소구치와 비슷하나 예리하지 않고 전체적으로 둥글며 발육구나 발육엽의 발육이 약하다.

협측교두의 교두정이 상악 제1소구치와는 달리 중앙에 있거나 혹은 근심에 위치해서 근심교합연이 원심교합연과 같거나 짧고, 협면융선은 제1소구치에 비해 뚜렷하지 않으며 위치는 중앙 또는 근심에 위치해서 근심반부가 원심반부와 같거나 좁다.

근심연은 거의 직선적이며 길고 원심연은 곡선적이며 짧고, 근심 최대풍융부는 교합측에 가까우며, 원심 최대풍융부는 약간 중앙측에 위치하고 근원심우각은 거의 비슷하나 원심우각이 더 둔한 편이다.

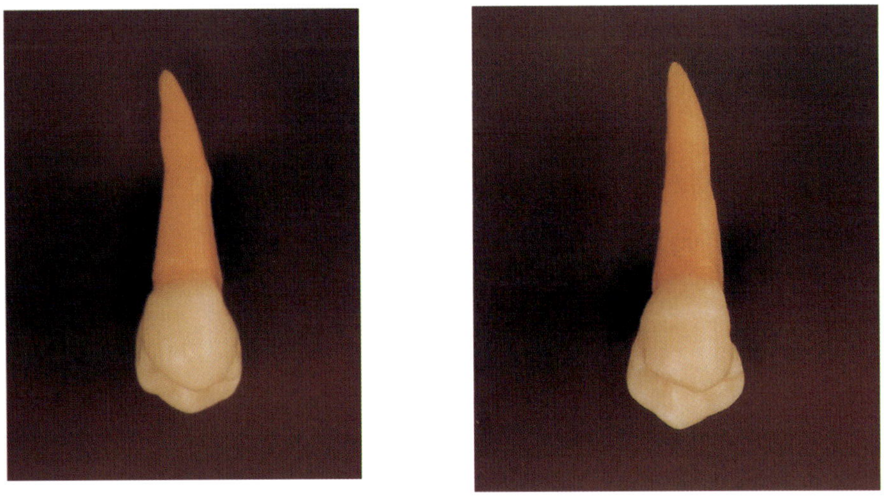

제2소구치　　　　　　　　제1소구치

그림 8-3. 설면

2) 설면(Lingual surface)

설측엽의 발육이 좋아서 소구치 중 설측교두의 발육이 가장 좋은 치아로 협설교두 길이가 거의 비슷하다(0.5mm). 설측교두정은 상악 제1소구치가 근심에 위치한데 비해 상악 제2소구치는 중앙에 위치해 있다. 설면융선 역시 분명하지 않고 전체적인 외형은 둥글다.

3) 근심면(Mesial surface)

외형은 협측연, 설측연, 치경연, 교합연으로 구성되어 있고 중심구를 중심으로 협측반부와 설측반부는 거의 비슷하나, 교두정간의 거리, 즉 이개도가 크고 협설경이 넓다.

협설교두 길이의 차이는 작고 교두정은 약간 둔한 편이다.

상악 제1소구치에서 볼 수 있었던 개재결절, 근심변연구, 근심치경 1/3 부위의 발육함몰은 나타나지 않고 대체로 평탄하다.

접촉점의 위치는 제1소구치 보다 좀 더 치경측 가까이 있고 치경선 만곡은 교합을 향해 약하게 만곡되어 있다.

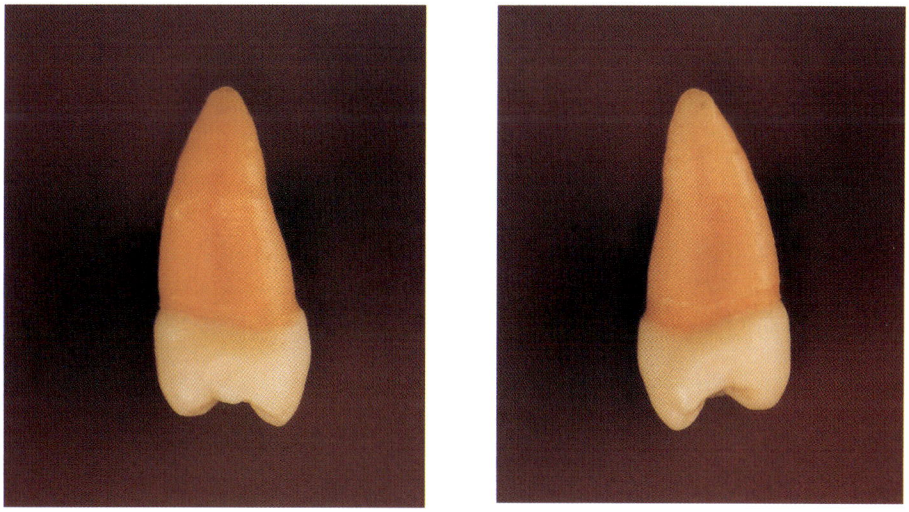

근심면　　　　원심면

그림 8-4. **접촉면**

4) 원심면(Distal surface)

근심면보다 약간 더 풍융하고 접촉부위는 변연융선 아래에서 치경측에 더 가까이 위치한다. 치경선 만곡은 근심에 비해 직선적이다.

5) 교합면(Occlusal surface)

교합면의 외형은 제1소구치와 비슷하고 근원심경이 협측에서 설측으로 조금 좁혀진 상태이며, 근원심 협측우각도 제1소구치보다 둥근편이므로 협설경이 긴 타원형이다.

중심구는 근원심으로 짧고 교합면의 중앙에 위치해 협설폭의 크기는 거의 비슷하며, 중심구에서 부구가 많이 나타난다.

협측교두정의 위치는 약간 근심이거나 중앙에, 설측교두정은 거의 중앙에 위치하므로 협설의 삼각융선이 1개의 횡주융선을 형성하는데 이는 교합면의 근원심에서 거의 중앙에 있다.

교합면의 융선이나 발육구의 발육은 제1소구치보다 약해서 뚜렷하지 않다.

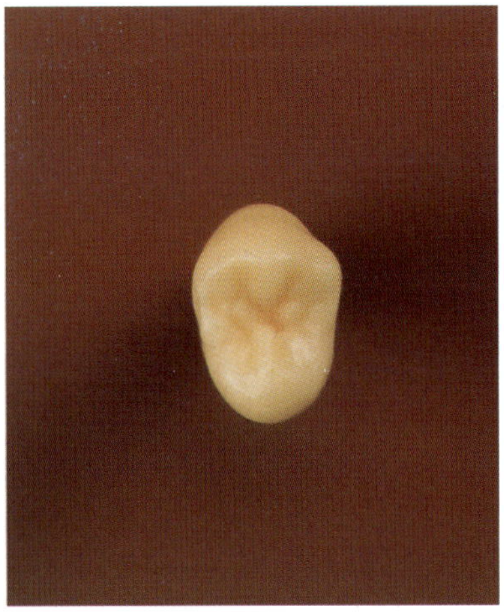

그림 8-5. **교합면**

6) 치근(Root)과 치수강(Pulp carvity)

상악 제1소구치와는 달리 단근치로 치근첨으로 가면서 점점 가늘어진 원추형이며 원심경사를 보인다. 치근의 횡단면은 난원형이며 치근의 근심면에는 함몰은 없으나 얕은 발육구가 주행한다.

치수강은 치아 외형을 닮아 약간 둔한 2개의 수각과 1개의 치근관을 가진다.

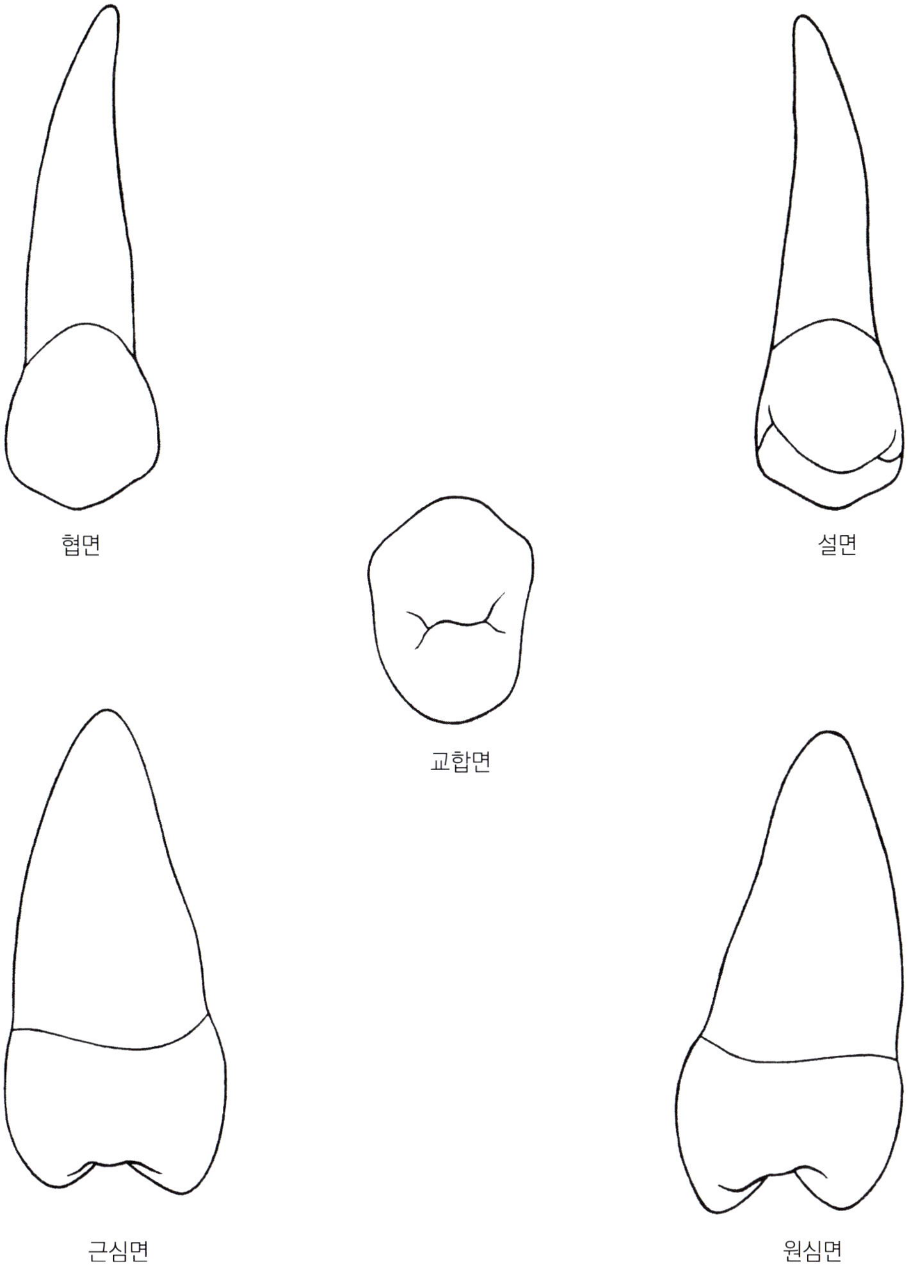

그림 8-6. **상악 좌측 제2소구치**

3. 하악 제1소구치(Mandibular first premolar)

하악 제1소구치는 소구치 중에서 가장 작은 치아로 특히 설측교두의 발육이 매우 약해서 협측교두만 정상기능을 하므로 견치에 가깝다. 다시말해서 설측교두가 교두로서의 형태를 갖추지 못하고 마치 견치의 설면치경결절과 비슷한 경우도 있다. 이때 소구치를 인접면에서 보면 견치의 인접면과 비슷하게 나타나는데 이를 소구치의 견치화라고 한다.

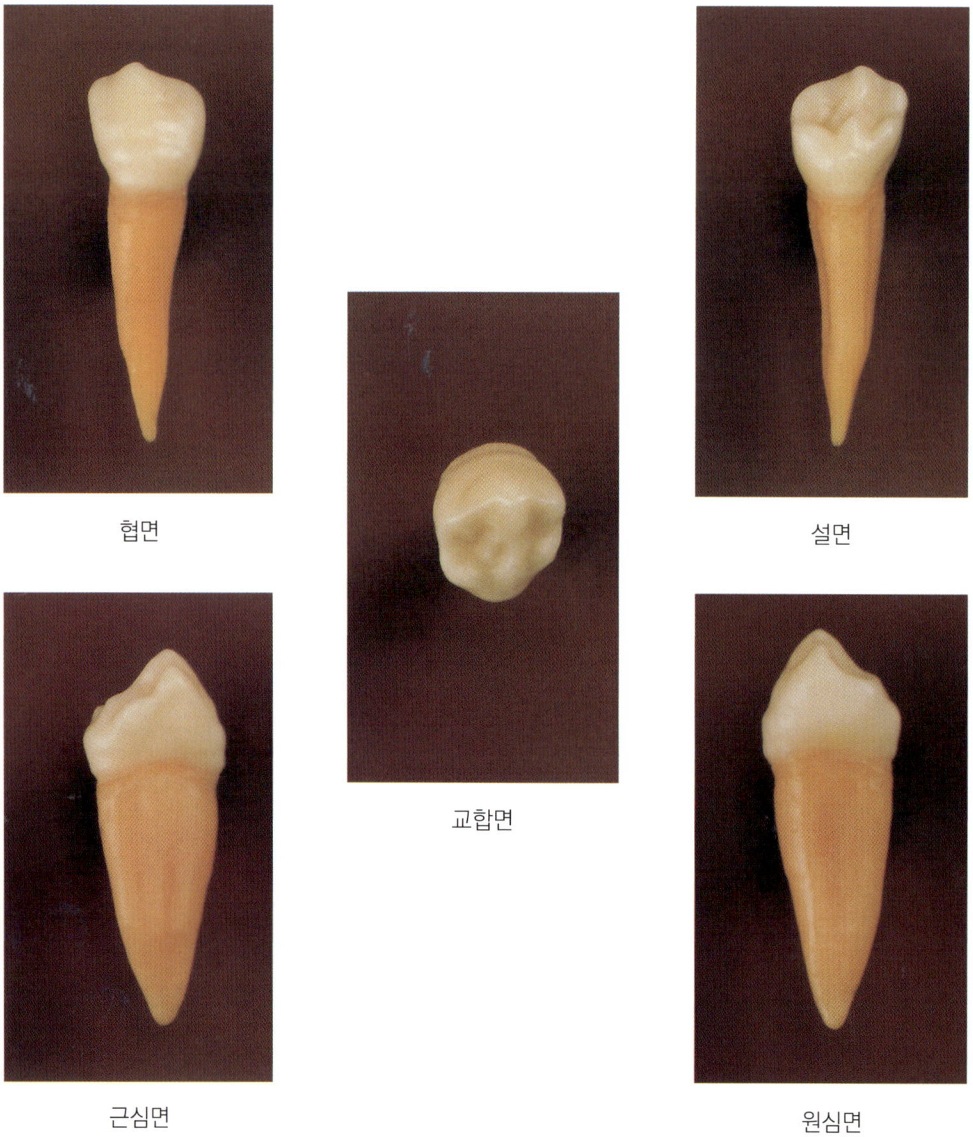

그림 9-1. **하악 좌측 제1소구치**

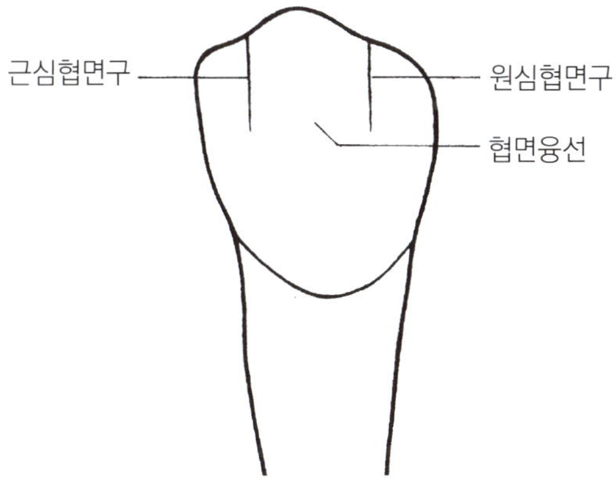

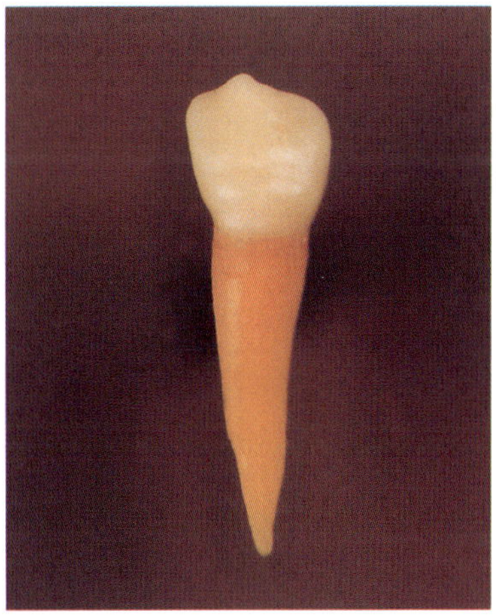

그림 9-2. **협면**

석회화 시작	1.75 ~ 2년
법랑질 완성	5 ~ 6년
치아 맹출	11 ~ 12년
치근 완성	12 ~ 13년

1) 협면(Buccal surface)

협면의 외형은 근심연, 원심연, 교합연, 치경연으로 구성되어 있고 교합연은 협측교두로 인해 근심교합연과 원심교합연으로 나누고, 근심연은 치경에서 근심 최대풍융부까지 직선이거나 약간 오목한 곡선으로 최대풍융부의 위치는 교합측에 있다.

원심연은 치경에서 원심 최대풍융부까지 약간 오목한 곡선으로 최대풍융부는 좀 더 중앙에 위치하고 하악 제1소구치의 근심접촉점보다 제2소구치와 접촉하는 원심접촉점이 더 넓다.

교합연의 협측교두정이 상악 제1소구치와 달리 교합면 중앙에서 약간 근심에 위치해 근원심 교합연으로 나누어지고 근심교합연이 원심교합연보다 짧다. 치경연은 교합연의 근원심경보다 치경에서 좁고, 치경을 향해 약한 곡선을 나타낸다.

하악 제1소구치의 협면은 2개의 발육구에 의해 근심협측엽, 중앙협측엽, 원심협측엽으로 이루어져 있고 중앙협측엽의 발육이 좋아서 협측교두정이 예리하며 교합면을 향해 삼각융선이 주행하고 또 협면융선은 교두정에서 치경까지 연결되어 있다.

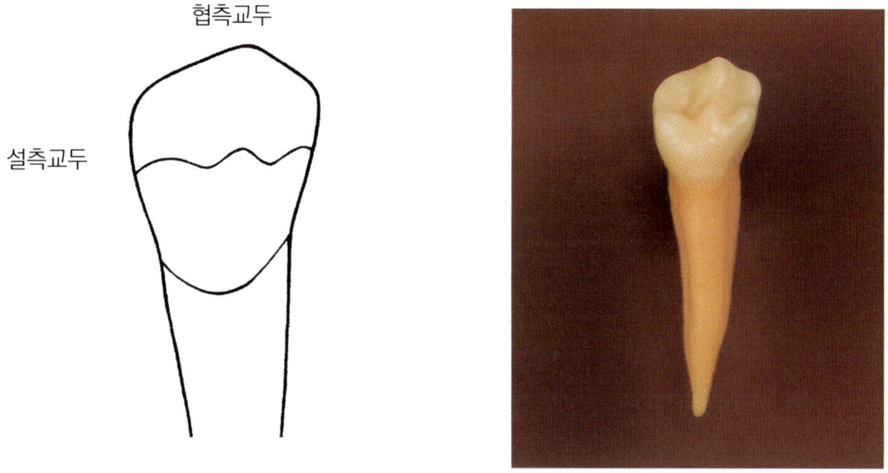

그림 9-3. **설면**

2) 설면(Lingual surface)

설측엽으로 이루어진 설측교두는 근원심경이 협측에서 설측으로 좁아져 협측교두보다 작고, 설면에서 대부분의 교합면과 근원심면을 볼 수 있다.

설측교두는 견치의 발육이 좋은 설면결절과 비슷해서 소구치의 기능보다는 견치에 가깝고, 설면의 근원심연도 협면보다 짧아서 교합면은 설측 경사가 심하다.

설측교두정은 예리하고 협측과 같이 근심에 위치하며 설측삼각융선은 협측삼각융선과 만난다.

하악 제1소구치의 특징은 근심협측엽과 설측엽의 경계부에 발육구가 존재하는데 이것을 근심설면구라 한다.

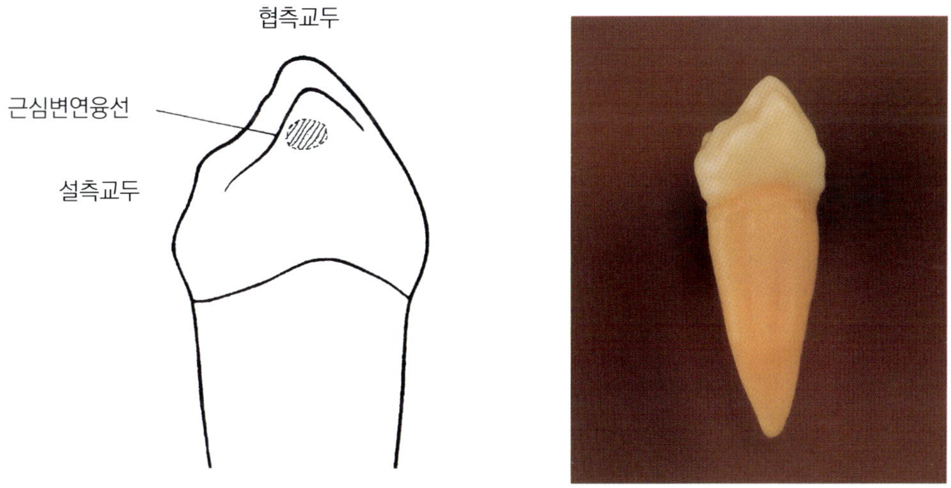

그림 9-4. **근심면**

3) 근심면(Mesial surface)

치관의 전체적인 외형은 장사방형으로 협측연은 치경 1/3 부위에서 중앙까지 가장 풍융하고 협측교두정은 설측경사가 심하고 교두정은 치경의 협설폭 중앙에 위치하고 협설교두정간 거리는 짧은 편이다.

설측연은 협측에 비해 거의 약한 곡선으로 설측교두정은 치근의 설측연 선상에 있다.

협측교두 길이 (8.5mm)와 설측교두 길이 (5.5mm)는 3 : 2 정도이며, 교합연은 협측에서 설측경사가 심하고 협측반부와 설측반부는 근심설면구에 의해 나누면 협설폭의 크기는 3 : 1이다.

근심변연융선이 비교적 뚜렷하고 이는 협측삼각융선과 나란히 설측으로 주행하고 접촉점은 교합 1/3 부위와 중앙 1/3 부위의 경계에서 협측에 위치하며 치경부까지는 매우 오목하게 함몰되어 있다.

치경연은 교합을 향해 완만하게 만곡되어 있다.

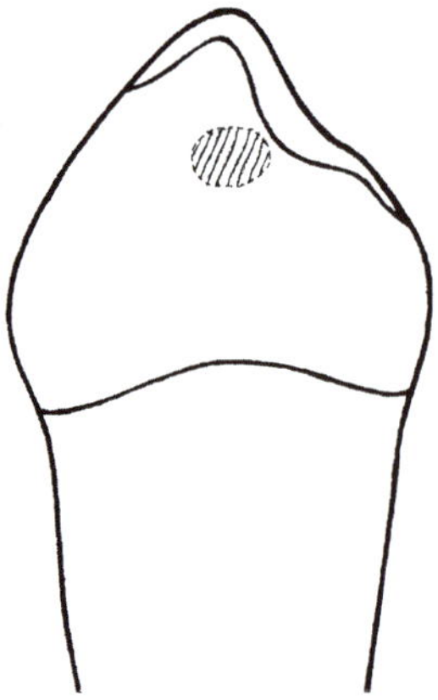

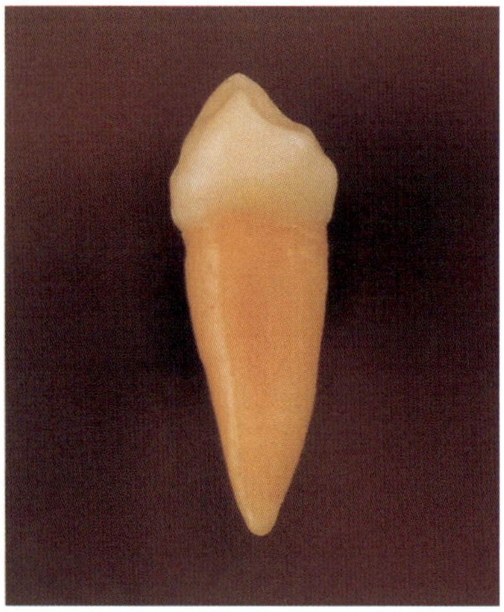

그림 9-5. **원심면**

4) 원심면(Distal surface)

근심면과 거의 비슷하나 원심변연융선의 발육상태가 양호해 근심변연융선에서 볼 수 있었던 설측경사는 거의 볼 수 없으며 오히려 원심변연융선은 치아 장축에 대해 직각에 가깝다. 또한 원심설측구도 나타나지 않으며 접촉점은 제2소구치와 접촉하므로 좀 더 치경측으로 내려가 있고 접촉부위가 더 넓고, 거의 협설폭 중앙에 위치한다.

원심면은 작고 전체적으로 풍융한 면을 보이며 치경연은 근심보다 약해 거의 직선이다.

5) 교합면(Occlusal surface)

교합면의 전체적인 외형은 협측연, 설측연, 근심연, 원심연에 의해 다이아몬드 모양(diamond shape)으로 이루어져 있고 이 중 협측연이 가장 길고 협측교두융선은 뚜렷하다. 하악 제1소구치의 협측교두는 높고 치경 1/3 부분에서 설측을 향하여 강하게 경사되어 교두정은 협설의 협측 1/3 부분에 위치해 있어 교합면을 보면 전방 1/3은 협측이 연장되어 있고 실제의 교합면은 후방 2/3 부분만 나타난다. 하악 제1소구치의 설측은 발육이 약해서 교합면에서 본 설면은 작은 부분이며 협설 교두정은 예리하고 모두 근심에 위치해 있고 교두정에서 협설로 삼각융선이 주행하는데 협설측 삼각융선이 서로 만나 1개의 횡주융선(transverse ridge)을 형성한다.

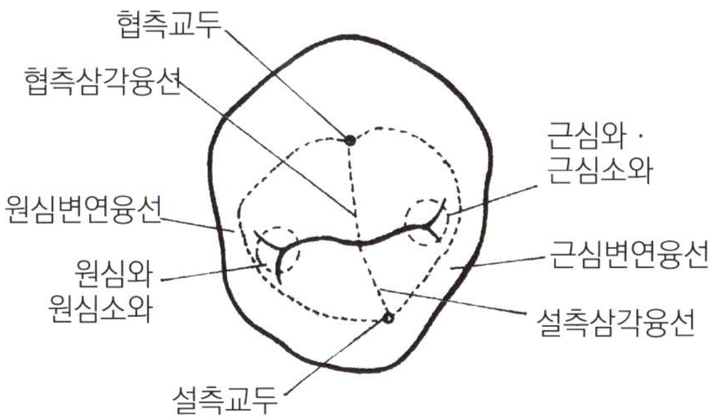

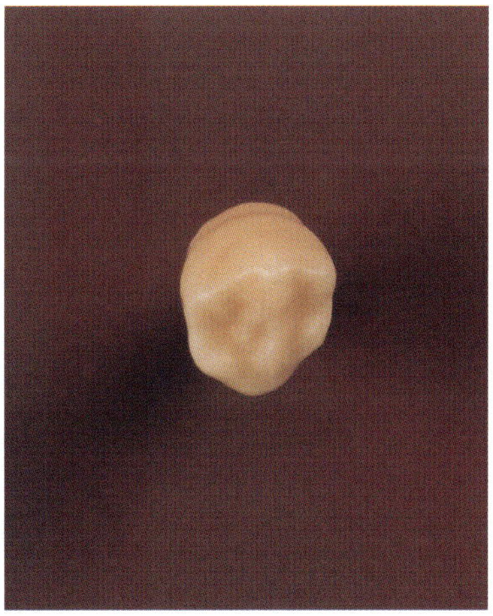

그림 9-6. **교합면**

이 횡주융선을 중심으로 교합면을 근심반부와 원심반부로 나누면 원심이 더 넓다.

근심연에 비해 원심연은 볼록하게 만곡되어 있고 근원심 변연융선의 발육상태가 좋아서 분명하고 근심 접촉점은 하악 견치와 접촉해서 접촉부가 좁으나 원심 접촉점은 제2소구치와 접촉하기 위해 면 전체가 곡선으로 되어서 비교적 접촉부가 넓다.

근심설측구에서 연결되는 중심구를 중심으로 협측반부와 설측반부로 나누고 면적비는 3 : 1 정도이다.

근심소와에서 협설 방향으로 삼각구가 주행하는데 이 함몰부는 근심와이며, 반대측의 원심소와에서 원심협측삼각구와 원심설측삼각구가 나타나는 곳의 원심와는 원형의 함몰부이고 근심와의 형태는 비교적 긴 원형을 보인다.

6) 치근(Root)과 치수강(Pulp cavity)

상악 제1소구치를 제외한 일반적인 소구치는 단근치이며 치근첨은 원심으로 기울어져 있다.

치수강은 치아의 외형을 닮아 2개의 수각과 1개의 치근관을 가지며 2개의 수각 중 설측은 분명하지 않다.

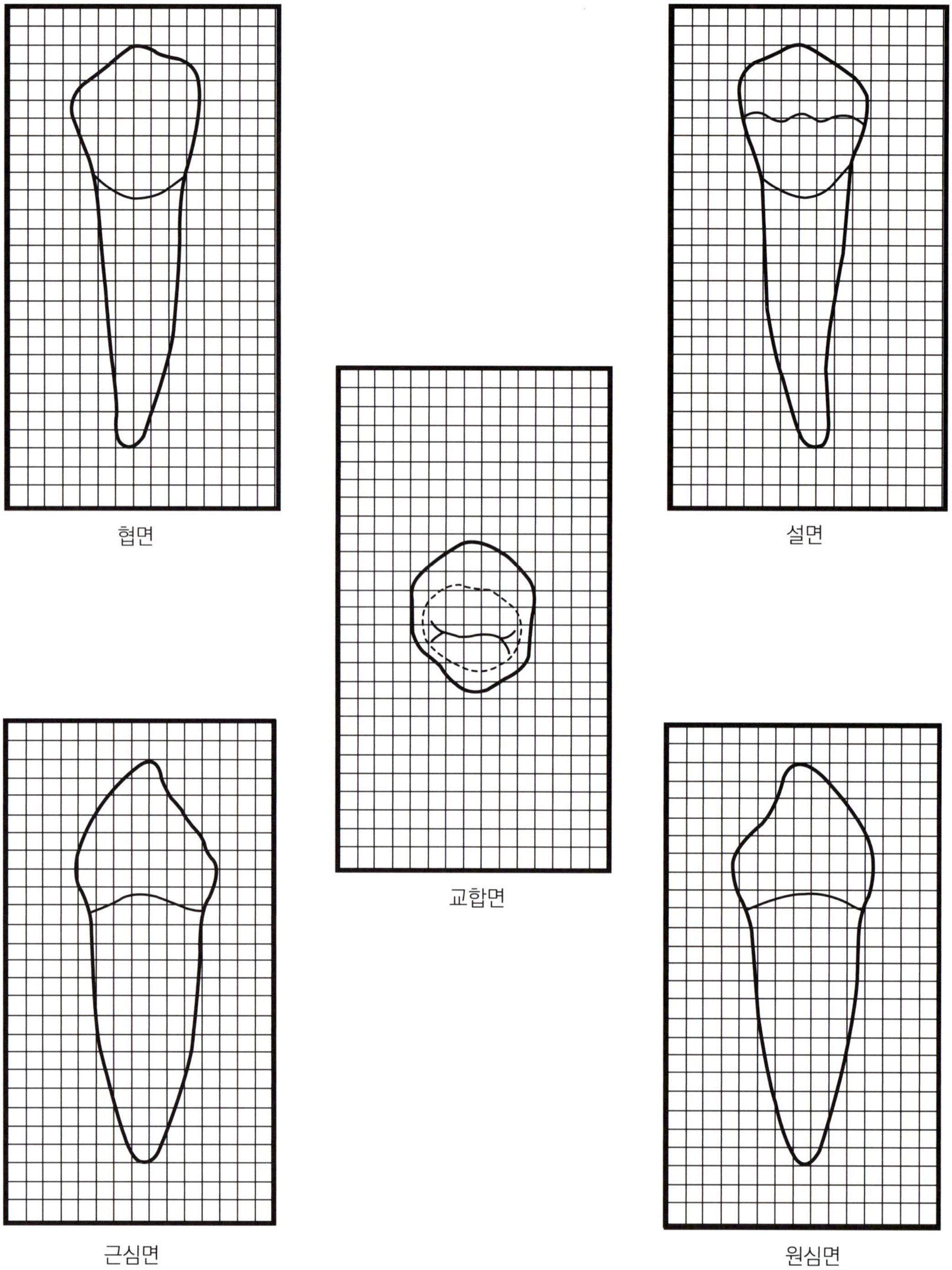

그림 9-7. 하악 우측 제1소구치

4. 하악 제2소구치(Mandibular second premolar)

하악 제2소구치는 발육상태가 좋아서 협설측 교두를 보유하는 2 교두형과 설측의 발달로 협측교두, 근심설측교두, 원심설측교두를 갖는 3 교두형이 있다. 3 교두형인 경우 설측 반부가 발달하여 소구치의 교합면은 하악 제1소구치보다 훨씬 크게 나타나며 하악 대구치의 설측반부보다 조금 적게 나타나는데 이를 구치화의 경향이라고 한다.

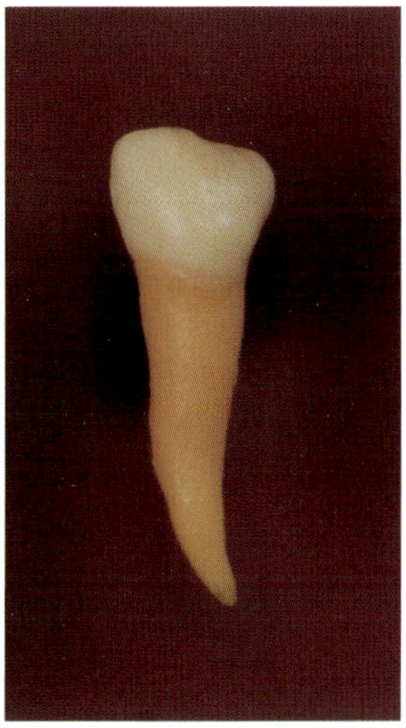

협면

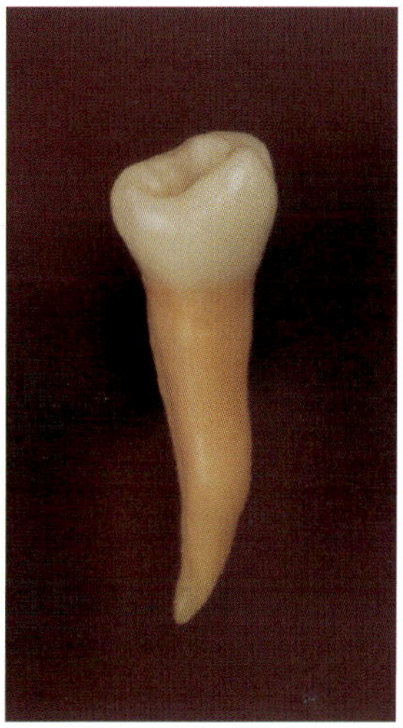

설면

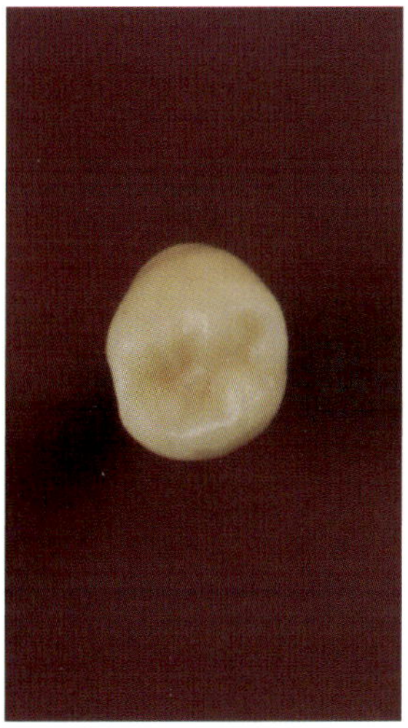

교합면

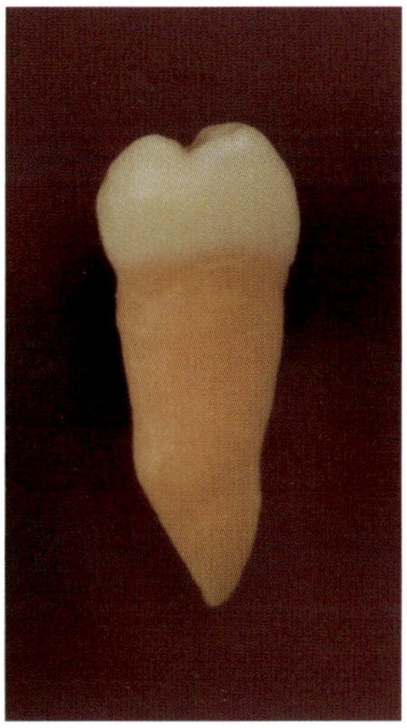

근심면

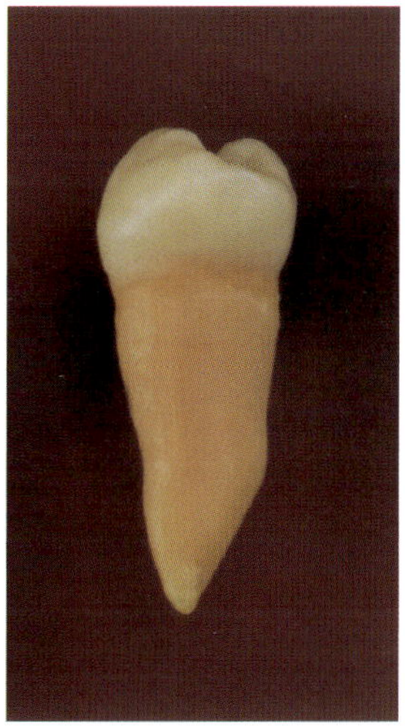

원심면

그림 10-1. **하악 좌측 제2소구치**

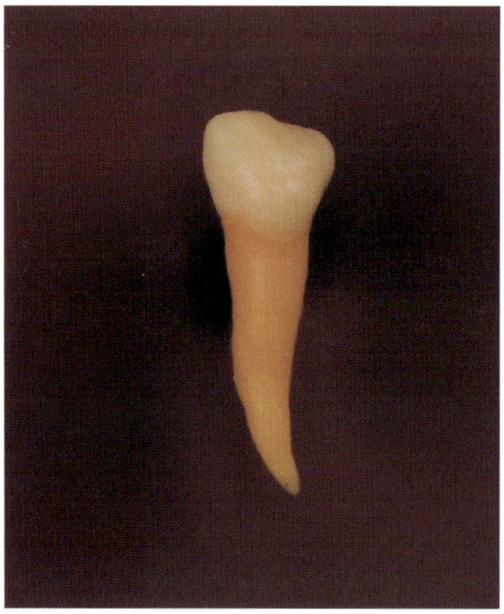

제2소구치

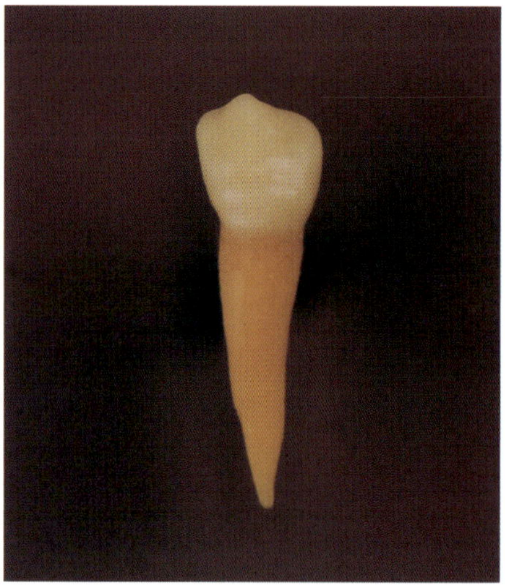

제1소구치

그림 10-2. **협면**

석회화 시작	2.25 ~ 2.5년
법랑질 완성	6 ~ 7년
치아 맹출	11 ~ 12년
치근 완성	13 ~ 14년

1) 협면(Buccal surface)

하악 제1소구치의 외형과 거의 비슷하나 협측교두의 길이는 짧고 교두정은 약간 둔하나 전반적으로 발육상태가 좋으며 크다.

근원심 최대풍융부의 위치는 교합 1/3 부위와 중앙 1/3 부위의 경계에서 약간 교합측에 있으며 근심교합연과 원심교합연의 경사도가 완만하다. 또 전체적인 느낌은 둥글고, 협측교두정이 약간 근심에 위치해 근심교합연보다 원심교합연이 길다.

2) 설면(Lingual surface)

하악 제1소구치의 비기능적인 설측교두에 비해 하악 제2소구치는 설측엽의 발달로 설측교두의 길이도 길고, 면 전체도 넓어서 설면에서 볼 때 협측교합면이나 근심면과 원심면이 제1소구치의 경우 보다 훨씬 적게 보인다.

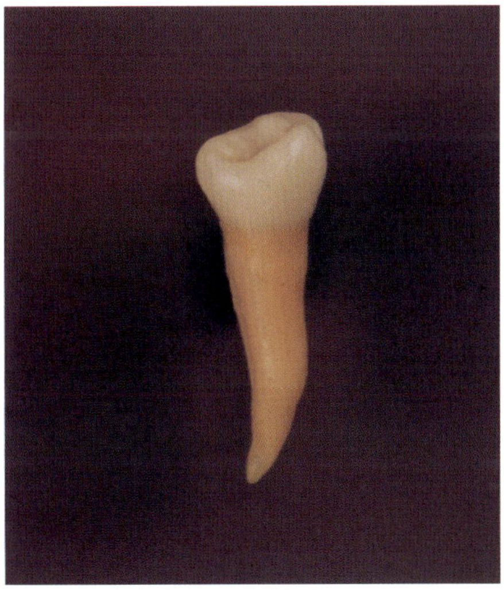

제2소구치

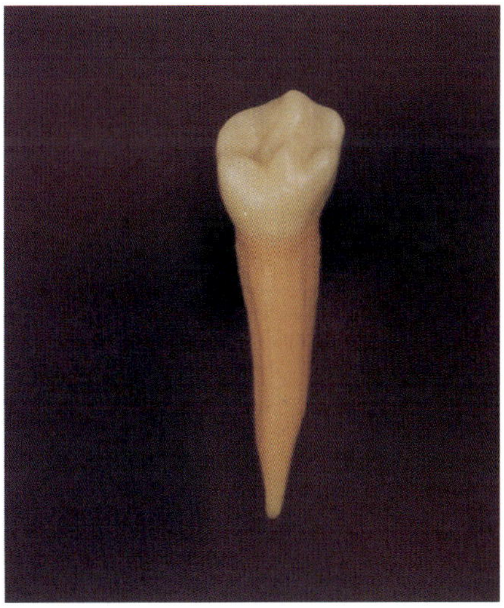

제1소구치

그림 10-3. **설면**

3 교두형의 경우는 잘 발달된 협측교두와 발육이 좋은 설면은 설측구(lingual groove)에 의해 근심설측교두와 원심설측교두로 나누어지고, 근원심교두를 비교해 볼 때 근심설측교두가 더 길고 넓다. 이것은 설측구가 근원심 중앙에서 약간 원심에 위치하고 또 치근에서는 근원심 중앙에 있다.

2 교두형은 협측과 설측에 각각 하나의 교두가 있고 설측교두가 조금 작으며 설측구 역시 존재하지 않고, 다만 설측교두융선과 원심변연융선이 만나는 곳에 발육함몰을 볼 수 있다.

3) 근심면(Mesial surface)

전체적인 외형은 하악 제1소구치와 비슷하나 협설경이 넓고 발육상태도 좋아서 제2소구치가 더 크다.

협측연은 치경 1/3 부위가 가장 돌출되어 있고, 설측경사가 심한 제1소구치보다 풍융이 적으며 교두정도 약간 협측에 위치하여 치근의 중심에 있지 않다.

설측연은 중앙 1/3 부위가 가장 풍융하고 완만한 곡선을 그리며 설측교두정까지 연결되고, 협설 교두정간의 거리는 제1소구치보다 길다.

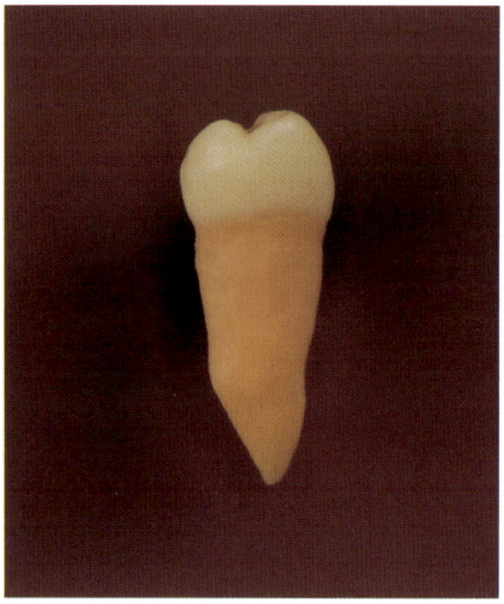

근심면

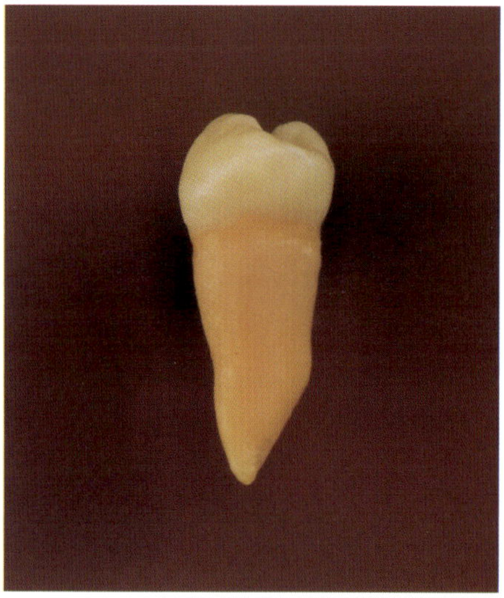

원심면

그림 10-4. **접촉면**

치경연은 교합면을 향해 약하게 만곡되어 있다.

교합연은 설측경사가 없어서 근심변연융선은 치아 장축에 직각으로 주행하므로 근심면에서 교합면이 적게 보이며 협측반부와 설측반부는 약 2 : 1 정도이다.

접촉점의 위치는 교합 1/3 부위와 중앙 1/3 부위의 경계선에서 약간 협면의 교합측에 있고 원심보다 교합면에 가까이 위치하며 접촉점의 크기도 제1소구치의 근심보다 넓다.

4) 원심면(Distal surface)

근심면과 거의 비슷하며 면 전체 크기가 조금 작고 원심변연융선이 근심변연융선보다 낮게 위치하므로 교합면을 근심면에서 보다 더 많이 볼 수 있다. 접촉점은 근심면과 같은 높이에 있으며, 접촉점의 크기는 제1대구치와 접촉하므로 더 크고 넓다.

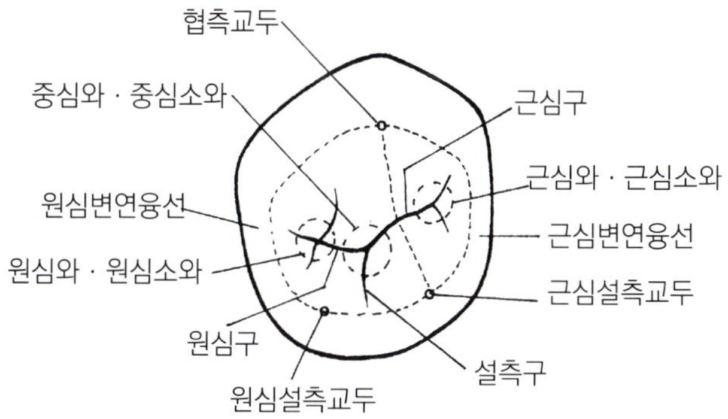

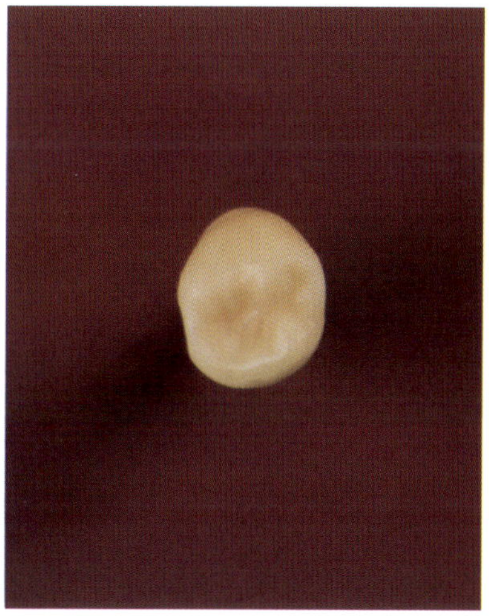

그림 10-5. **교합면**

5) 교합면(Occlusal surface)

하악 제2소구치는 형태적 변화가 비교적 많은 치아로서 발육구의 형태가 Y자 형으로 된 3교두형(three cusp type)과, 발육구가 U자형, H자형 모양인 2교두형(two cusp type)으로 나누어지는데 3교두형을 흔히 볼 수 있다.

협면은 2교두형이나 3교두형에서 거의 비슷하다.

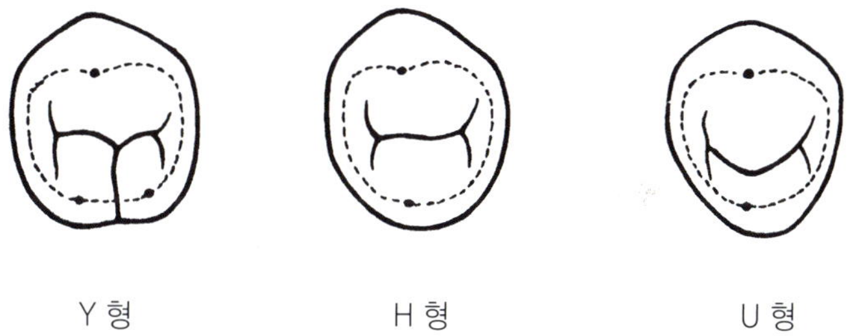

그림 10-6. **하악 제2소구치 교합면의 형태**

(1) 3 교두형(three cusp type)

하악 제2소구치에서 가장 많이 볼 수 있는 3 교두형은 설측연의 모양이 각진 형태를 보이고, 교두의 크기 순서는 협측교두가 가장 크고 다음은 근심설측교두, 원심설측교두의 순서로 나타나며, 3개의 교두는 Y자형의 발육구에 의해 나누어진다.

Y자형 발육구에서 중심소와(central pit)는 협측교두융선과 설측연의 중앙에 위치해 있고, 중심소와에서 근심협측 방향으로 근심구가 있고, 원심협측 방향을 주행하는 원심구와 설측구는 설측의 근원심 중앙에서 약간 원심에 위치하며 근심구보다 원심구가 짧다. 설측구는 교합면을 넘어 짧게 주행한다. 이들 구가 끝나는 곳에는 둥근 함몰부가 생기는데 중심와, 근심와 및 원심와이며 와(fossa)내의 중앙에는 소와(pit)가 존재하고 협측교두정과 근심설측교두정에서 교합면 중심을 향해 삼각융선이 주행하여 횡주융선(transverse ridge)을 이룬다.

(2) 2 교두형(two cusp type)

3 교두형과의 차이는 근심연과 원심연이 설측으로 좁아져 근원심 설측능각이 둥글어 설측연이 둥근 형태를 보인다.

설면구나 중심소와가 없는 중심 발육구의 모양이 U자형과 H자형으로 되어 있고, 이 중심구는 근심소와(mesial pit)에서 원심소와(distal pit)까지 연결된다.

잘 발육된 협측교두와 설측교두의 삼각융선이 만나 횡주융선을 이루며 협측교두가 설측에 비해 크다.

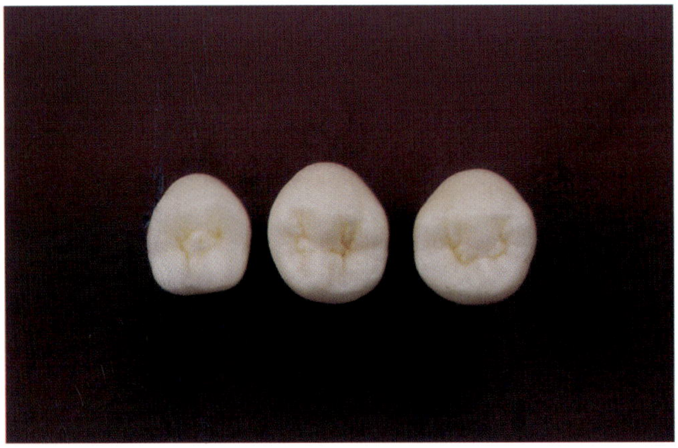

그림 10-7. 교합면의 형태

6) 치근(Root)과 치수강(Pulp cavity)

하악 제2소구치는 치근이 하나인 단근치로 치근첨은 약간 원심 경사를 보이고, 치근의 근원심경이 넓고 제1소구치 보다 치근 길이도 더 길다.

치수강은 치아의 외형을 닮아 2~3개의 수각을 가진다.

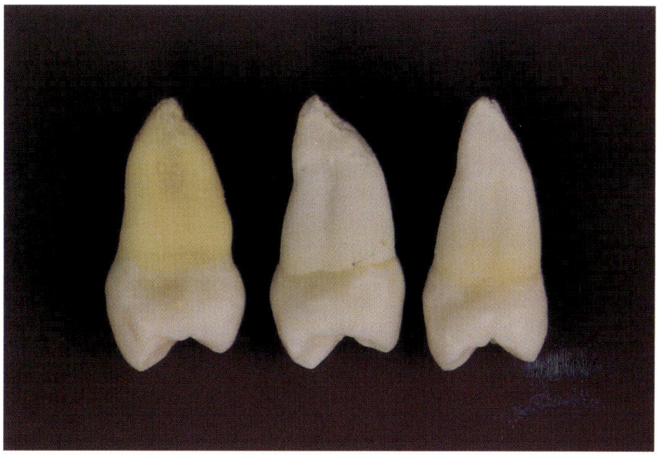

그림 10-8. **치근의 형태**

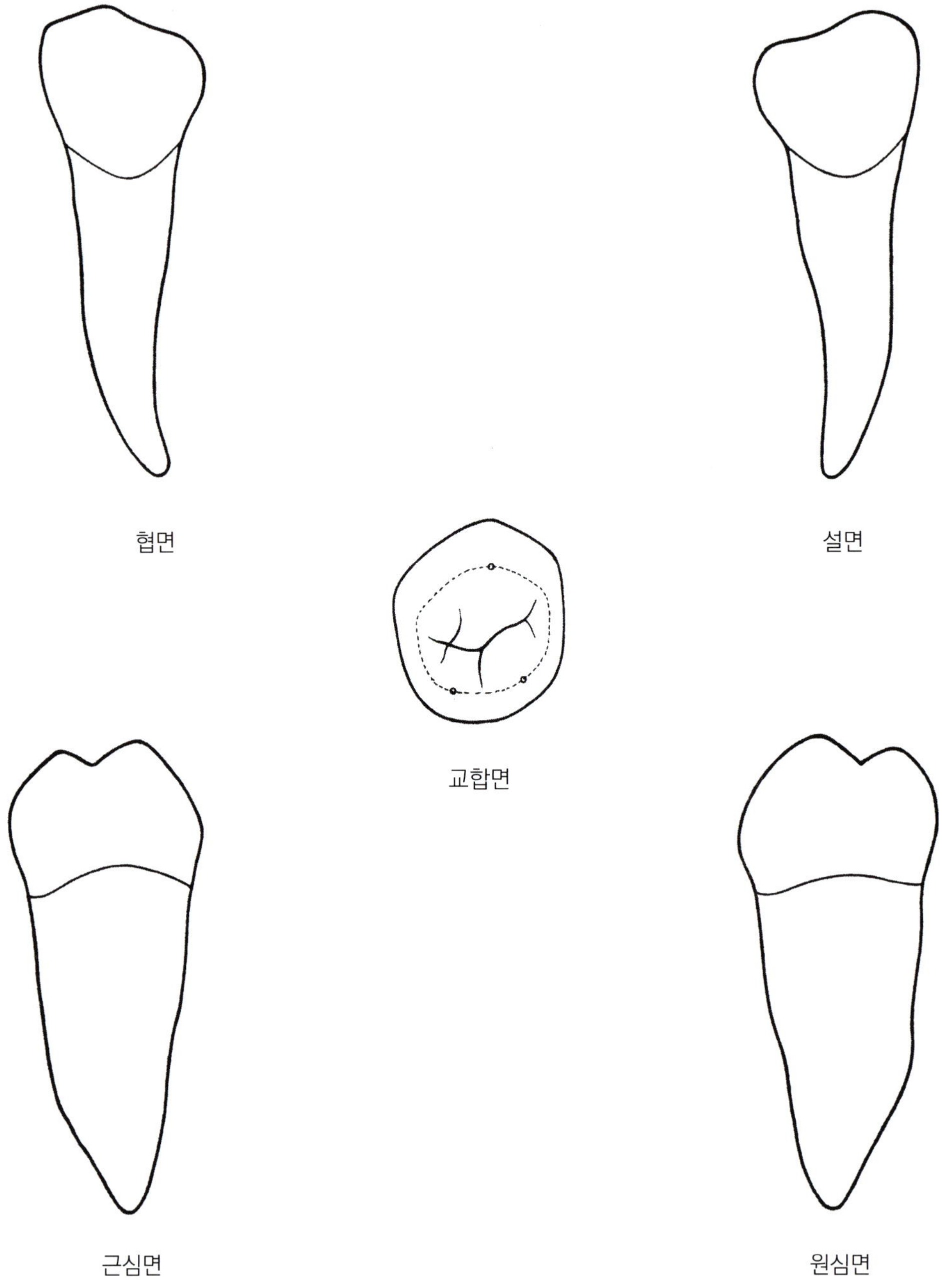

그림 10-9. **하악 좌측 제2소구치**

Ⅳ. 대구치(Molar)

(단위 : mm)

	치관 길이	치근길이 협	치근길이 설	치관의 근원심경	치경부 근원심경	치관의 협설경	치경부 협설경	근심치경 만곡	원심치경 만곡
상악 제1대구치	7.5	〈 12 11.5	13	10.0	8.0	11.0	10.0	1.0	0.0
제2대구치	7.0	〈 11 11	12	9.0	7.0	11.0	10.0	1.0	0.0
제3대구치	6.5		11.0	8.5	6.5	10.0	9.5	1.0	0.0
하악 제1대구치	7.5		14.0	11.0	9.0	10.5	9.0	1.0	0.0
제2대구치	7.0		13.0	10.5	8.0	10.0	9.0	1.0	0.0
제3대구치	7.0		11.0	10.0	7.5	9.5	9.0	1.0	0.0

대구치(molar)는 상하악, 좌우측 모두 12개이며 제2소구치의 원심에 위치한다. 특히 제1대구치는 상하악 치열궁에서 형태적, 기능적인 면이나 위치상으로도 가장 중요한 치아이며, 상하악 대구치의 기본형으로서 크기도 가장 크다. 제2, 3 대구치, 즉 원심으로 갈수록 치아 발육상태가 저조해 치아가 작아진다.

대구치의 기능은 음식물을 잘게 부수어 갈아 주므로 교두수도 소구치에 비해 많아서 교합면이 넓고, 저작에 직접 관여하는 대구치의 교두 특징은 교두 길이가 짧고 교두정은 치아 중심에 위치하고, 교두정이 둔한 형태로 상악 대구치에서는 설측교두가 저작에 관여하고 하악 대구치는 협측교두이다.

제1대구치를 6세구치, 제2대구치를 12세구치, 제3대구치를 지치(wisdom tooth) 혹은 사랑니라고도 한다. 제3대구치는 구강내에서의 형태나 맹출시기의 변화가 가장 많은 치아로 일반적으로 17세 이후에 맹출하기 시작한다.

대구치는 보통 1개의 엽이 1개의 교두로 되어 있기 때문에 상악 대구치는 4개의 발육엽으로 협측교두 2개, 설측교두 2개로 이루어져 있고, 하악 대구치는 5개의 발육엽으로 협측교두 3개와 2개의 설측교두로 되어 있다. 상악 대구치는 근원심경보다 협설경이 더 크고, 하악 대구치는 협설경보다 근원심경이 더 크며 치관과 치근길이는 소구치보다 짧지만 치근의 수는 상악 대구치의 경우 다근치(multiple root)로서 협설 방향으로 이개(離開)되어 협측치근은 다시 근심협측치근과 원심협측치근으로 갈라지는데, 이 중 설측치근이 가장 크다. 하악 대구치는 복근치(complex root)로 치근 이개 방향은 근심과 원심으로 근심치근이 발육이 좋으며 원심측으로 갈수록 치근 이개도(離開度)는 좁아져 제3대구치에서는 치근이 융합되어 단근치처럼 보이기도 한다.

1. 상악 제1대구치(Maxillary first molar)

상악 제1대구치는 상악 대구치 중 발육 상태가 좋아서 가장 큰 치아이며 또한 상악 치열궁에서 먼저 맹출하는 영구치이다.

3개의 발육구에 의해 4개의 교두는 협설측에 각각 2개씩 존재하며 치근은 다근치로 2개의 협측치근과 1개의 설측치근을 가지고 있다.

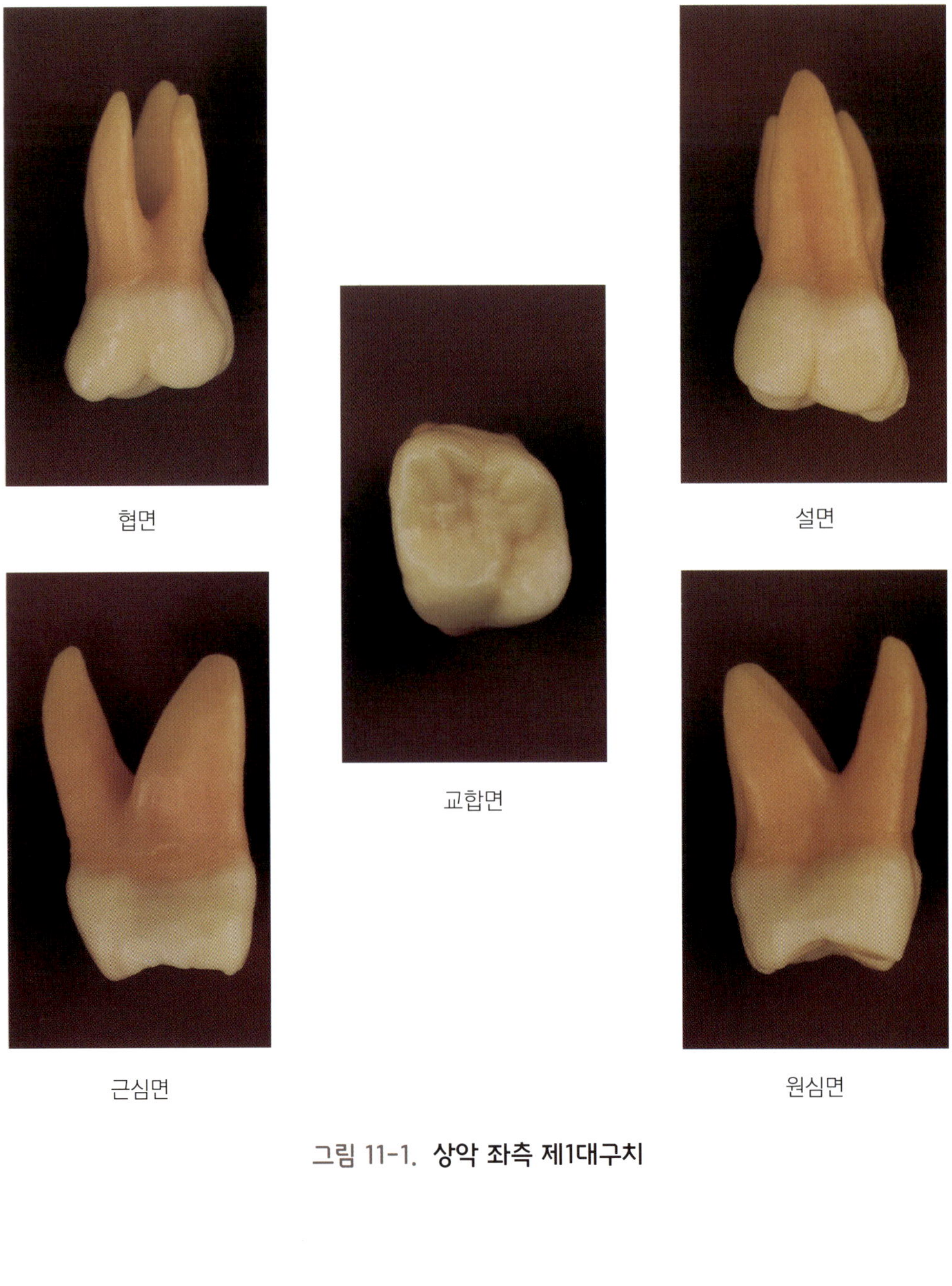

협면 설면 교합면 근심면 원심면

그림 11-1. **상악 좌측 제1대구치**

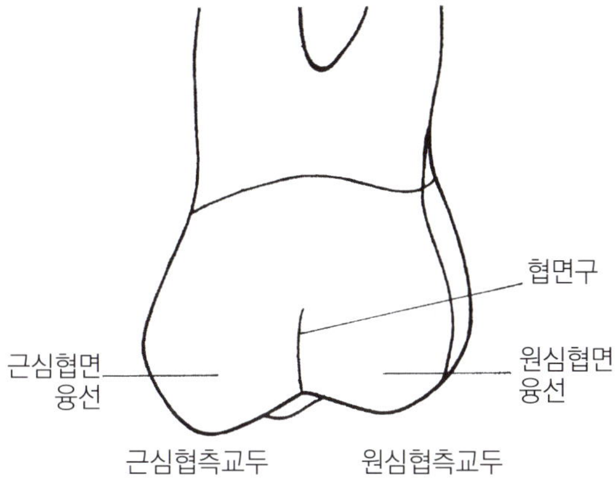

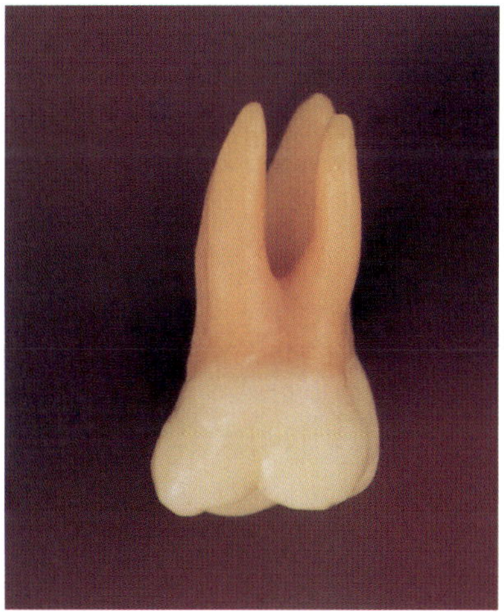

그림 11-2. **협면**

석회화 시작	출생시
법랑질 완성	3 ~ 4년
치아 맹출	6 ~ 7년
치근 완성	9 ~ 10년

1) 협면(Buccal surface)

협면의 외형은 근심연, 원심연, 교합연, 치경연으로 사다리꼴 모양이며 교합연이 가장 길고 치경연이 짧다.

근심연은 치경에서 거의 직선으로 가다가 최대풍융부인 교합 1/3 부위와 중앙 1/3 부위의 경계 부위가 가장 돌출되어 있다. 이는 곧 근심교합연과 연결되고 원심연은 약간 볼록한 곡선으로 중앙 1/3 부위가 가장 풍융하고 원심교합연과 만난다.

교합연은 2개의 발육엽의 경계인 협면구(buccal groove)에 의해 근심협측교두와 원심협측교두로 나눈다. 협면구의 위치는 근원심경의 중앙에 있어 근원심 협측교두를 비슷한 크기로 나누는데, 근심협측교두가 조금 더 큰데 비해서 원심협측교두는 크기가 조금 작고 약간 낮다.

치경을 향해 함몰된 협면구의 길이는 치관 길이의 대략 1/2 정도에서 끝나고 근원심 방향으로 갈라지는 경우도 있는데, 그 정점을 협면소와(buccal pit)라 한다.

각 교두정에서는 근심협면융선과 원심협면융선이 뚜렷하게 치경을 향해 나타나고 이 협면융선은 치관의 중앙까지 주행한다. 또 협면의 치경 1/3 부위에서는 근원심 방향으로 융선이 나타나는데 이를 협면치경융선이라 한다.

치경연은 치근을 향해 거의 직선에 가까운 만곡을 보이며 전치나 소구치처럼 치경만곡이 크지 않고 완만하게 나타난다.

2) 설면(Lingual surface)

설면은 협면보다 더 풍융하고 협설경과 근원심경은 거의 비슷하며, 근심설측엽과 원심설측엽의 경계부에 있는 선상의 함몰을 설면구(lingual groove)라 한다. 이 설면구는 근원심 중앙에서 시작하여 원심방향으로 급하게 경사져 있으므로 상악 제1대구치의 4교두 중 근심설측교두가 가장 크고, 상대적으로 원심설측교두가 제일 작으며, 교두 면적비는 3/5 : 2/5(7/10 : 3/10) 정도이고, 설면구는 치관의 중앙에서 끝난다.

가장 큰 교두인 근심설측교두의 근심설측면에 작은 결절이 나타나는데 이것을 Carabelli 결절 혹은 제5교두(fifth cusp)라 하며, 근심설측교두 융선에서 치경측으로 약간 내려가서 나타난다.

설측교두는 저작에 직접 관여하는 기능교두(functional cusp)로 협측교두보다 낮으며 근심설측교두정은 둔하고 원심설측교두정도 원호를 그리며 반원형에 가까운 원심연과 연결된다. 치경연은 치근을 향해 완만하게 만곡되어 있다.

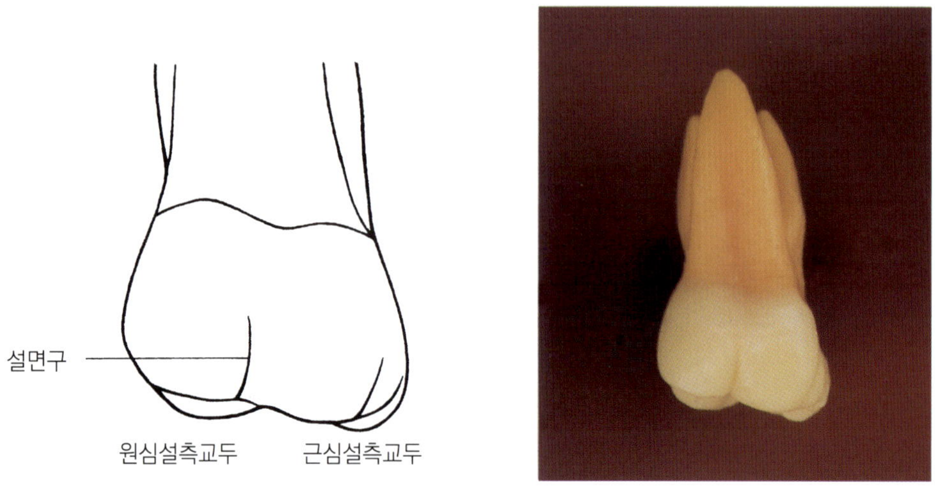

그림 11-3. **설면**

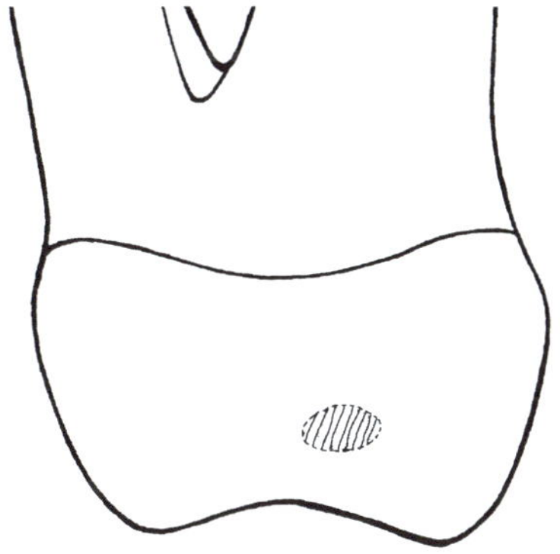

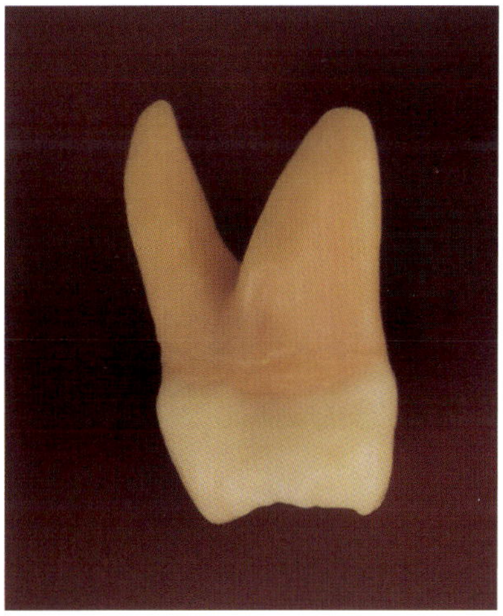

그림 11-4. **근심면**

3) 근심면(Mesial surface)

근심면은 협측연, 설측연, 교합연, 치경연으로 이루어져 있다.

협측연은 치경 1/3 부위, 즉 협면치경융선에서 최대풍융부를 이루고 교두정까지는 비스듬하게 연결된다. 설측연은 중앙 1/3 부위가 가장 돌출되어 있으며 교두정까지는 약간 풍융한 곡선을 이룬다. 설면의 근심에서 이상결절인 Carabelli 결절(제5교두)이 나타나기도 한다.

교합연은 원심보다 근심변연융선이 높아서 원심교합면은 보이지 않고 협측교두와 설측교두는 치근의 근간(root trunk) 내에 존재하고, 설측교두는 협측교두보다 작고 둔하며 교두정이 교합면 중앙 가까이 위치한다.

치경연은 약해 교합측으로 1mm 정도로 만곡되어 있다. 접촉점의 위치는 변연융선 가까이 교합 1/3 부위와 중앙 1/3 부위의 경계에서 약간 협측에 있다.

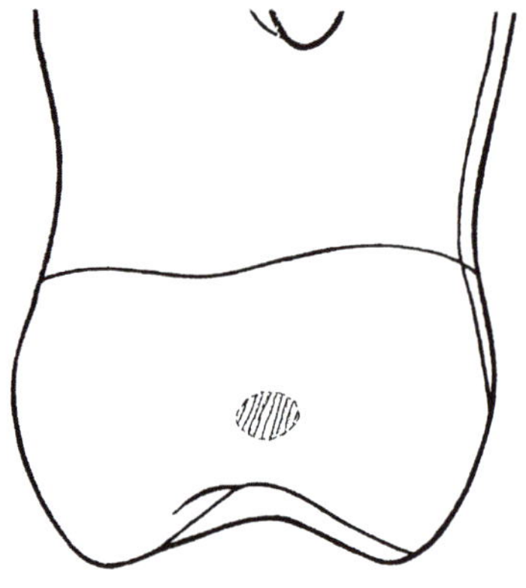

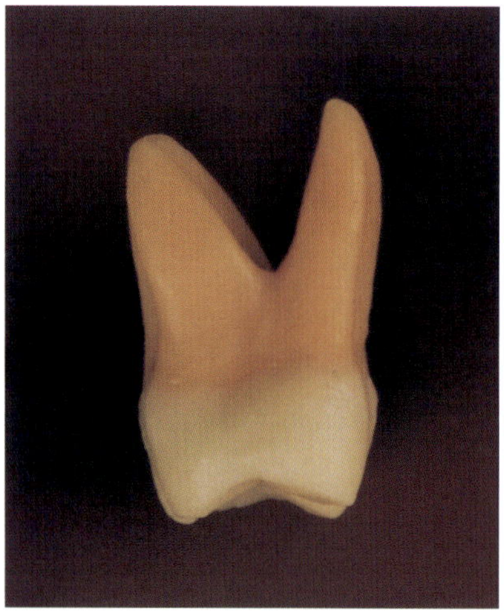

그림 11-5. **원심면**

4) 원심면(Distal surface)

외형은 근심면과 비슷하나 협면이 근심에서 원심으로 좁아져 근심면의 협설경이 더 넓어서 원심면에서 협면의 대부분을 볼 수 있다. 원심면은 대체로 볼록하게 둥근편이며, 원심변연융선은 근심보다 낮고 치경측으로 경사되어 있다.

치경연은 거의 일직선에 가깝게 주행하며 접촉점은 협설로 길게 중앙 1/3 부위에서 협설측에 걸쳐 있다.

5) 교합면(Occlusal surface)

전체적인 외형은 근원심경보다 협설경이 더 넓으며, 협측연, 설측연, 근심연, 원심연으로 이루어져 불규칙적인 평행사변형의 모양을 하고 있다. 협측연은 협측을 향해 풍융한 곡선이며, 설측연은 약한 만곡을 보인다.

또 근심연은 거의 직선적이고 원심연은 원심을 향해 볼록하게 만곡되어 풍융하다. 그리고 상악 제1대구치 교합면은 근심협측교두융선과 근심설측교두융선을 잇는 근심변연융선, 원심협측교두융선과 원심설측교두융선의 연결로 원심변연융선이 형성되며 이것으로 인해 우각은 근심협측과 원심설측은 예각이고, 근심설측과 원심협측은 둔각을 나타낸다.

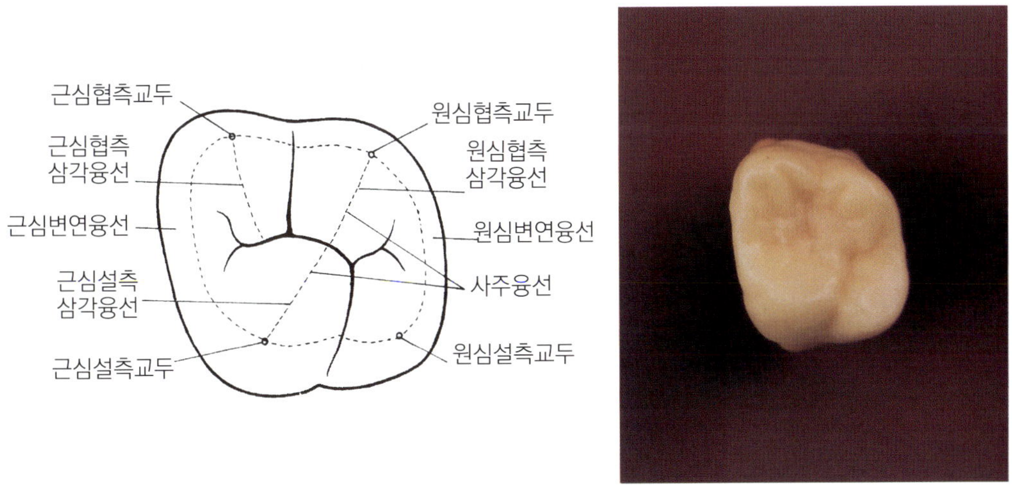

그림 11-6. **교합면**

교합면은 3개의 발육구에 의해 4개의 교두로 나누어진다. 즉 중심구에 의해 협측교두와 설측교두로 나뉘고, 협측구에 의해 근심협측교두와 원심협측교두로 나뉘며, 설측구에 의해 근심설측교두와 원심설측교두로 나누어진다.

협측구의 위치는 근원심의 거의 중앙에 있어 근원심 협측교두의 크기가 비슷하고, 설측구는 원심측으로 심하게 경사져 있어 근심설측교두가 훨씬 크고 원심설측교두는 매우 작다. 교두의 크기 순서는 근심설측교두가 제일 크고 근심협측교두, 원심협측교두, 원심설측교두 순으로 작다.

상악 제1대구치의 협측교두들은 길이가 길고 예리하나, 설측교두는 짧고 교두정이 둔하며 또한 교합면 중심을 향해 기울어져 있어 저작에 직접 관여하는 교두는 설측이다. 특히 근심설측교두의 교두융선 아래 이상 소결절이 나타나는데 이것을 Carabelli 결절, 혹은 제5교두라 한다. 각 교두의 교두정에서 융선이 십자상으로 주행하는데 근심협측교두는 협면을 향해 협면융선, 교합면의 중앙을 향해 삼각융선, 근원심의 교두를 따라서 교두융선이 주행한다.

각 교두에서 주행하는 융선중에서 설면융선은 약해서 분명하지 않고 특히 가장 작은 원심설측교두에서는 발육이 약해서 삼각융선과 설면융선은 나타나지 않고 근심변연융선이 원심변연융선보다 뚜렷하고 더 높다.

상악 제1대구치에는 1개의 사주융선(oblique ridge)이 형성되는데 이는 근심설측교두의 삼각융선과 원심협측교두의 삼각융선이 비스듬히 연결되어 만나는 융선을 말한다.

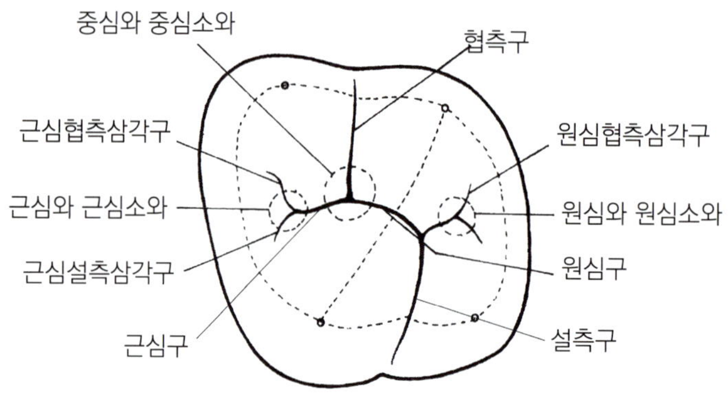

그림 11-7. **교합면**

교합면에는 3개의 뚜렸한 함몰부가 나타나는데 중심와(central fossa), 근심와(mesial fossa), 원심와(distal fossa)이다. 각 와(fossa)의 중심에 점상의 함몰부인 소와(pit)가 존재하고, 중심소와(central pit)에서 근심구가 근심방향으로 주행하며 그 끝에는 근심소와(mesial pit)가 형성되고, 중심소와에서 원심방향으로 원심구가 끝나는 곳에 원심소와(distal pit)가 있다.

중심소와에서 근심구와 원심구가 갈라지는데 이 2개의 구를 합해 중심구라 한다. 이 중심구에 의해 협측반부와 설측반부로 나뉘고 다시 중심소와에서 협측으로 구가 나가는데 이를 협면구라 하며 이는 협측교두를 비슷한 크기의 근원심으로 나눈다. 설측구는 원심소와에서 교합면의 근원심 중앙을 향해 경사지게 주행하므로 근심설측교두를 크게 하고 상대적으로 원심설측교두는 작게 한다.

중심와는 근심협측삼각융선의 원심경사면과 원심협측삼각융선의 근심경사면, 그리고 근심설측삼각융선의 근심경사면과 사주융선에 의해 형성된 함몰부가 비교적 넓은 원형의 함몰부를 말한다.

근심와는 교합면의 근심변연융선 바로 밑에 존재하는 둥근 함몰부이며 근심소와에서는 근심협측삼각융선과 근심변연융선 사이로 근심협측삼각구가 갈라지고 근심설측삼각융선과 근심변연융선 사이에 근심설측삼각구가 주행한다.

원심와는 사주융선에서 원심 바깥에 협설방향으로 비스듬하게 긴 원형의 함몰부이며 그 원심소와에서는 원심협측삼각융선과 원심변연융선 사이에 원심협측삼각구가 나타나지만 원심설측에는 원심설측교두의 발육 상태가 저조해 삼각융선이 존재하지 않기 때문에 삼각구도 나타나지 않는다.

6) 치근(Root)과 치수강(Pulp cavity)

잘 발육된 상악 제1대구치의 치근은 치아의 외부압에 저항 할 수 있도록 3개의 치근을 보유하고 있어 다근치에 해당된다. 치관에 비해 치근의 길이가 약 2배 정도 길다. 치근은 협설 방향으로 갈라지고 협측에서 다시 근심과 원심으로 나뉘어져 근심협측치근과 원심협측치근이 되고, 설측에는 설측치근이 나타난다. 이 중 설측치근의 발육이 가장 좋아서 크고 길며, 2개의 협측치근 사이에 위치한다. 이들 3개의 치근은 치경선 바로 아래에서 분지하지 않고 치경에서 근간 약 4~5mm 정도(치근길이 1/3 부위) 내려가서 갈라진다. 치근첨은 약간 원심경사를 보이며 3개의 치근이 분지된 상태에서 각 치근첨을 연결하면 삼각형이 되는데 이를 치근삼각이라고 한다. 치근 이개도는 원심으로 갈수록 좁아진다.

치수강은 치아의 외형을 닮아서 수각은 4개 교두를 향해 돌출되어 있고 치근관도 3개가 존재하며 치근의 외형과 비슷하다.

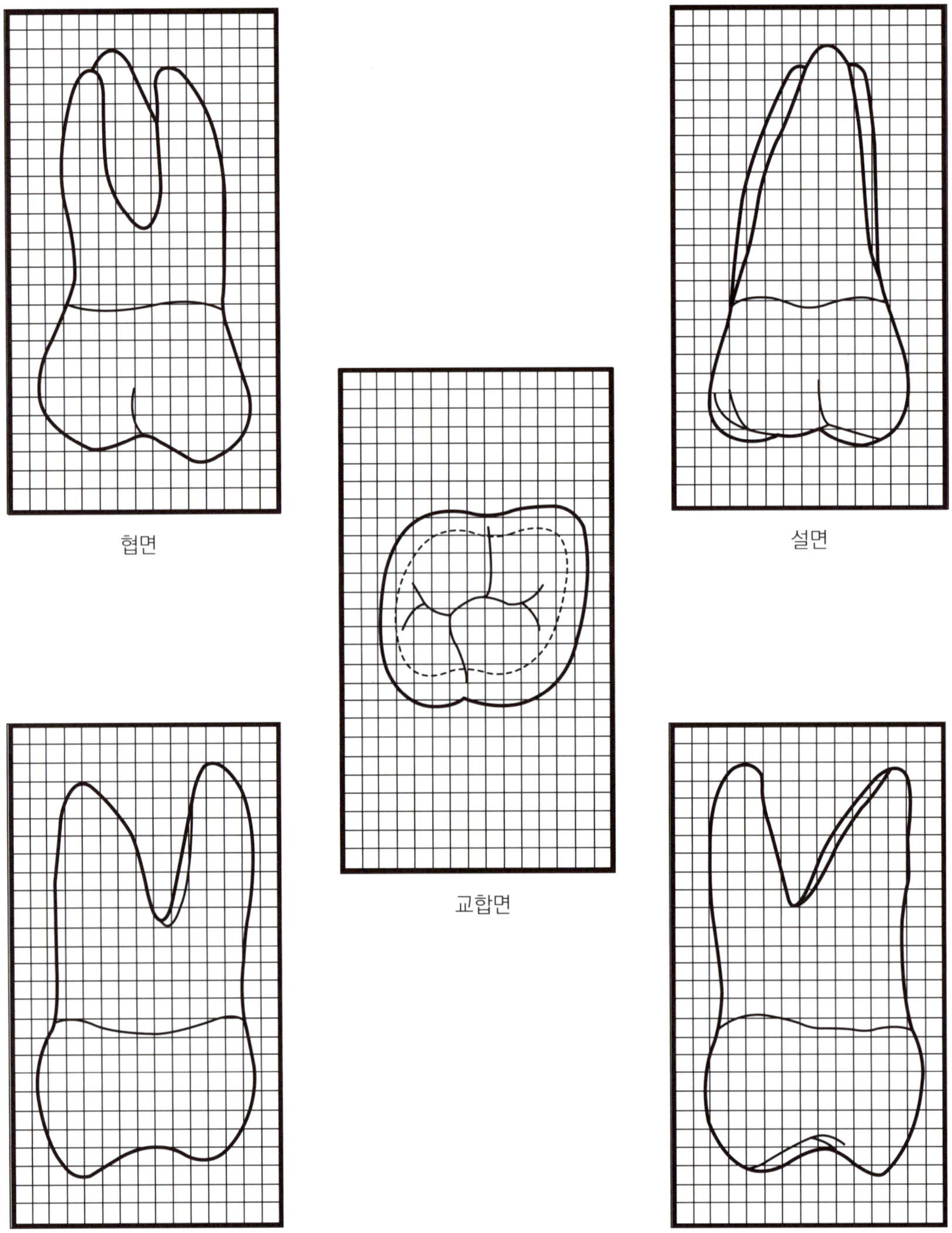

그림 11-8. 상악 우측 제1대구치

2. 상악 제2대구치(Maxillary second molar)

상악 제2대구치는 전체적으로 제1대구치보다 발육이 약하나 풍융도는 더 강한 편이며 근원심경은 좁고 협설경은 같으며 제5교두는 나타나지 않고, 원심설측교두의 발육이 약하다.

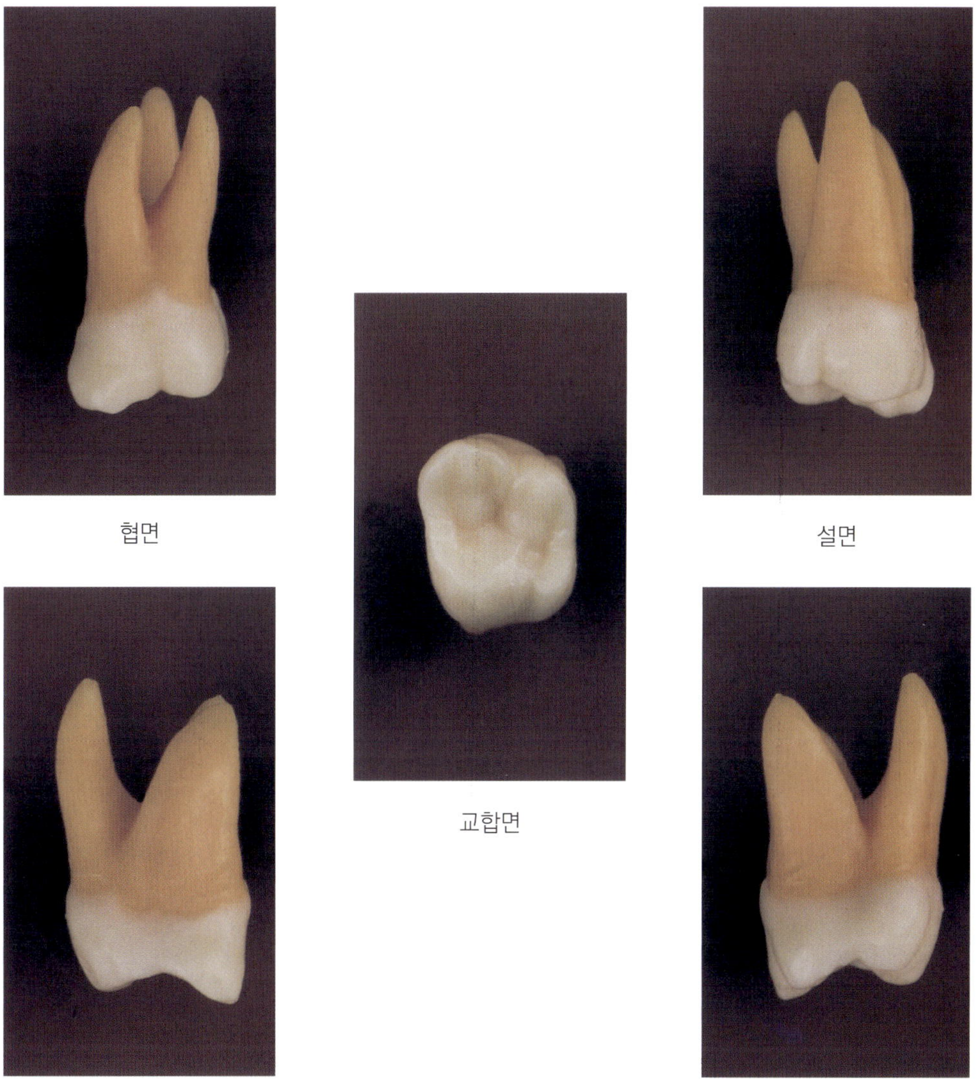

그림 12-1. **상악 좌측 제2대구치**

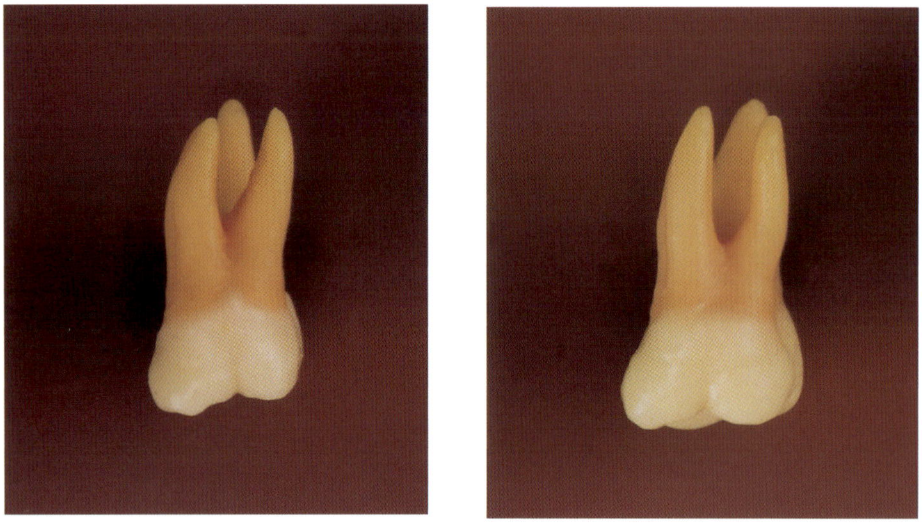

제2대구치　　　　제1대구치

그림 12-2. **협면**

석회화 시작	2.5~3년
법랑질 완성	7 ~ 8년
치아 맹출	12 ~ 13년
치근 완성	14 ~ 16년

1) 협면(Buccal surface)

외형은 상악 제1대구치와 거의 비슷하고 크기가 약간 작으나 전체적인 풍융도는 더 크다. 제1대구치보다 근원심경도 좁고 치관의 길이도 약간 짧다. 치관의 길이는 원심으로 갈수록 짧아서 치경측에 가까워 교합연이 원심치경측으로 경사져있다.

근심협측교두가 원심협측교두보다 약간 큰데 이는 협면구의 위치가 원심에 위치하기 때문이다.

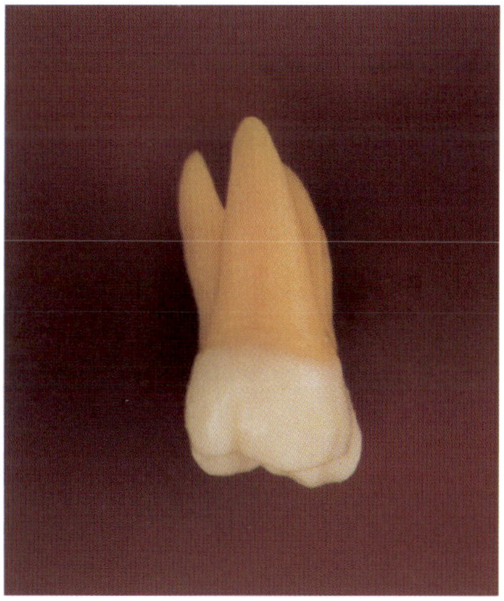

제2대구치

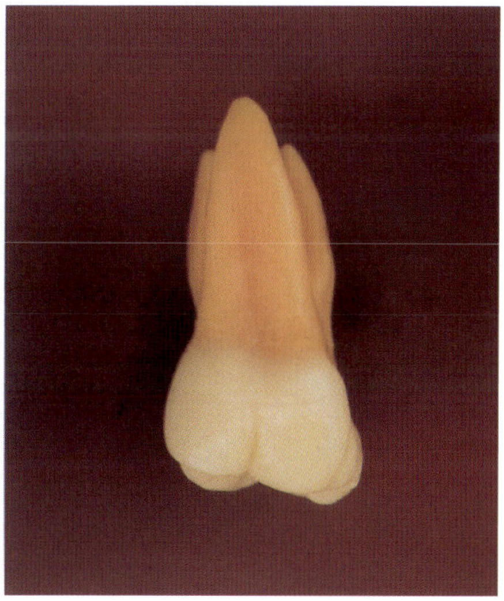

제1대구치

그림 12-3. **설면**

2) 설면(Lingual surface)

협면보다 설면의 치관 길이가 짧아서 교두간강 사이로 보면 원심협측교두가 보인다. 설면의 약간 원심에 위치하는 설측구에 의해 근심설측교두와 원심설측교두로 나뉘어져 원심설측교두가 작다. 그리고 제1대구치의 근심설측교두에 나타나는 Carabelli 결절은 제2대구치에서도 아주 드물게 나타난다.

3) 근심면(Mesial surface)

대체로 상악 제1대구치의 근심면과 비교해보면 면 전체는 약간 적으나 협설경은 거의 같고 치관의 길이는 약간 짧다. 협측연은 치경 1/3 부위가 약간 풍융하고 거의 직선적이며, 설측연은 중앙 1/3 부위가 가장 돌출되어 전체적으로 볼록하게 만곡되어 있다.

접촉점의 위치는 교합 1/3 부위와 중앙 1/3 부위의 경계에, 협설폭 중앙에 있다.

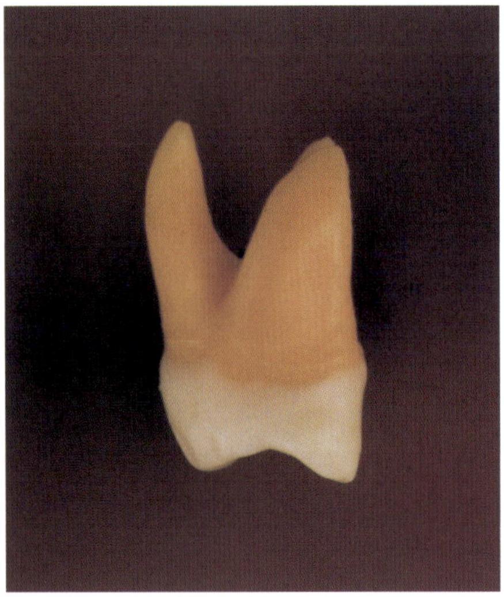

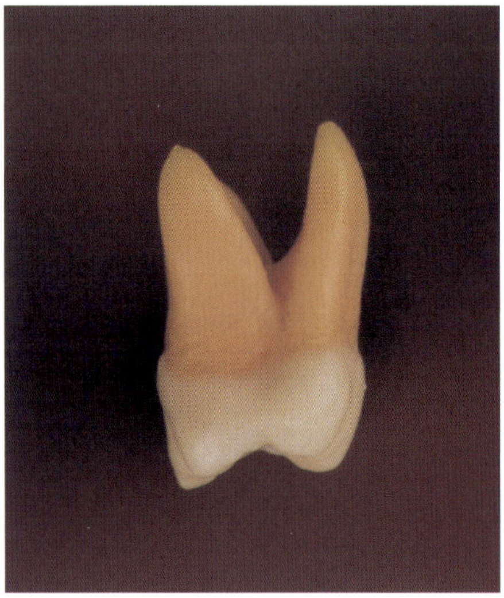

근심면 원심면

그림 12-4. **접촉면**

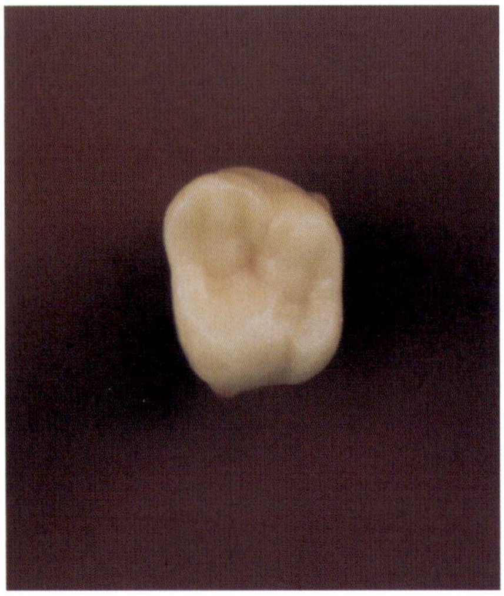

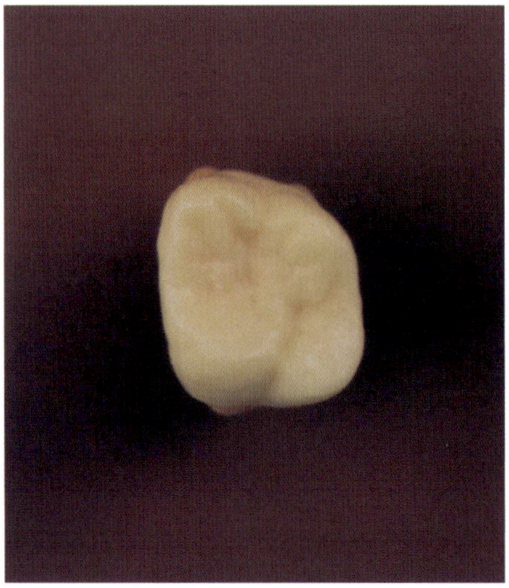

제2대구치 제1대구치

그림 12-5. **교합면**

4) 원심면(Distal surface)

상악 제1대구치의 원심면보다 작고, 근심면 보다도 작으며 원심협측교두와 원심설측교두가 작고 길이도 짧아서 원심면에서 교합면의 대부분이 보인다.

접촉점의 위치는 근심면과 비슷하다.

5) 교합면(Occlusal surface)

상악 제2대구치의 교합면은 제1대구치와 협설경은 같지만 근원심경은 좁다. 근심협측우각과 원심설측우각은 더 예각이고, 원심협측우각과 근심설측우각은 더 둔각을 나타내고 근심협측교두와 근심설측교두는 발육 상태가 좋지만 원심협측교두와 원심설측교두는 발육이 미약해서 작다.

교합면의 융선이나 구의 발육은 약하나 부구나 소와는 제1대구치 보다 더 많이 나타난다.

6) 치근(Root)과 치수강(Pulp cavity)

상악 제1대구치와 같이 다근치로 협설 방향으로 갈라져 근심협측치근, 원심협측치근, 설측치근으로 되어 있으며 치근의 이개도는 제1대구치보다 좁아지는 경향을 보인다. 치수강의 형태도 제1대구치와 비슷하며 치아의 외형을 닮은 상태이다.

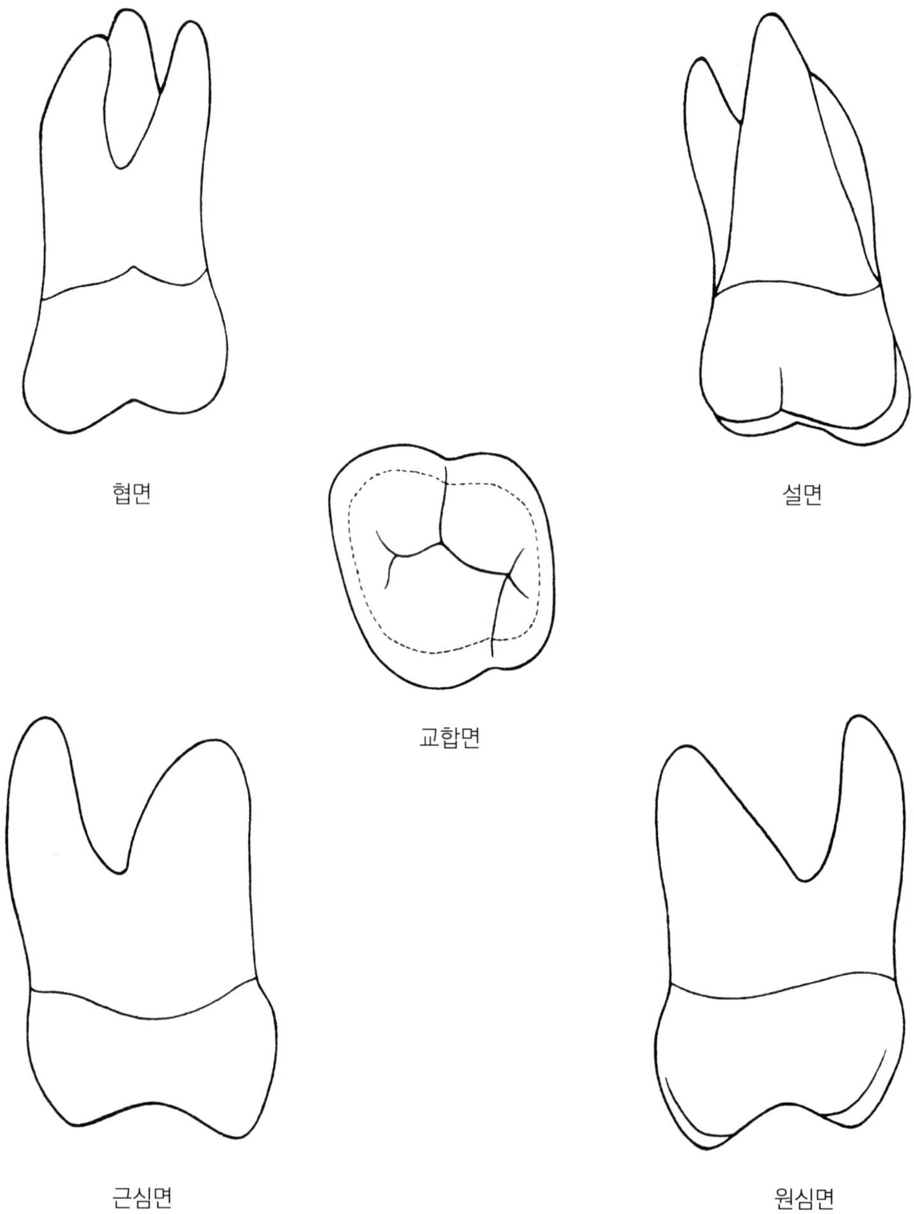

그림 12-6. 상악 좌측 제2대구치

3. 상악 제3대구치(Maxillary third molar)

상악 제3대구치는 상악 치열궁에서 가장 원심측에 위치하며 1치 대 1치의 교합을 하는 치아이다. 치아의 크기나 위치, 방향 등 발육상의 변화가 구강내에서 가장 많은 치아로 보통 원심설측교두가 없는 3 교두형이 일반적이며, 이 치아는 퇴화하는 경향이 있어서 치아 맹출이 전혀 없는 경우도 있다.

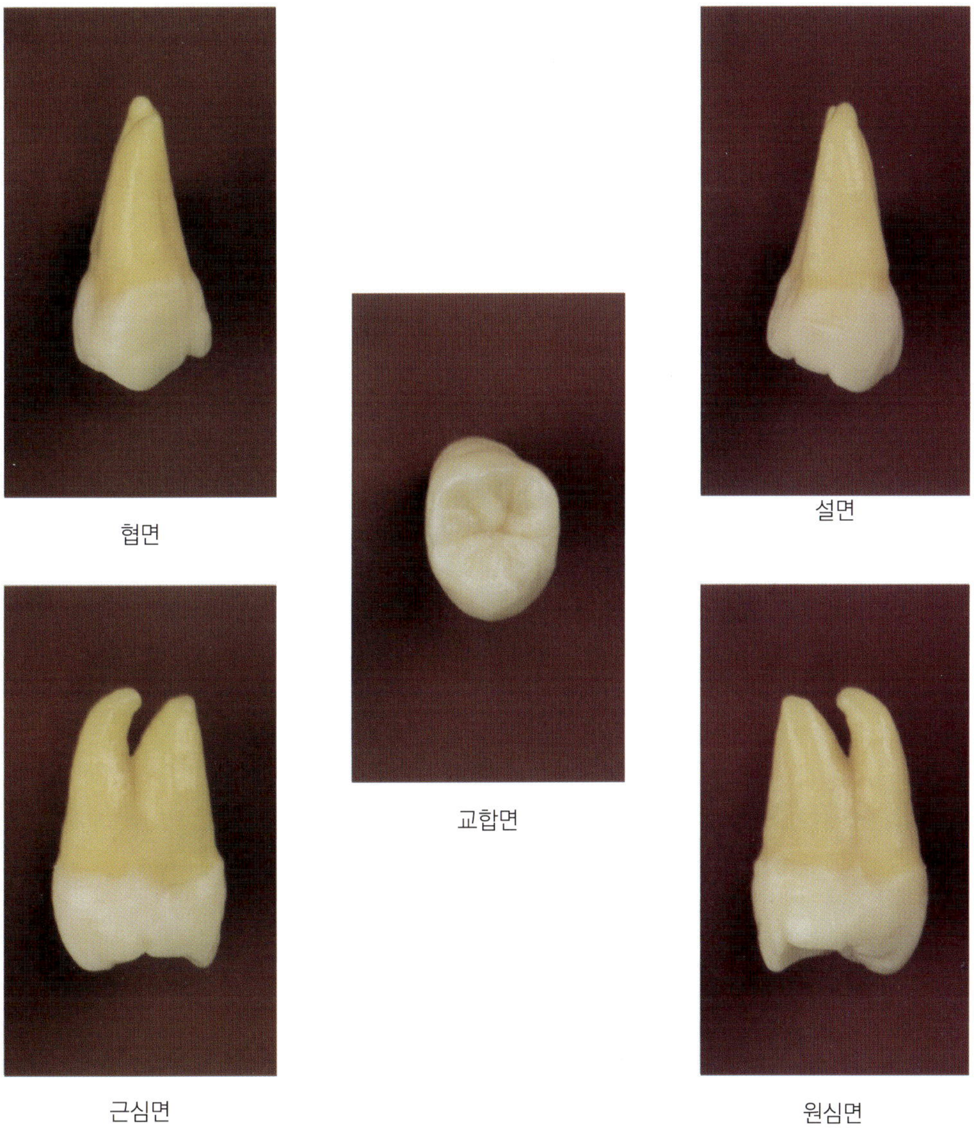

그림 13-1. **상악 좌측 제3대구치**

협면에 있어서는 제2대구치보다 치관의 길이가 짧고 근원심경도 좁다.

설면에는 설면구가 존재하지 않아서 하나의 큰 설측교두만 존재하는 경우와 아주 작은 형태의 원심설측교두를 가지는 4 교두형도 있다.

원심면은 매우 작고 교합면의 원심경사가 심해서 교합면이 잘 보인다.

교합면에 나타나는 구는 여러가지 형태이며 부구도 많이 볼 수 있다.

치근의 길이가 짧고 상악 제1,2대구치와 같이 다근치이지만 치근의 이개도는 매우 작고 때로는 서로 융합되어 단근치로 나타나는 경우도 있다.

석회화 시작	7 ~ 9개월
법랑질 완성	12 ~ 16년
치아 맹출	18 ~ 21년
치근 완성	18 ~ 25년

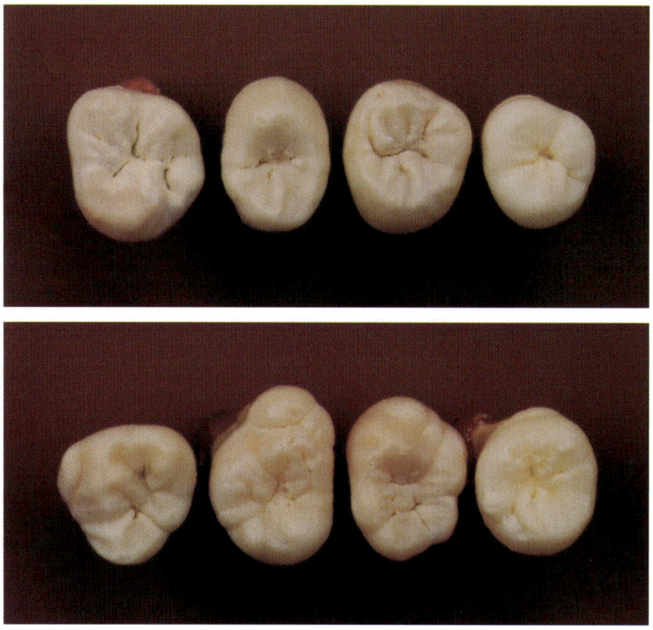

그림 13-2. 교합면의 형태

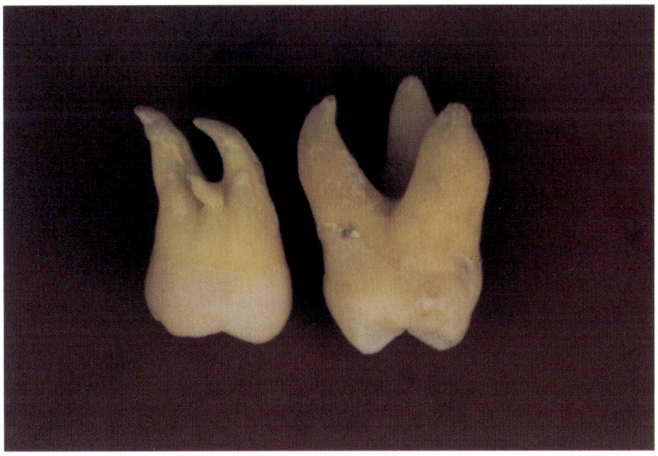

그림 13-3. 치근의 형태

4. 하악 제1대구치(Mandibular first molar)

하악 제1대구치는 하악 치열궁에 가장 먼저 맹출하는 영구치로 하악 대구치 중에서 발육 상태가 가장 좋아 하악 대구치의 기본형이다. 협설경보다 근원심경이 더 길고 5개의 교두와 치근은 상악 대구치와 달리 복근치이며, 근심과 원심 방향으로 이개되어 있다.

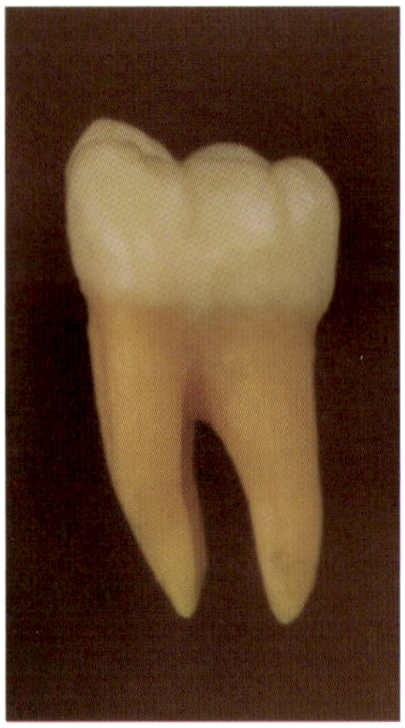

협면

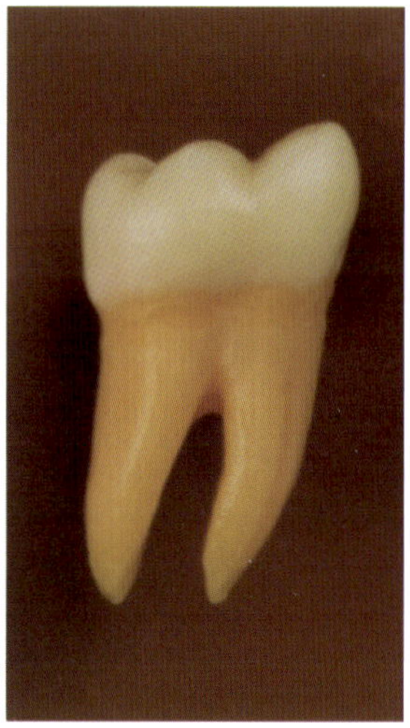

설면

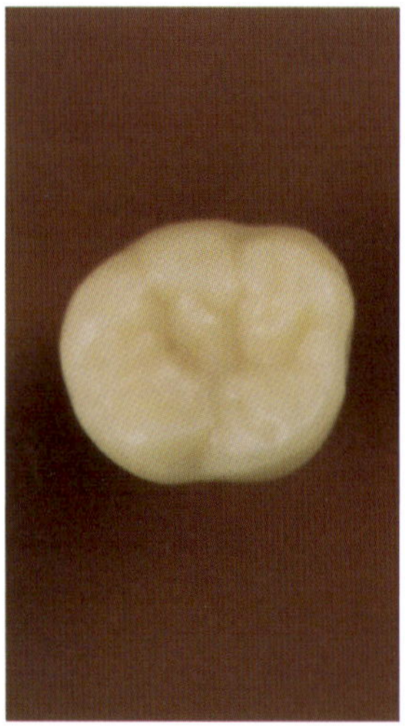

교합면

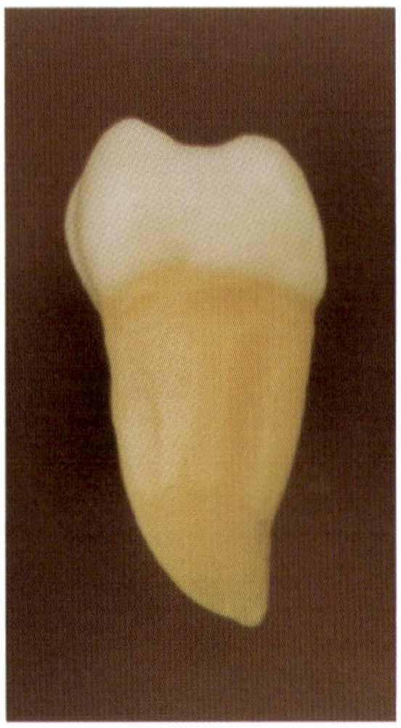

근심면

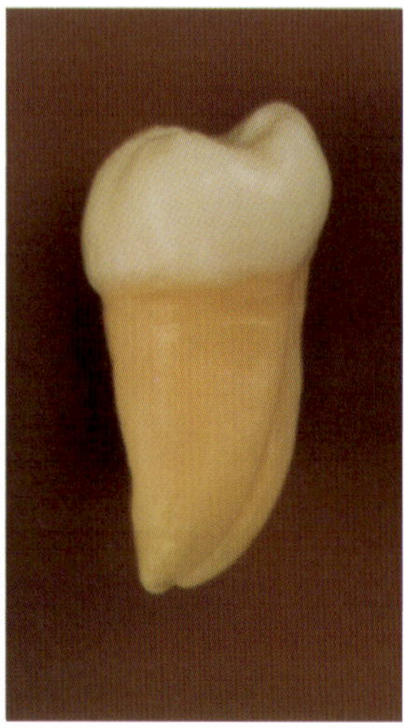

원심면

그림 14-1. **하악 좌측 제1대구치**

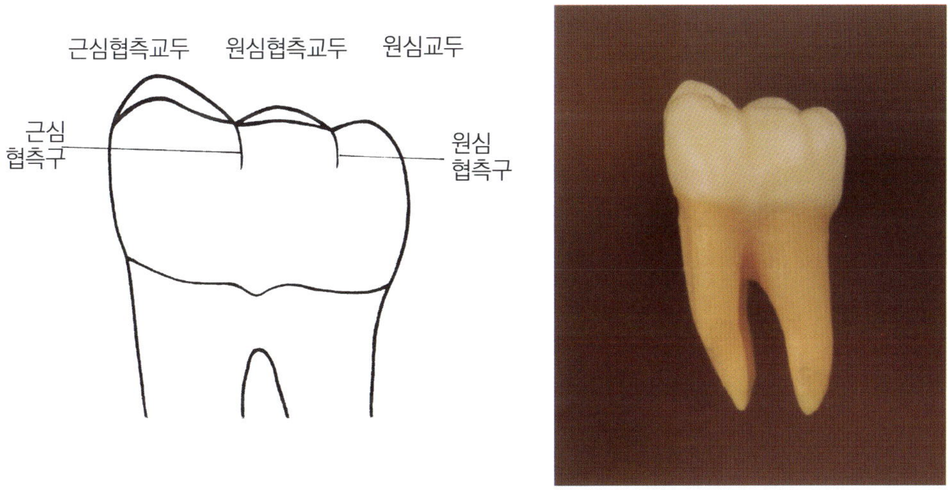

그림 14-2. **협면**

석회화 시작	출생시
법랑질 완성	2.5 ~ 3년
치아 맹출	6 ~ 7년
치근 완성	9 ~ 10년

1) 협면(Buccal surface)

협면의 외형은 근심연, 원심연, 교합연, 치경연으로 이루어져 있으며 근원심경이 넓어서 교합연이 가장 길다. 치관의 길이가 전치나 소구치에 비해 짧고 특히 하악 제1대구치의 교두길이는 설측보다 협측이 더 짧아서 설측교두가 협측교두 사이로 보인다. 근심연은 치경에서 약간 오목하고 최대풍융부인 교합 1/3 부위와 중앙 1/3 부위의 경계부까지는 거의 직선적이며 근심교합연과 연결된다.

원심연은 치경에서 거의 직선으로 올라가다가 최대풍융부인 중앙 1/3 부위에서 둥근 만곡을 보이며, 원심교합연과 만난다.

교합연은 근심에서 원심으로 가면서 치경측으로 낮아진 교두융선으로 교두 길이가 짧고 둔한 형태이다.

협면은 2개의 발육구, 즉 근심협면구와 원심협면구에 의해 근심협측엽, 원심협측엽, 원심엽 등 3개의 엽으로 나뉘며 엽 하나는 1개의 교두가 된다. 근심협면구의 위치는 치관의 근원심경 중앙에서 약간 근심에 있으며, 원심협면구는 원심연에 가까이 위치하므로 가장 큰 교두가 근심협측교두, 원심협측교두, 가장 작은 교두가 원심교두로 나뉘어진다.

근심협면구는 치경 방향으로 주행하여 협면 중앙에서 끝나 그곳에 협면소와(buccal pit)가 형성되기도 하는데 가끔 이 부위에서 치아우식증의 발생을 볼 수 있으며, 원심협면구가 근심협면구보다 짧다.

교두 길이는 근심에서 원심으로 갈수록 짧고 근심협측교두는 3개의 교두중에서 근원심경이 가장 넓고 대체로 평탄하다. 원심협측교두는 근심협측교두보다 약간 작은 편이며 교두융선이 좀 더 만곡된 형태로 이 2개 교두는 협면의 대부분을 차지하고 있다. 교두정이 둔하지만 가장 작은 원심교두는 예리하고 협면에서보다 원심면에서 더 잘 보인다.

근원심 협측교두정에서 협면융선이 주행하지만 원심교두는 발육이 약해서 융선은 나타나지 않는다. 치경 1/3 부위에서는 근원심 방향으로 협면치경융선이 나타난다.

치경연은 치근을 향해 완만하게 만곡되어 있으며, 가끔 치경연 중앙 부위가 치근을 향해 뾰족하게 굴곡을 보이는데 이것을 근간돌기라 하며 이는 치경선 아래 함몰부로 이어져 치근의 분지로 연결된다.

2) 설면(Lingual surface)

설면은 협면과 같이 협설경보다 근원심경이 더 크며 면 전체는 편평하고 협측에서 설측으로 약간 좁아져 협면보다 설면이 작아서 인접면을 조금 볼 수 있다.

2개의 설측엽은 근원심에서 거의 중앙에 위치한 설면구를 중심으로 근심설측교두와 원심설측교두로 나누며, 설측교두는 예리하고 높아서 설면에서는 협측교두가 보이지 않는다.

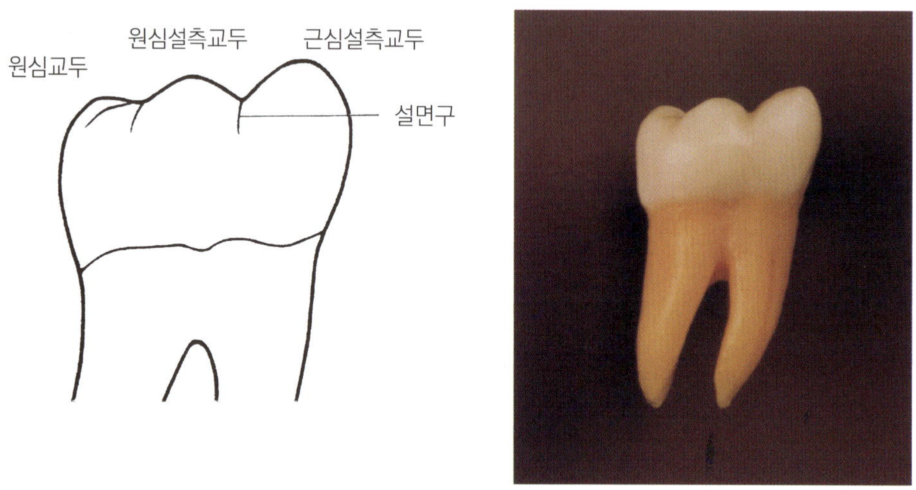

그림 14-3. 설면

근심연은 치경에서 근심교합연까지 약하게 만곡되어 있으며 원심연은 치경에서 접촉점까지는 직선적이나 다시 원심교합연까지는 볼록한 만곡을 보이며 원심교두와 연결된다.

교합연은 협면에서 처럼 원심경사가 크지 않아서 교두 높이는 설측교두가 높고 예리하며 근심설측교두가 원심설측교두보다 약간 더 길거나 거의 같고 근원심경은 좀 더 크다.

치경연은 거의 직선적이다.

3) 근심면(Mesial surface)

근심면의 외형은 협측연, 설측연, 교합연, 치경연으로 되어 있다.

협측연은 치경 1/3 부위에 협면치경융선이 존재하므로 가장 풍융하고 교두정까지는 설측으로 경사가 심해 협측교두정은 협설폭 중심 가까이에 위치한다.

설측연은 치경에서 거의 곧은 직선으로 가다가 중앙 1/3 부위가 가장 풍융하고 설측교두정까지는 만곡된 곡선으로 이루어져 교두정은 설측연 상에서 약간 교합측에 있다.

교합연은 치경연보다 더 길고, 원심변연융선보다 근심변연융선이 더 높아서 근심협측교두와 근심설측교두만 보이고 원심교두는 볼 수 없으며 변연융선 아래의 근심면은 넓고 편평한 면이다. 접촉점은 교합 1/3 부위와 중앙 1/3 부위의 경계에서 약간 협측에 위치한다. 치경연은 협설 방향으로 교합측을 향해 약 1mm 정도 만곡을 보이며 거의 직선적으로 주행한다.

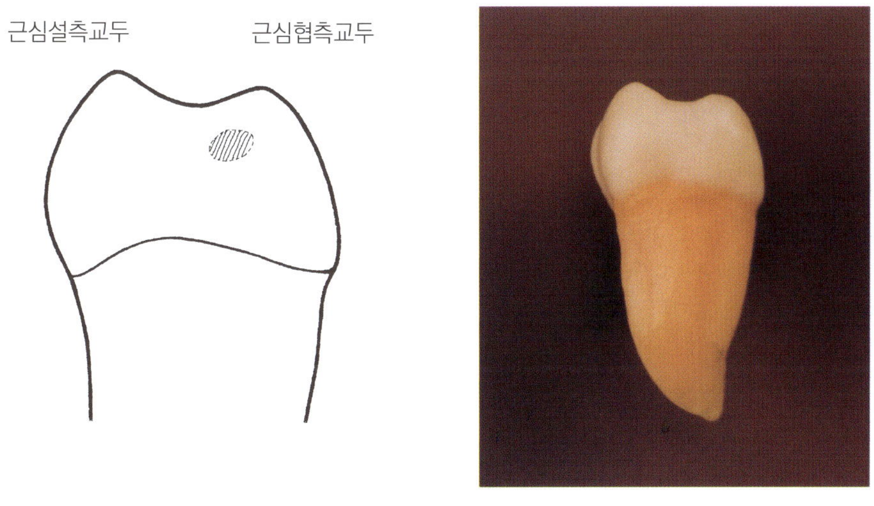

그림 14-4. 근심면

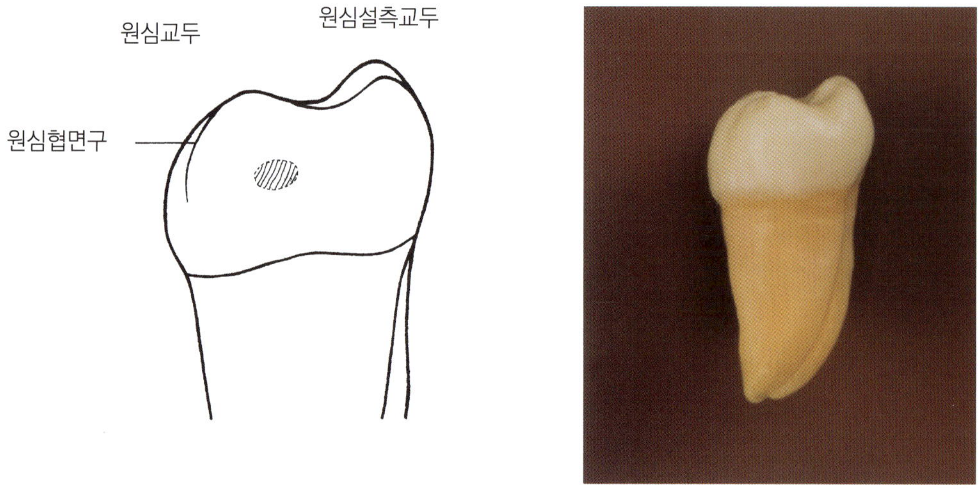

그림 14-5. **원심면**

4) 원심면(Distal surface)

일반적인 외형은 근심면과 같으나 치관의 길이가 근심면보다 짧고 협설경이 원심으로 가면서 줄어들기 때문에 면 전체가 작아서 근심면에서 보다 오히려 원심면에서 치아 전체가 더 많이 보이며, 그 중에서 원심교두는 협설폭 중앙에서 약간 협측에 위치하고 원심협면구도 볼 수 있다. 교합면의 원심변연융선은 근심변연융선보다 치경측에 가깝고 원심면은 원심 방향으로 돌출되어 풍융하다. 접촉점은 원심교두융선 바로 아래 중앙 1/3 부위에 위치한다. 치경연은 근심보다 굴곡이 없어 거의 일직선으로 주행한다.

5) 교합면(Occlusal surface)

전체적인 외형은 협측연, 설측연, 근심연, 원심연으로 되어 있다. 근원심경이 협설경보다 더 크고 근심면에서 원심면으로 가면서 협설경이 작아지므로 근원심경은 협측보다 설측으로 좁아진 모양이다.

협측연은 가장 길고 협측을 향해 만곡되어 있으며 원심으로 갈수록 설측을 향해 줄어든다.

설측연은 협측연보다 짧고 거의 일직선을 나타낸다.

근심연은 약한 만곡을 보이나 거의 직선에 가까운데 비해 원심연은 원심을 향해 만곡을 나타내고 근심연보다 짧다.

교합면에 존재하는 4개의 발육구는 중심구와 협측의 근심협측구와 원심협측구로 인해 근심협측교두, 원심협측교두와 원심교두로 나뉘고, 설측의 설측구는 근심설측교두와 원심설측교두를 구분하여 하악 제1대구치는 5개의 교두를 가지고 있다.

우각의 형태는 근심의 협측과 설측은 예각이고 원심의 협측과 설측은 둔각을 나타낸다. 근심협측발육구의 위치는 협측연의 근원심경 중앙에서 약간 근심에 있고, 원심협측구는 원심연 가까이에 위치한다. 설측구는 설측연의 근원심 거의 중앙에 있으므로 교두의 크기 순서는 근심협측교두가 가장 크고 비슷한 크기의 근심설측교두, 원심설측교두, 그리고 약간 작은 원심협측교두와 가장 작은 원심교두 순이다.

하악 제1대구치는 5개의 기본적인 교두외에 다음과 같은 교두가 나타나는 경우도 있다. 즉 원심설측교두와 원심교두 사이에 나타나는 교두를 제6교두라 하고 근심설측교두와 원심설측교두 사이에 나타나는 교두를 제7교두라 한다.

하악 제1대구치의 교두는 상악 대구치와 반대로 협측교두가 짧고 둔하며, 교두정은 설측으로 심하게 경사져 있는데 이는 하악 대구치의 협측교두가 저작에 관여하는 기능교두이기 때문이다. 이에 비해 설측교두는 길고 비교적 예리하다.

각 교두정에서 교합면 중앙을 향해 삼각융선이 주행하는데 협측에는 근심협측삼각융선, 원심협측삼각융선이 존재하지만 원심교두는 발육이 미약해 삼각융선이 존재하지 않는다. 설면에 근심설측삼각융선과 원심설측삼각융선이 주행하여 근심의 협측삼각융선과 설측삼각융선이 연결되어 만나고, 원심의 협측삼각융선과 설측삼각융선이 만나서 2개의 횡주융선(transverse ridge)을 형성한다.

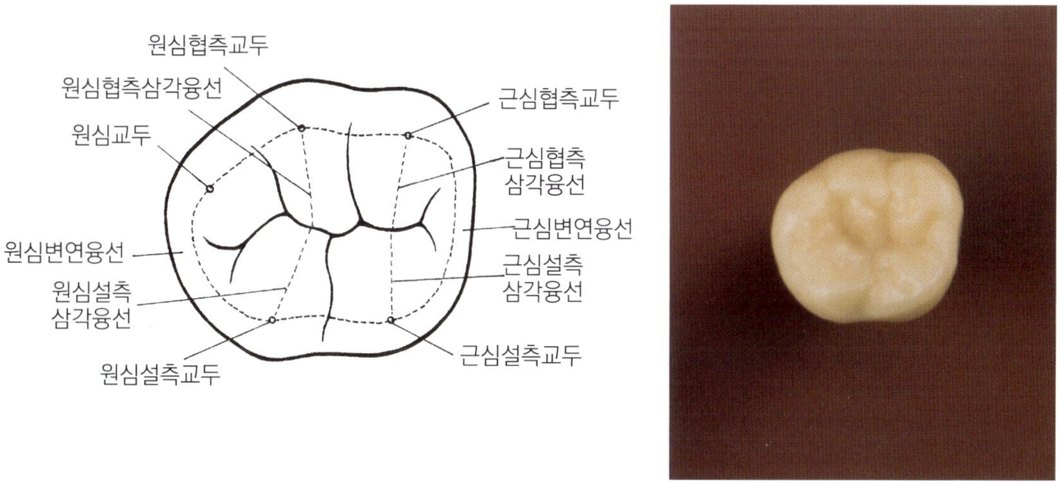

그림 14-6. 교합면

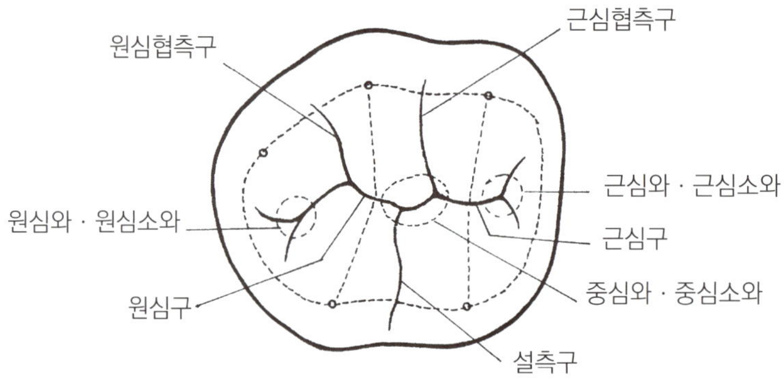

그림 14-7. 교합면

교합면의 교두간강에는 점상의 가장 깊은 함몰부가 3개 존재하는데, 이것은 근심소와, 중심소와, 원심소와이다. 근심소와에서 협설 방향으로 삼각구가 갈라지고 이곳에 나타나는 함몰부를 근심와(mesial fossa)라 하며, 중심소와에서 근심과 원심의 협측을 향해 근원심 협면구가 주행하며, 또 설측으로는 설면구의 존재로 인해 이곳은 가장 넓은 함몰부인 중심와(central fossa)가 형성된다. 원심소와에서 원심설측삼각구는 주행하지만 협측 방향의 삼각구는 보이지 않는데 이것은 원심교두의 발육이 미약하기 때문이며 이곳에도 원심와(distal fossa)가 있다.

6) 치근(Root)과 치수강(Pulp cavity)

하악 제1대구치의 치근은 상악과 달리 근심방향과 원심방향으로 이개된 복근치이다. 근심치근이 원심치근보다 길고 넓은 형태로 치근의 근원심면에는 함몰부가 존재하므로 치근이 강하다. 근심치근첨은 근심협측교두 하방에, 원심치근첨은 원심접촉점 바로 밑에 위치하고 원심치근이 근심치근보다 약간 만곡되어 있으며 짧고 가늘다. 2개 치근의 분지는 치경선의 근간돌기에서 이개되기 시작하여 약 3mm 정도의 근간(root trunk)에 깊은 발육 함몰이 나타나 치근의 분지가 시작된다. 치근첨은 모두 원심 경사를 보인다.

치수강은 치아의 외형과 닮아서 수실과 수관을 가지며 5개의 수각은 교두정을 향해 예리하나 원심은 약간 둔하다.

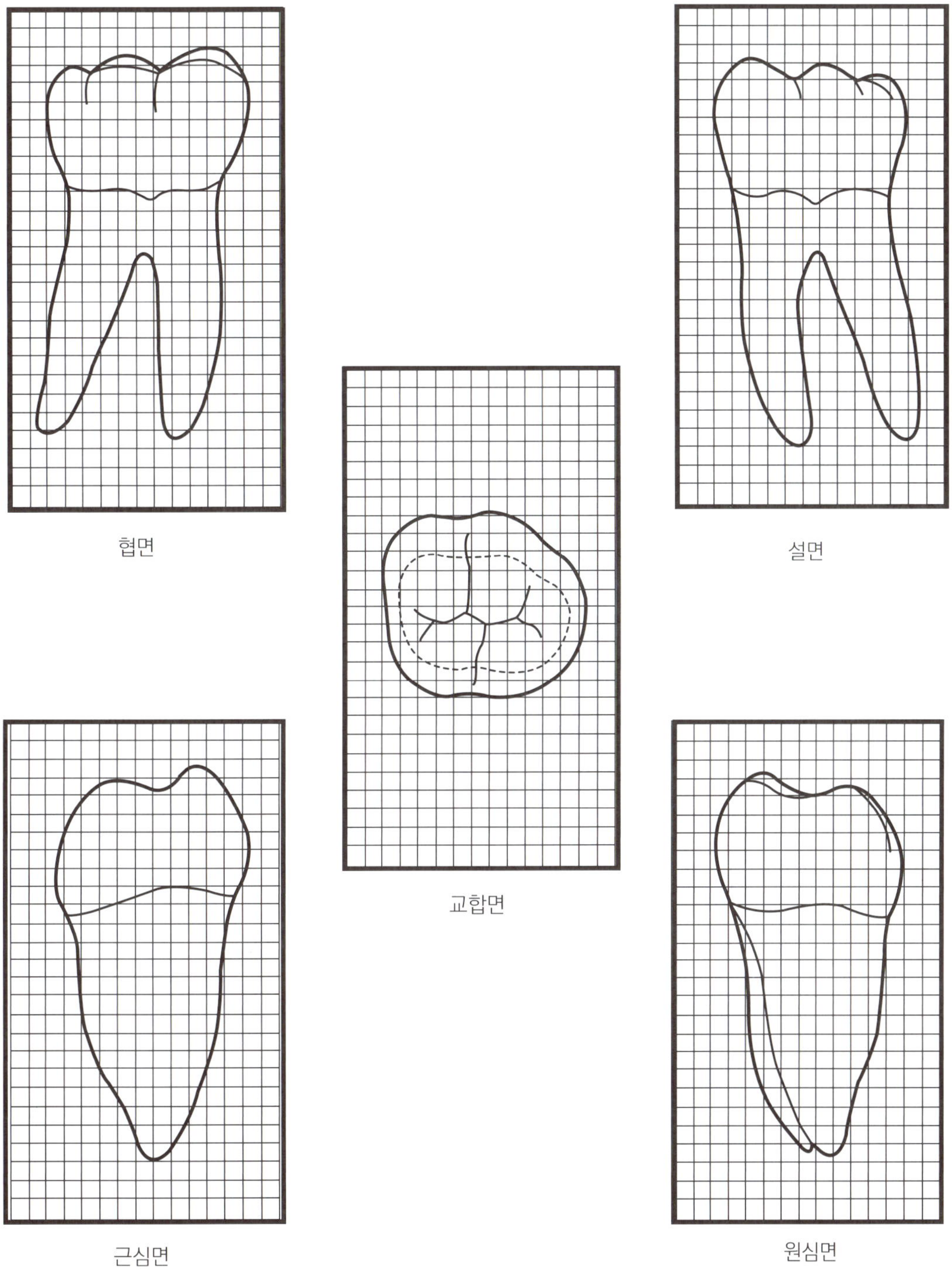

그림 14-8. 하악 우측 제 1 대구치

5. 하악 제2대구치(Mandibular second molar)

전체적인 외형은 하악 제1대구치와 비슷하나 크기가 작은 5교두형과 원심교두가 나타나지 않아 교두가 4개뿐인 4교두형이 있다. 하악 제2대구치는 4교두형이 대부분이며 교두의 크기는 거의 비슷하고 협측에서 설측 방향으로 크게 줄어들지 않는다.

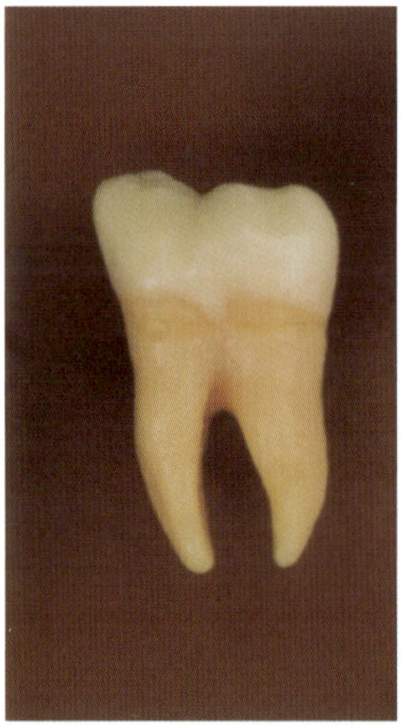

협면

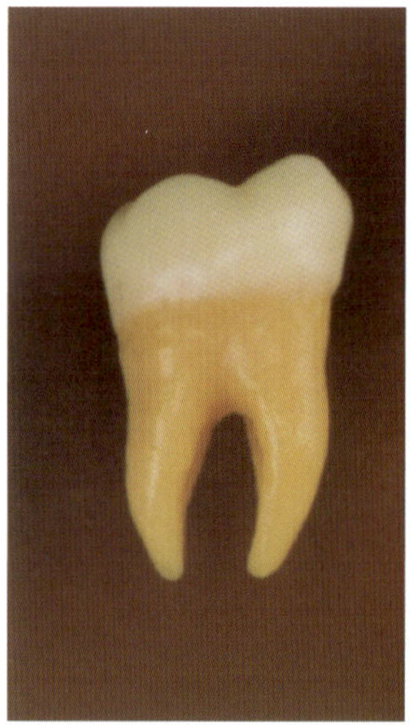

설면

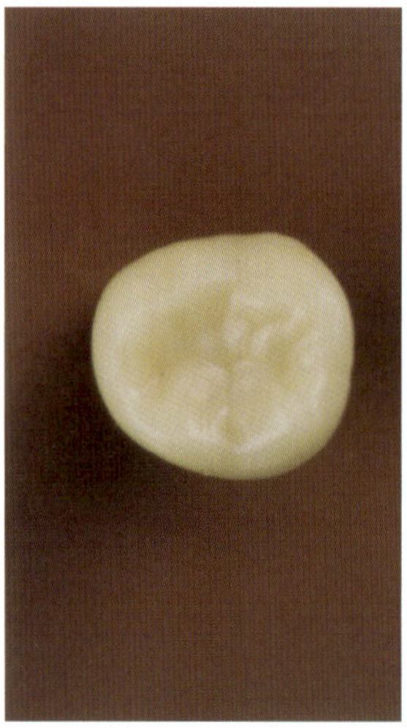

교합면

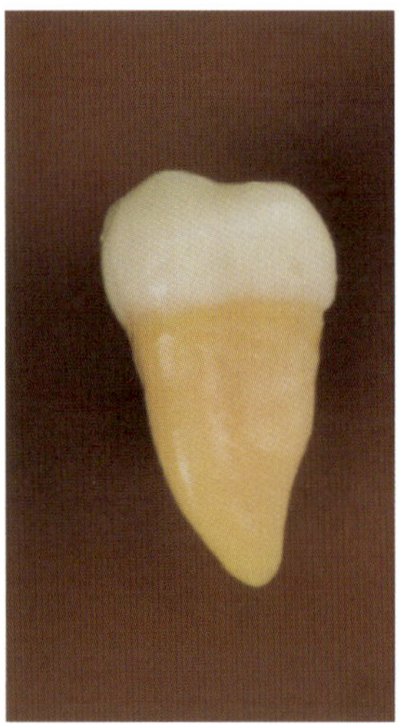

근심면

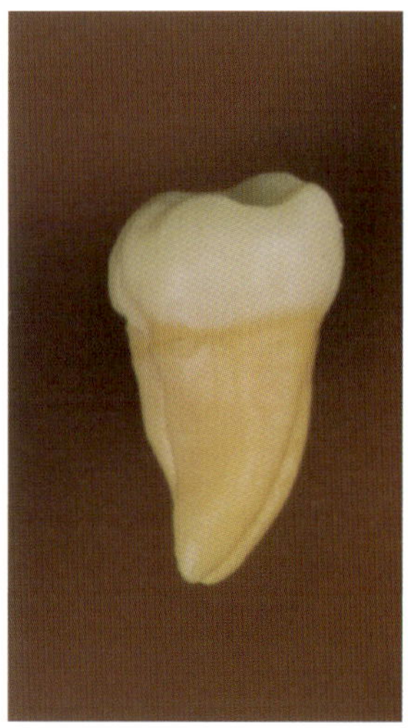

원심면

그림 15-1. **하악 좌측 제2대구치**

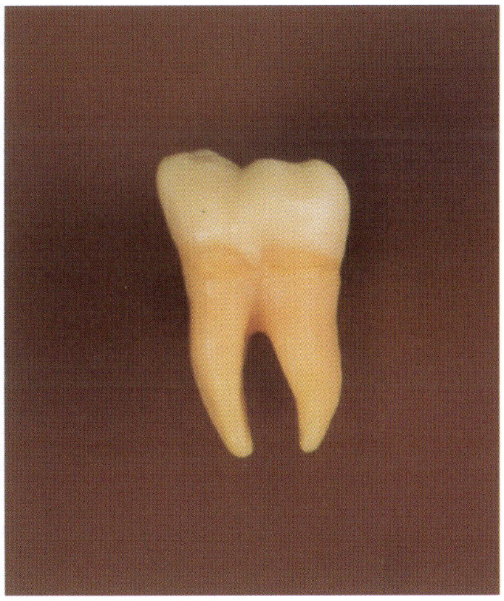

제2대구치

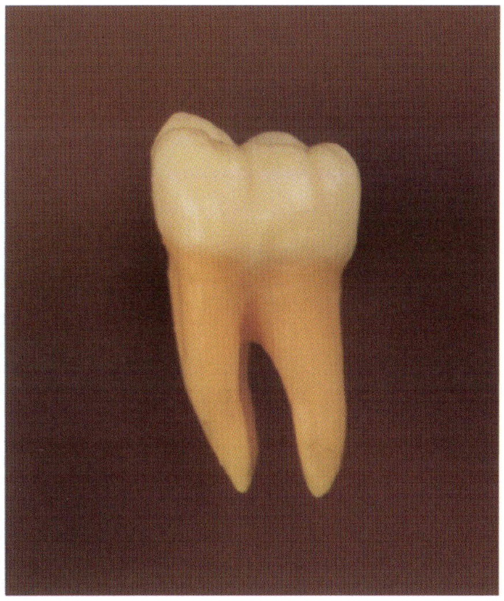

제1대구치

그림 15-2. **협면**

석회화 시작	2.5 ~ 3년
법랑질 완성	7 ~ 8년
치아 맹출	11 ~ 13년
치근 완성	14 ~ 15년

1) 협면(Buccal surface)

하악 제2대구치의 협면은 근심연, 원심연, 교합연, 치경연으로 이루어져 있고 치관의 길이와 근원심경이 제1대구치보다 작다.

협면에서는 원심교두가 없는 2개의 교두만 존재하므로 발육구인 협면구는 1개가 나타나고 이 구는 근원심 길이의 거의 중간에 있으므로 근심협측교두와 원심협측교두를 비슷한 크기로 나누고 교두정은 근심협측교두가 예리한 형태이며 조금 더 높다.

원심협면구가 나타나지 않았을 경우는 그 부위에 약간의 함몰된 흔적이 보인다. 치경연은 치근 분기점 부근이 치근을 향해 예리하게 굴곡된 모양이다.

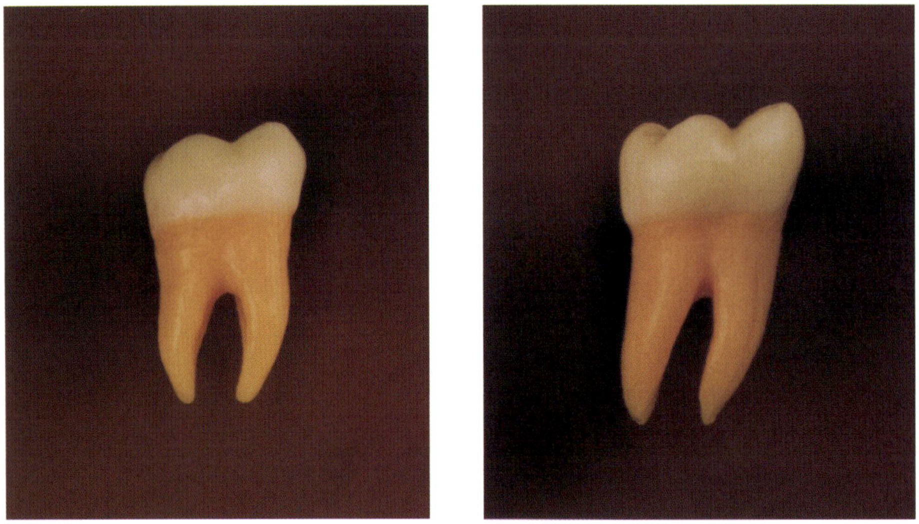

제2대구치　　　　　　　　　　　　제1대구치

그림 15-3. 설면

2) 설면(Lingual surface)

치관의 길이가 제1대구치보다 조금 짧고 협측에서 설측으로 크게 줄어들지 않아 협측의 근원심경과 설측의 근원심경이 별로 차이가 없어서 설면에서는 근심면과 원심면이 잘 보이지 않는다. 설측의 2개 교두는 약간 원심에 위치한 설면구에 의해 근심설측교두와 원심설측교두로 나누어지며 협측교두보다 설측교두가 더 높고 예리하다.

3) 근심면(Mesial surface)

근심면의 크기가 조금 작은 것을 제외하고 제1대구치와 거의 같다. 협측연의 치경 1/3 부위의 협면치경융선이 나타나는데 그 만곡 정도가 약하며 접촉점은 교합 1/3 부위와 중앙 1/3 부위의 경계에서 협측에 위치한다. 치경연은 거의 만곡을 보이지 않아 일직선으로 주행한다.

4) 원심면(Distal surface)

원심면은 원심교두가 없기 때문에 원심협측구도 나타나지 않으며 접촉점은 원심면의 중앙 1/3 부위의 협설 중앙에 위치한다.

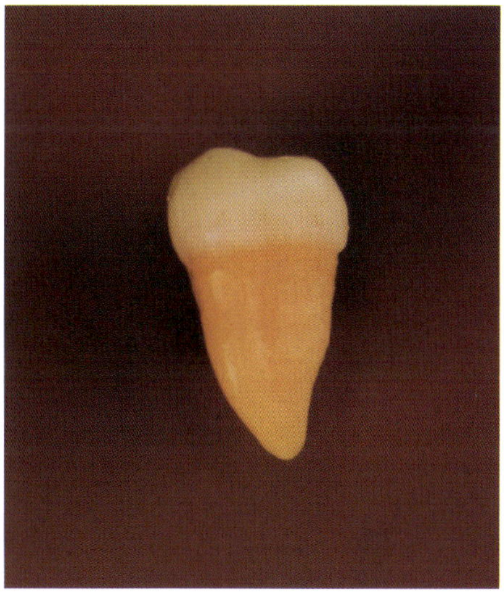

근심면

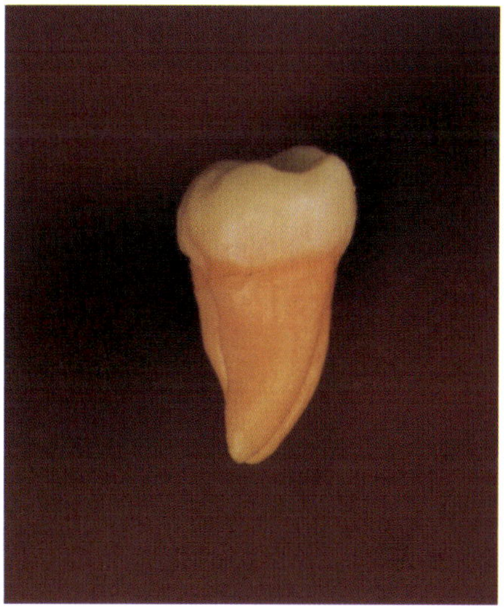

원심면

그림 15-4. 접촉면

5) 교합면(Occlusal surface)

교합면의 외형은 협측연, 설측연, 근심연, 원심연으로 이루어져 있고, 원심교두가 존재하지 않아서 교합면 전체는 제1대구치보다 둥근 사각형의 형태이다. 협측연과 설측연은 각 방향을 향해 약한 만곡을 보이며, 설측연이 조금 짧고 근심연은 거의 직선적인데 비해 원심연은 원심을 향해 볼록하다.

교합면의 발육구는 +자형을 하고있어 4교두를 비슷한 크기로 나눈다. 근원심과 협설 중앙에 위치한 중심소와에서 협측으로 협측구가 주행하고 반대로 설측 방향으로 설측구가 나타난다. 이들 발육구에 의해 그 방향에 따라 근심협측교두, 원심협측교두, 근심설측교두, 원심설측교두로 구분되며 일반적으로 근심교두가 원심보다 약간 크지만 원심교두가 나타나지 않아 이중에서 원심협측교두가 조금 더 크다. 제일 작은 교두는 원심설측교두이다.

각 교두정에서 삼각융선이 주행하는데 근심협측과 근심설측 삼각융선이 연결되고, 원심의 협측과 설측삼각융선이 연결되어 2개의 횡주융선(transverse ridge)을 이룬다.

교합면에는 발육구가 끝나고 만나는 곳에 3개의 함몰부가 나타나는데 이는 근심와, 중심와, 원심와이다. 이들 와(fossa)내의 중심부에는 점상의 소와(pit)가 존재하고 근심소와와 원심소와에서 협측과 설측 방향으로 삼각구가 주행한다.

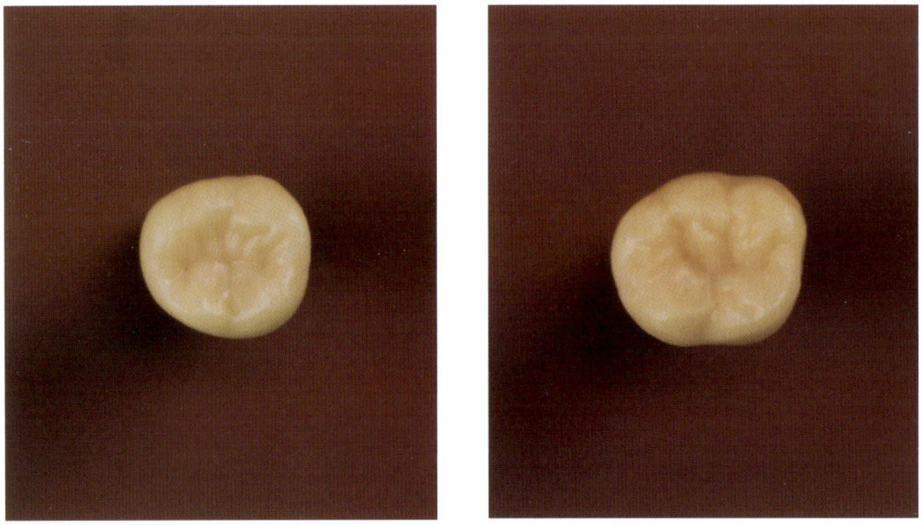

제2대구치　　　　　제1대구치

그림 15-5. **교합면**

6) 치근(Root)과 치수강(Pulp cavity)

치근은 근심치근과 원심치근으로 분리되는 복근치이며, 제1대구치보다 치근의 길이가 짧고 치근의 이개도는 작아지며 치근첨의 원심경사도 더 크다. 근심치근이 더 각이 경사져 있어 근심면에서 원심치근이 조금 보인다.

치수강의 형태도 제1대구치와 비슷하고 4개의 수각이 나타나지만 제1대구치에 비해 예리하지 못하다.

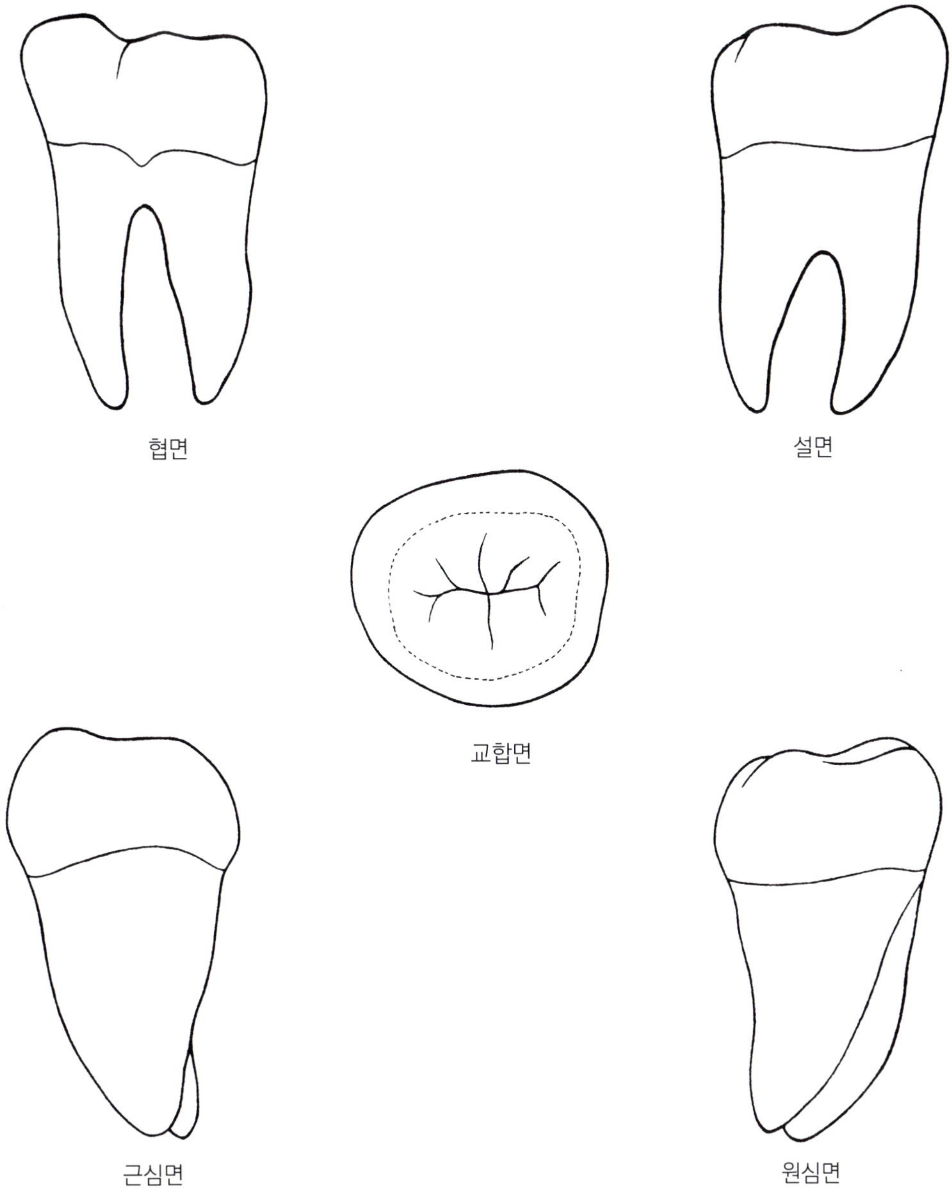

그림 15-6. **하악 좌측 제2대구치**

6. 하악 제3대구치(Mandibular third molar)

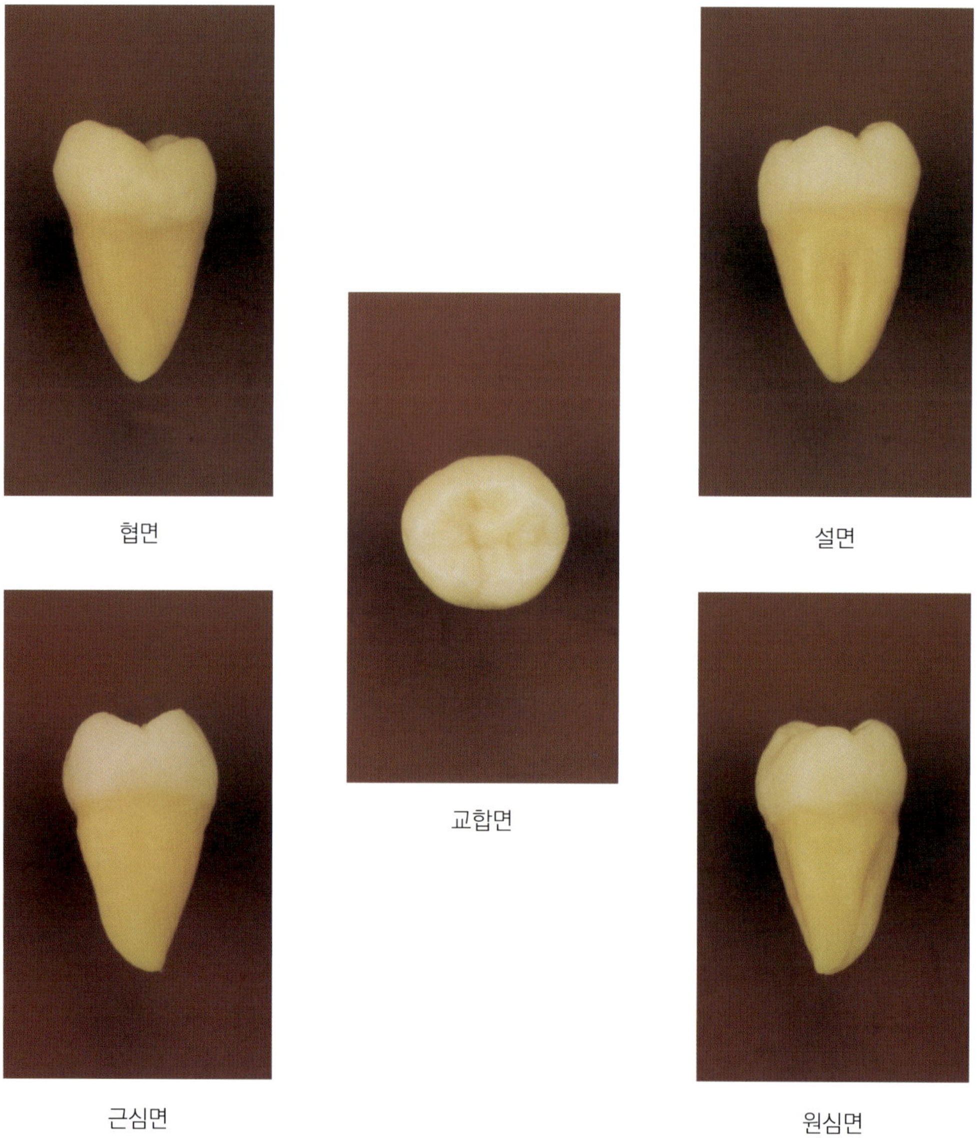

그림 16-1. **하악 좌측 제3대구치**

석회화 시작	8 ~ 10년
법랑질 완성	12 ~ 16년
치아 맹출	18 ~ 21년
치근 완성	18 ~ 25년

하악 제3대구치는 하악 대구치 중에서 가장 작고 형태나 위치 변화가 많은 치아로 이상(異狀) 치아가 많아 왜소치나 치관이 비정상적으로 크고 치근이 짧은 치아가 많다. 또 제3대구치에서는 부분 맹출(partial eruption)과 매복치(impacted teeth)도 볼 수 있는데, 부분 맹출의 경우에는 제2대구치 원심면의 치주질환과 치아우식증을 일으키기 쉽다. 협측교두는 길이가 짧고 둥근편이고 교합면의 외형도 둥근형태를 하고 있으며 나머지 설면, 근심면, 원심면은 하악 제2대구치와 거의 비슷하다. 치근은 길이가 짧고 치근이 더욱 좁아져 대부분 융합된 것이 많다.

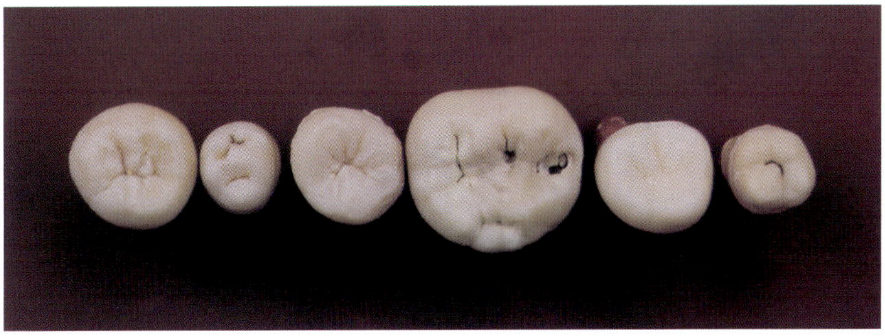

그림 16-2. **교합면의 형태**

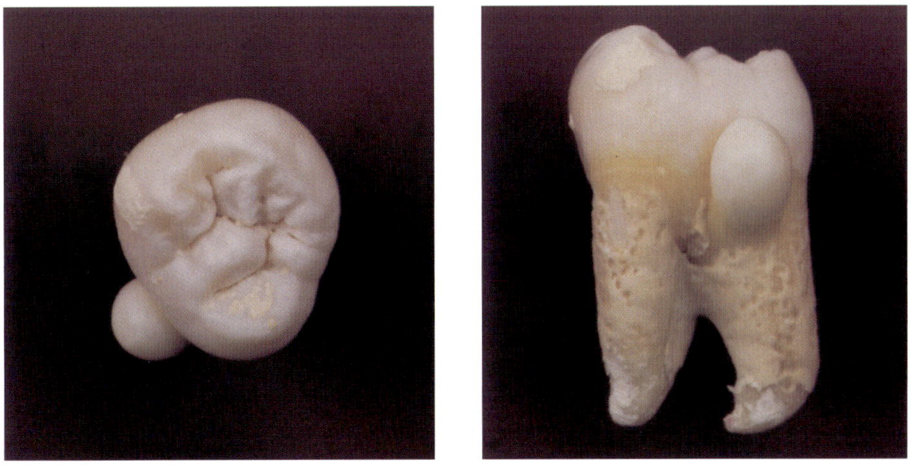

그림 16-3. **Enamel pearl**

제2장 유치

사람의 치아발생은 태생 약 6주경에 치아판(dental lamina)의 출현으로 시작되어 세포증식, 형태분화와 조직분화를 거쳐 생후 6~7개월이 되면 맹출하기 시작하여 20~30개월까지 맹출하게 되는데 그 순서는 유중절치, 유측절치, 제1유구치, 유견치, 제2유구치 순이며 일악편측에 5개씩 모두 20개의 치아를 유치(deciduous teeth) 또는 탈락치(exfoliation teeth)라 한다.

유치의 형태를 보면 유전치는 치관의 길이는 짧고 치관폭이 넓게 나타나 영구치와 대체로 비슷하나 제1유구치는 영구치의 소구치나 대구치의 외형과는 달리 특이한 형태를 하고 있다. 제2유구치에서 상악 제2유구치는 상악 제1대구치와, 하악 제2유구치는 하악 제1대구치의 형태와 비슷하게 나타난다.

유치의 치아들이 맹출한 후 유치는 영구치와 같은 기능을 수행한다. 유치가 탈락되고 보다 큰 크기의 영구치로 대체되는 정확한 기전은 알려져 있지 않으나 발육중인 영구치가 어떤 식으로든 특정부위의 대사에 영향을 미쳐 유치의 치근이 흡수(resorption)되기 시작하여 6~12세 사이에 맹출된 순서대로 자연 탈락(exfoliation) 하고 그 자리를 대생치인 영구치가 이어지게 된다고 생각된다. 이 시기는 유치와 영구치가 함께 나타나는데 이를 혼합치열기(混合齒列期)라 한다.

유치열의 치아우식증이나 조기 상실은 그 자체뿐만 아니라 치아의 기능상실과 영구치가 맹출하는데 필요한 공간을 확보하지 못할 경우에는 부정교합(malocclusion)의 원인이 된다. 유치가 조기에 상실되거나 우식증이 발생하면 보격장치(space maintainer)나 보철물(prosthesis)로 수복해 주어야 한다.

따라서 유치열의 치아우식증 예방과 치료 그리고 기능적 교합관계를 유지하는 일은 매우 중요하다.

유치와 영구치의 차이

1) 치아의 종류와 수가 다르다.
2) 유치의 치관과 치근은 영구치보다 일반적으로 작다.
3) 유전치의 치관에서 길이에 대한 폭의 비율이 영구치보다 크다.
4) 유치는 치경부에서 심한 협착을 보인다.
5) 유구치를 협면에서 보면 치경부위가 근원심으로 잘록하다.
6) 유전치의 순설면과 유구치의 협면에 존재하는 치경융선(cervical ridge)은 잘 발달되어 있다.
7) 유구치의 교합면은 근원심으로 길며 하악 유구치에서는 분명하게 나타난다.
8) 유구치의 치관에서 협설경은 치경부에서 가장 길고 교합면에서는 짧게 나타난다.
9) 유치의 치근은 가늘고 길며 특히 유구치에서는 치근의 이개도가 크다.
10) 유치의 색은 황백색인 영구치보다 더 밝고 투명하다.
11) 유치의 수실은 영구치보다 치관에 비해 상대적으로 넓다.

Ⅰ. 유절치(Deciduous incisor)

유절치는 상악과 하악 그리고 정중선을 중심으로 좌우측에 각각 2개씩 모두 8개가 있다. 정중선에서 첫번째 있는 치아를 유중절치(deciduous central incisor)라 하고 그 원심측에 있는 치아를 유측절치(deciduous lateral incisor)라 한다.

치관은 순면, 설면, 근심면 그리고 원심면 4개의 치면과 근심절단우각, 원심절단우각 2개의 우각과 하나의 절단으로 구성된다. 치관의 형태는 영구치와 비슷하나 길이가 짧고 상악 유중절치에서는 근원심폭이 넓게 나타난다. 융기된 부위와 함몰된 부분은 영구치보다 발육상태가 현저하게 약하다. 그리고 치근의 형태는 영구치와 같이 단근치이면서 원추형을 하고 있으나 치근 중앙부분에서 순측을 향하여 완만한 곡선을 나타낸다.

1. 상악 유중절치(Deciduous maxillary central incisor)

위치는 정중선을 중심으로 좌우측에 나타나며 유절치 중에서 가장 크고 영구치의 중절치와 비교하여 보면 치관의 길이가 짧다. 유중절치는 치관길이보다 근원심폭이 넓다. 형태와 기능은 영구치와 비슷하다.

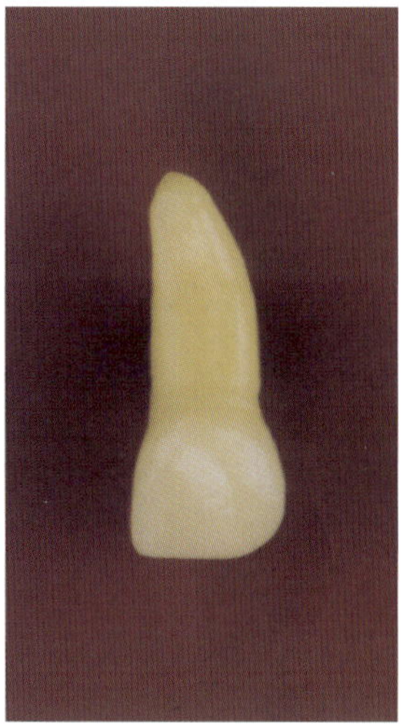

순면

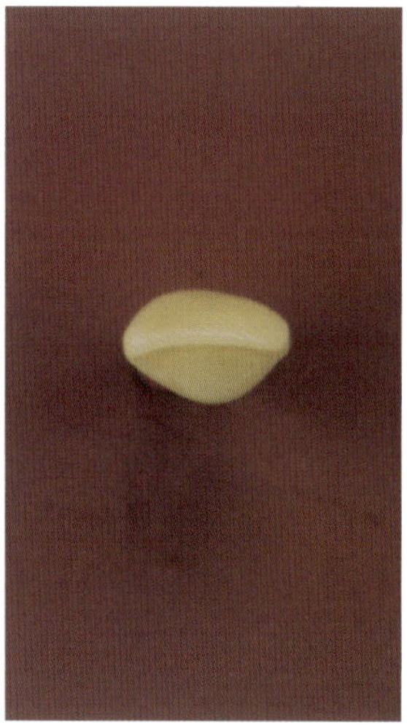

절단

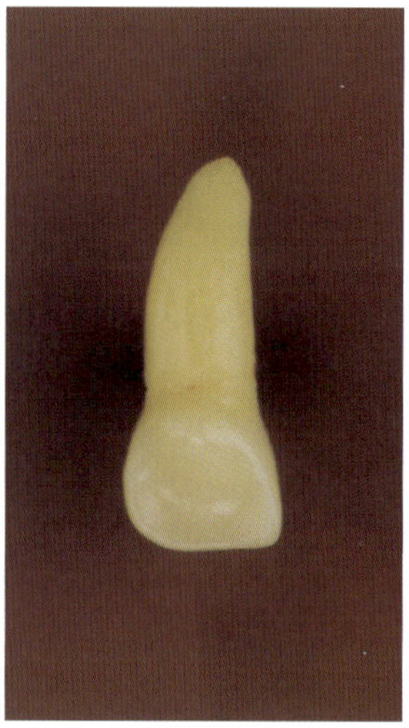

설면

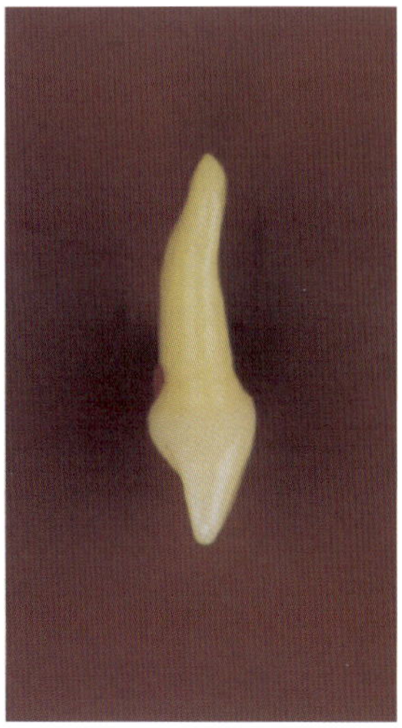

근심면

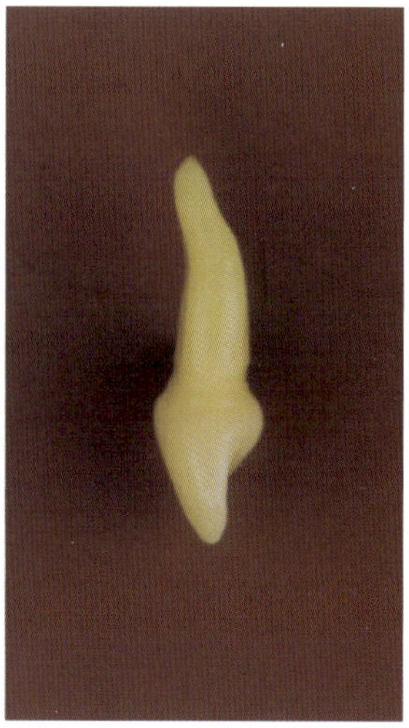

원심면

그림 1. **상악 좌측 유중절치**

1) 순면(Labial surface)

순면은 절단연, 치경연, 근심연 및 원심연 4개의 연으로 구성되며 치경부의 폭이 좁아져 외형은 장방형으로 나타난다. 근심연은 직선적이며 길고 원심연은 곡선적이며 짧다. 절단연은 근심에서 원심으로 거의 직선이면서 원심측에 약간 기울어진다. 절단연과 근심연이 만나서 이루는 근심우각은 예각을 나타내고 그 반대측의 원심우각은 둔각을 나타낸다.

순면은 대체로 평탄하고 융선과 구는 분명하게 나타나지 않는다.

2) 설면(Lingual surface)

설면은 순면과 같이 4개의 연으로 구성되고 치경연은 치근을 향하여 만곡되어 있으며 중앙보다 약간 원심에서 최대만곡을 보이며 절단부에서 치경부로 갈수록 폭은 더 좁아진다.

근심변연융선은 직선적이며 원심변연융선은 곡선적이다. 두 변연융선은 잘 발육되어 있으며 이들이 만드는 설면치경결절도 잘 발달되어 있다. 설면치경결절이 절단을 향해 연장되므로 인해 설면와는 근심설면와와 원심설면와의 2부분으로 나누어지기도 한다.

3) 접촉면(Contact surface)

근원심면은 비슷하며 순측연, 설측연, 치경연 3개의 연으로 구성되고 치경연을 밑변으로 하는 가늘고 긴 삼각형을 이룬다. 근원심면의 순설의 길이는 치관길이에 비해 조금 작게 나타난다.

치경선의 만곡은 근심면이 원심면보다 더 만곡되어 있으며 치관을 향하고 있다. 접촉점의 위치는 근원심의 절단 1/3부분 우각부 부근에 위치한다.

4) 절단(Incisal edge)

근원심이 순설보다 길고 절단은 순설의 중앙에 위치하며 거의 직선에 가깝다. 절단에서 보면 순측이 설측보다 넓고 풍융하다. 그리고 설측은 설면결절을 향하여 좁아진다.

5) 치근(Root)

치근은 순설측으로 압편된 단근치이며 치근첨단을 향하여 서서히 좁아지는 원추형을 하고 있다. 상악 중절치와 다른 점은 순설보다는 근원심경이 큰 난원형을 하고 있다. 치근의 근심면은 일반적으로 함몰된 부분을 보는 반면 원심면은 전반적으로 풍융하다.

2. 상악 유측절치(Deciduous maxillary lateral incisor)

유중절치는 치관 길이보다 근원심폭이 넓은데 비하여 유측절치에서는 근원심경이 작고 치관길이가 길다. 이 치아는 상악 유중절치와 매우 유사하다.

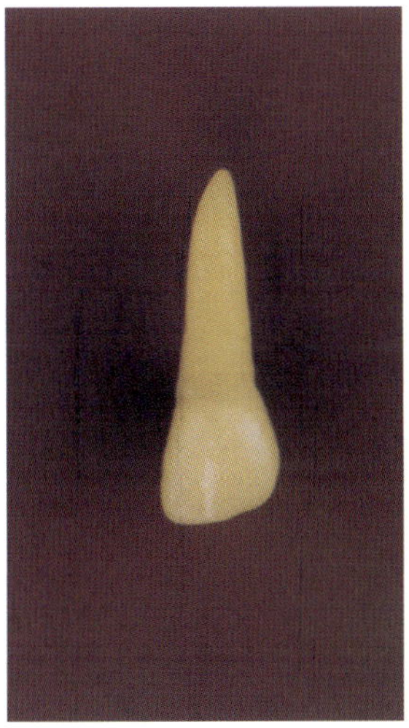

순면

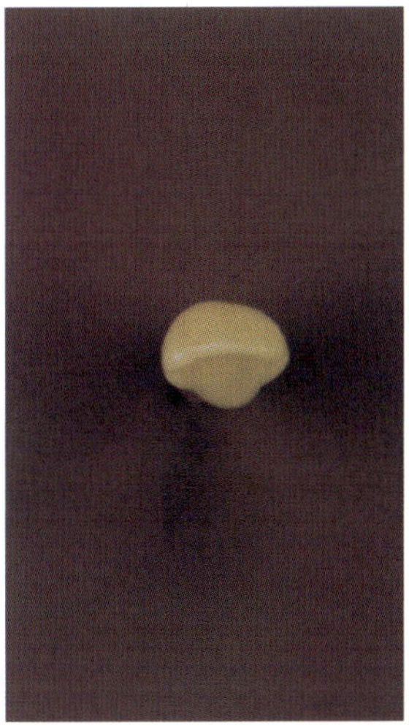

절단

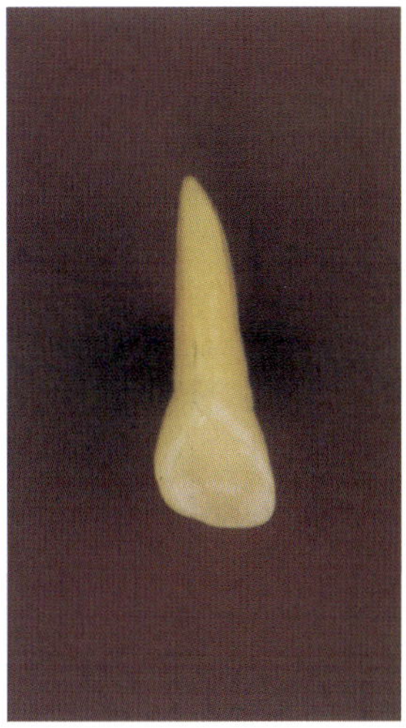

설면

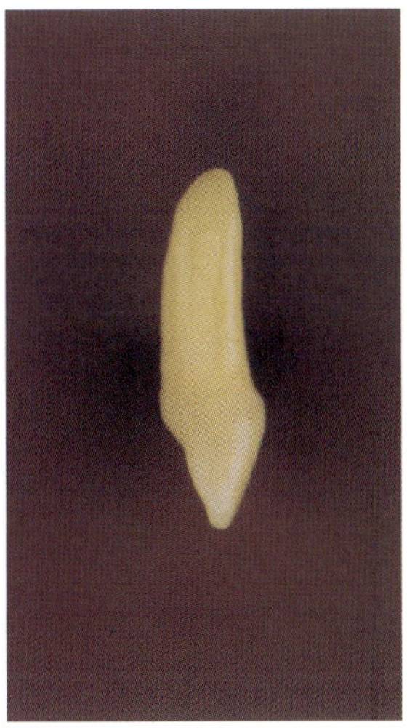

근심면

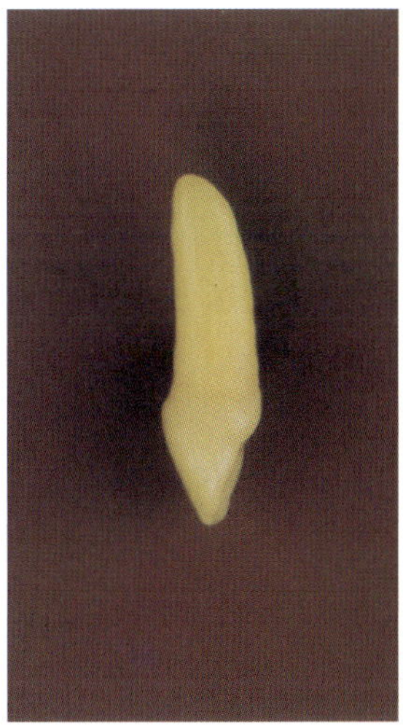

원심면

그림 2. **상악 좌측 유측절치**

1) 순면(Labial surface)

순면은 절단연, 치경연, 근심연 및 원심연 4개의 연으로 구성되며 근심연과 원심연은 유중절치와 유사하나 절단연은 원심측에서 더 경사되어 있어 우각상징이 분명하게 나타난다.

각 부위의 명칭은 유중절치와 동일하며 발육상태가 미약하다.

2) 설면(Lingual surface)

설면은 순면과 같이 4개의 연으로 구성되며 순면보다 치경부의 폭이 좁게 나타난다. 근심변연융선과 원심변연융선은 잘 발달되어 있지 않으며 설면치경결절의 발육도 유중절치보다 미약하다. 따라서 설면은 융기된 부위와 함몰된 부분이 완만하게 나타난다.

3) 접촉면(Contact surface)

근원심면은 3개의 연으로 구성되며 상악 유중절치보다 작은 삼각형을 보인다. 근심면은 풍융이 약하고 원심면은 풍융이 강하다. 근심면에서의 접촉부위는 근심절단우각부근에 그리고 원심면에서는 절단 1/3 부근에 위치한다.

4) 절단(Incisal edge)

절단부는 순설측으로 약간 넓고 근원심으로 풍융하며 절단연의 상태는 유중절치와 비슷하다.

5) 치근(Root)

상악 유중절치와는 달리 순설측으로 압편된 모양을 보이지 않으며 유측절치에서는 근원심면이 어느 정도 편평한 원추형의 치근을 보여준다.

3. 하악 유중절치(Deciduous mandibular central incisor)

하악 유중절치는 상악 유중절치와 형태가 대체로 같으나 유절치중에서 가장 작고 치면에서 융선의 발육은 약하다. 근원심경이 작고 순설면에서 보면 근심반부와 원심반부는 거의 대칭적으로 나타나 영구치의 하악 중절치와 비슷하다.

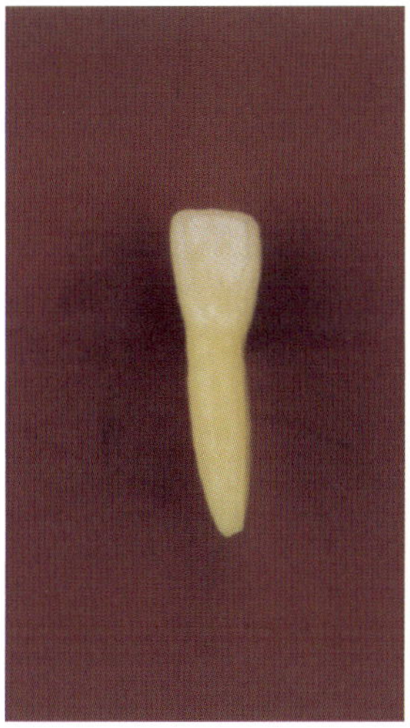

순면

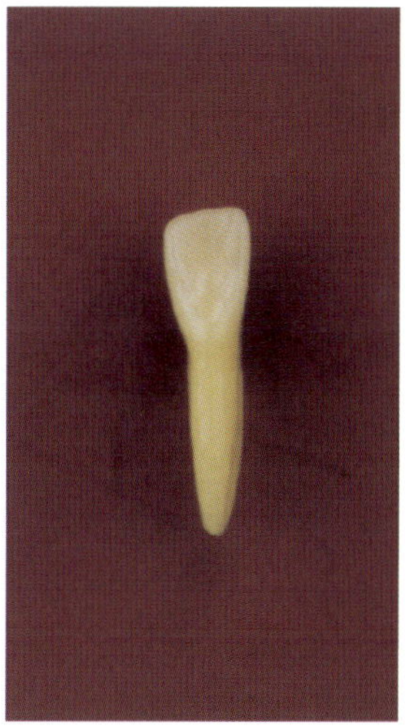

설면

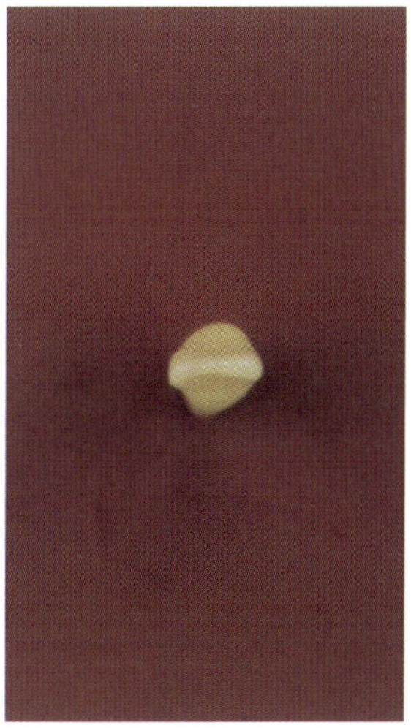

절단

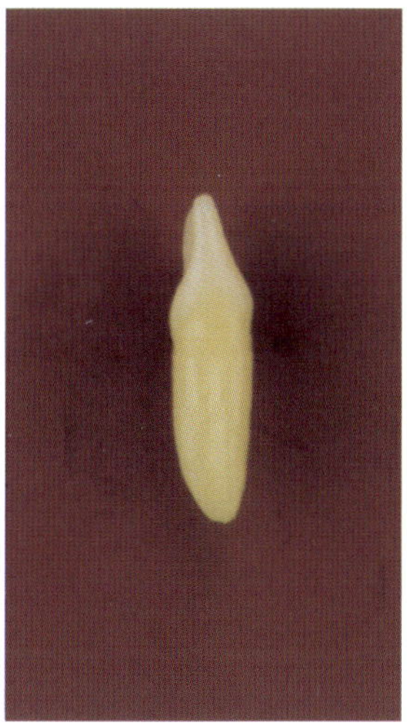

근심면

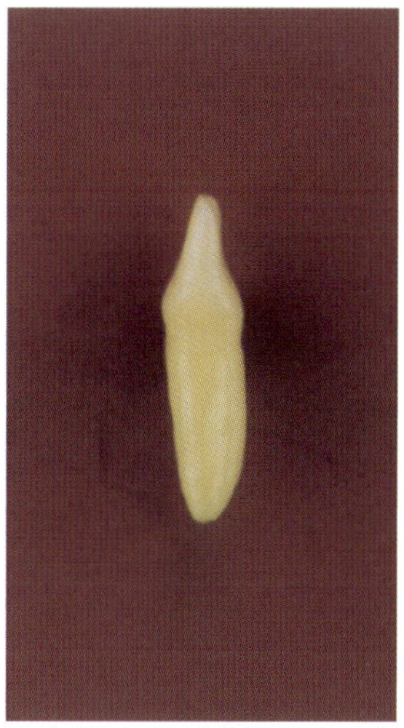

원심면

그림 3. **하악 좌측 유중절치**

1) 순면(Libial surface)

순면은 절단연, 치경연, 근심연 및 원심연 4개의 연으로 구성되며 절단연은 거의 수평이며 원심경사는 약하다. 근원심 우각은 거의 직각에 가깝고 근원심연은 직선적이며 길이가 비슷하다. 따라서 근심반부와 원심반부는 거의 대칭적으로 나타난다. 순면의 절단 1/3은 편평하고 치경 1/3 부분은 가장 풍융하다. 순면융선과 순면구는 잘 알아 볼 수 없을 만큼 발육상태가 미약하다.

2) 설면(Lingual surface)

순면과 비슷한 형태를 보여주고 있으며 근심변연융선과 원심변연융선 그리고 설면치경융선은 발육이 미약하며 이로 인하여 설면와는 아주 얕게 함몰되어 있다. 양 변연융선은 절단부쪽에서 발육이 조금 더 양호하며 설면치경융선의 가장 융기된 부분은 약간 원심측에 위치한다.

3) 접촉면(Contact surface)

근원심면은 외형이 비슷하며 순측연, 설측연, 치경연으로 구성되어 있고 근심면에서는 대체로 풍융하나 치경선 상방에서 편평해지며 원심면에서는 편평해지지 않은 점을 제외하면 거의 비슷하다. 치경선 만곡은 근심면에서 만곡이 심하며 치관쪽을 향하고 있다.

4) 절단(Incisal edge)

절단은 직선이며 순측은 풍융하고 설측은 설면치경결절을 향하여 좁아진다. 절단부분은 순설의 중앙부분에 위치한다.

5) 치근(Root)

치관길이에 비하여 치근이 긴 직선으로 된 원추형이며 단근치이다. 근원심으로 볼록하고 설측이 조금 좁다. 또 치근첨을 향하여 조금씩 좁아지며 뾰족하게 나타난다.

4. 하악 유측절치(Deciduous mandibular lateral incisor)

하악 유측절치는 유중절치의 원심에 그리고 유견치의 근심측에 위치한다. 하악 유중절치보다는 치관과 치근이 약간 길다. 형태는 하악 유중절치보다는 오히려 상악 유측절치와 유사하다.

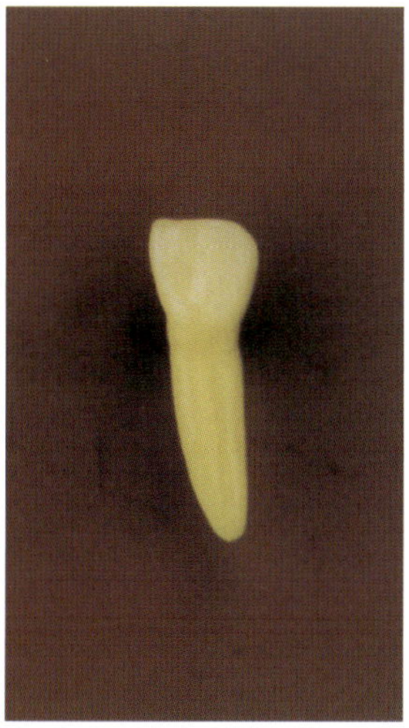

순면

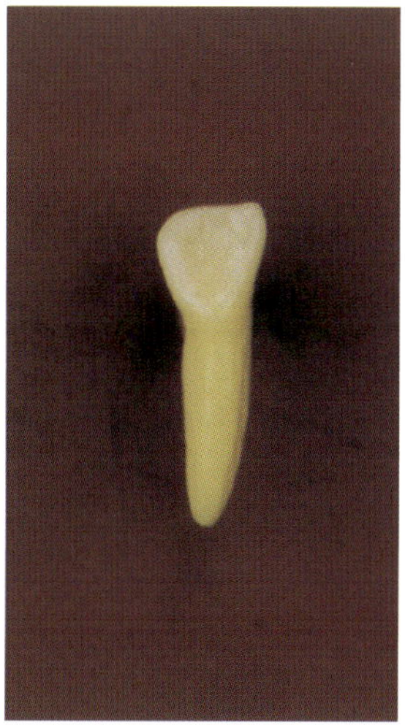

설면

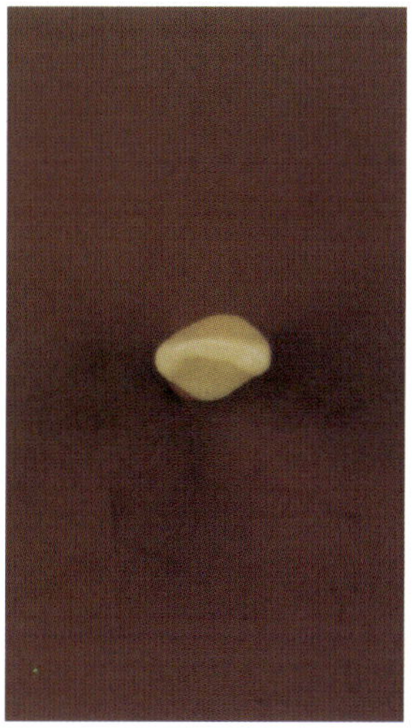

절단

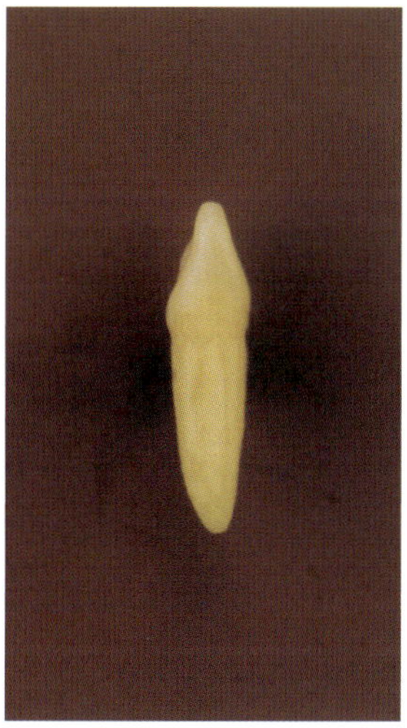

근심면

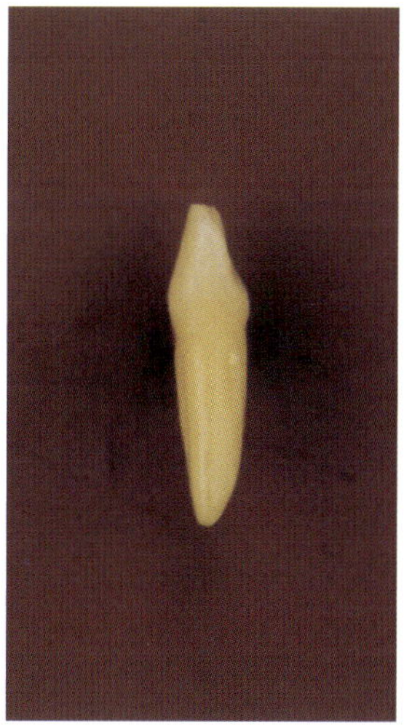

원심면

그림 4. **하악 좌측 유측절치**

1) 순면(Labial surface)

순면은 절단연, 치경연, 근심연, 원심연 4개의 연으로 구성되며 절단연은 근심에서 원심으로 가면서 경사가 강하게 나타나므로 원심우각이 더 둥글게 보여 우각상징은 하악 유중절치보다 분명하다. 순면은 대체로 평탄하나 절단연을 제외한 연들은 둥글게 나타난다. 순면의 융기된 부위와 함몰된 부분은 분명하게 나타나지 않는다.

2) 설면(Lingual surface)

4개의 연으로 구성되며 전체적인 모양은 상악 유측절치와 비슷하다. 근심변연융선과 원심변연융선 그리고 설면치경결절은 발육이 약하고 치경연의 만곡정은 근원심의 중앙보다 약간 원심측에 위치한다.

3) 접촉면(Contact surface)

근심면과 원심면은 대체로 풍융하고 순설경의 폭이 좁아서 긴 삼각형을 보여준다. 근심면은 치경선 부근이 약간 평탄하며 넓고 원심면은 둥글고 좁다. 근원심면의 치경선 만곡은 원심이 약하고 근심이 강한 편이나 그 정도는 크지 다.

4) 절단(Incisal edge)

절단은 거의 직선적이며 순면은 풍융하고 설면의 치경부 으로 좁아진다. 절단부의 절단결절은 맹출시 분명히 나타나나 상악과의 교합에 의해 곧 소실된다.

5) 치근(Root)

하악 유측절치의 치근은 하악 유중절치의 치근보다 비교적 가늘고 길다. 근심과 원심에서 편평한 편이며 치근단 1/3부위에서 원심으로 약간 경사되어 있다.

II. 유견치(Deciduous canine)

유견치는 유측절치의 원심측에 위치하며 상악과 하악 그리고 정중선을 중심으로 좌우측에 각각 1개씩 모두 4개가 있다. 치관은 순면, 설면, 근심면 그리고 원심면 4개의 치면과 근심절단우각, 원심절단우각 2개의 우각과 하나의 절단으로 구성된다. 그리고 유견치에서 치근의 형태는 단근치이며 원추형을 하고 있다. 유견치는 절치와는 달리 치관의 절단부에 1개의 첨두를 갖고 있으며 영구치의 견치와 유사한 형태를 나타낸다. 그러나 유견치와 영구치의 견치 사이에는 다음과 같은 몇가지 차이점이 있다.

1) 치관의 길이에서 유견치는 영구치의 견치보다 짧다.
2) 유견치는 치관길이에 비하여 근원심의 폭은 넓다.
3) 유견치의 인접면은 영구치의 견치에 비해 치관의 길이가 짧은 삼각형을 나타낸다.
4) 유견치는 치경부가 풍융하며 치경협착이 강하다.
5) 유견치의 첨두는 영구치의 견치에 비해 둔각이다.
6) 유견치의 치근은 치근 중앙에서 치근단까지 순측으로 경사되어 있다.

1. 상악 유견치(Deciduous maxillary canine)

상악 유견치는 유측절치의 원심측에 그리고 제1유구치의 근심측에 위치하며 순면, 설면, 근심면 및 원심면 4개의 치면으로 구성된다. 2개의 우각과 하나의 절단을 가지며 순면과 설면의 융선들은 잘 발달되어 있다. 치경부는 풍융한 편이며 협착이 강하다.

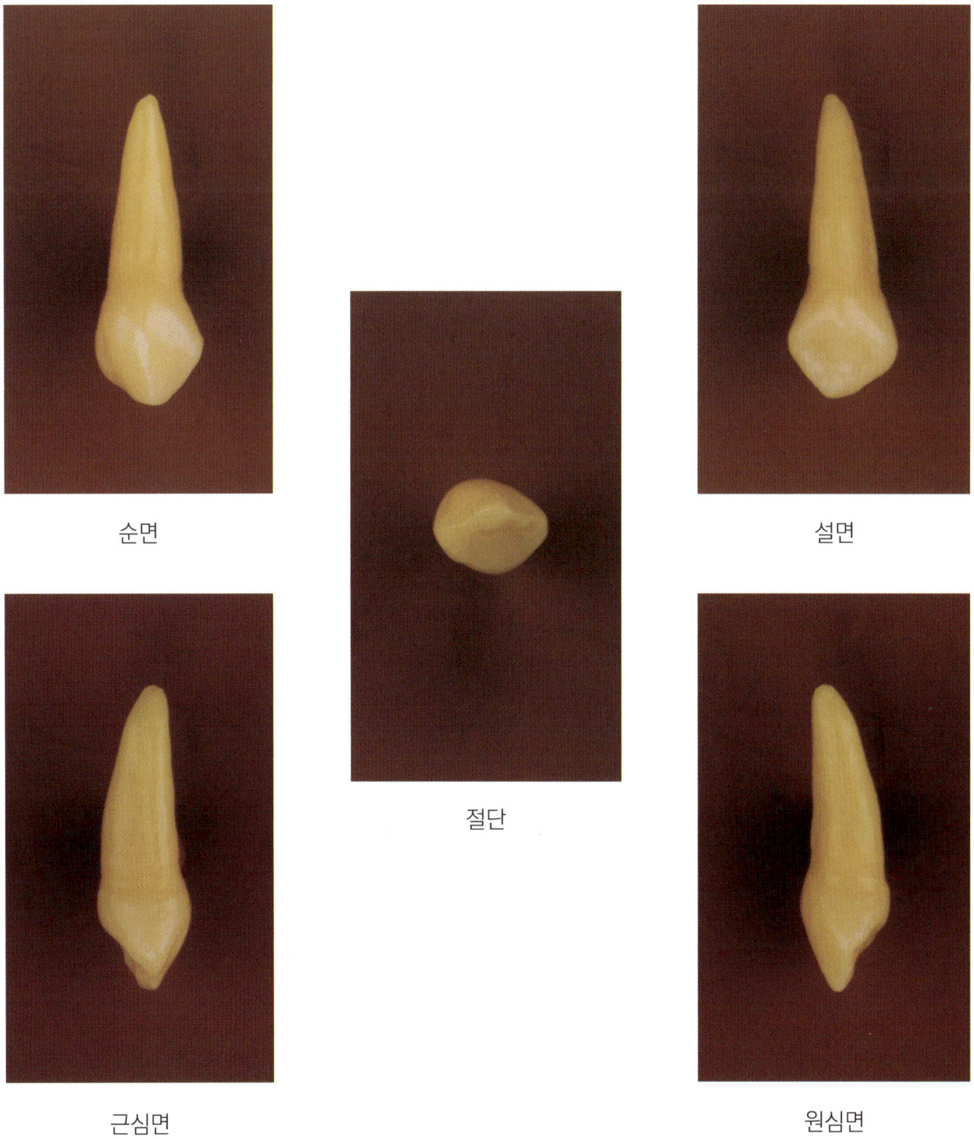

그림 5. 상악 좌측 유견치

1) 순면(Labial surface)

순면은 절단연, 치경연, 근심연 및 원심연 4개의 연으로 구성되며 절단연은 첨두를 중심으로 근심절단연과 원심절단연으로 나누어져 순면의 형태는 5각형을 나타낸다. 유견치는 치관길이에 비하여 근원심폭이 넓다. 첨두는 중앙에서 약간 원심측에 위치하므로 근심절단연은 직선적이며 조금 길고 원심절단연은 둥글게 나타난다. 근심우각과 원심우각이 동일한 위치에 있으므로 근심연과 원심연은 거의 같은 길이이며 우각상징은 분명하지 않은 것이 많다. 순면에서는 중앙순면융선의 발육이 가장 양호하고 원심순면융선, 근심순면융선의 순이다. 순면융선은 치경부로 가면서 폭이 넓어지고 순면치경융선은 발육이 양호하여 근심연과 원심연으로 이어진다.

순면은 중앙순면융선을 중심으로 근심 경사면과 원심 경사면으로 나누어지며 이 경사면에는 근심순면구와 원심순면구가 나타난다.

2) 설면(Lingual surface)

순면과 같이 4개의 연으로 구성되나 치경연이 짧은 5각형을 이룬다. 설면융선은 첨두에서 치경부로 내려가 설면치경결절에 이어지는데 이 융선으로 인하여 설면와는 근심설면와(mesiolingual fossa)와 원심설면와(distolingual fossa)로 구분된다. 근심변연융선이 잘 발달되어 설면치경결절은 약간 원심측에 위치한다.

3) 접촉면(Contact surface)

근원심면은 순측연, 설측연 및 치경연 3개의 연으로 구성되고 순설의 폭이 넓은 삼각형을 이룬다. 근원심면은 형태가 비슷하며 치경선 만곡이 대체로 약하여 치경선 만곡상징은 분명하게 나타나지 않는다.

4) 절단(Incisal edge)

근원심과 순설의 길이가 거의 같고 순측은 치경부를 중심으로 잘 발달되어 있으며 설측은 설면치경결절을 향하여 폭이 좁아지고 있다.

첨두가 중앙에서 약간 원심측에 위치하므로 근심절단연은 원심절단연보다 약간 길게 나타난다.

5) 치근(Root)

상악 유견치의 치근은 근원심으로 압편된 단근치이며 원추형을 하고 있다. 치근의 길이는 치관 길이의 약 2배 정도이며 유치중에서는 가장 길다. 그리고 치근첨 부분은 원심측으로 경사되어 있다.

2. 하악 유견치(Deciduous mandibular canine)

하악 유견치는 유측절치와 제1유구치 사이에 위치하여 순면, 설면, 근심면 및 원심면 4개의 치면과 2개의 우각으로 구성된다. 치관의 길이는 상악 유견치와 차이가 없고 근원심과 순설의 폭은 작다. 치아의 크기가 작은 것을 제외하면 상악 유견치와 비슷하다.

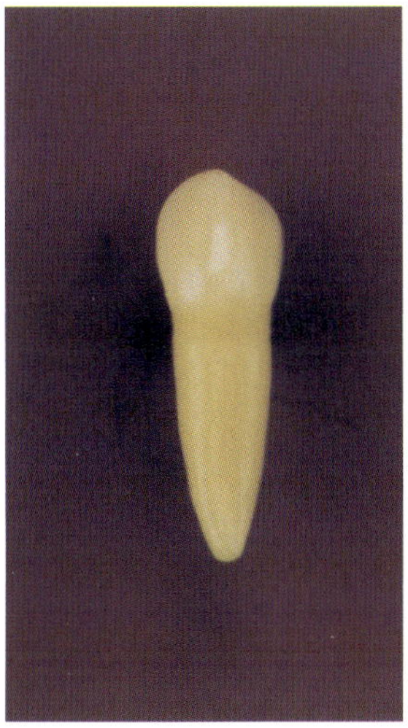

순면

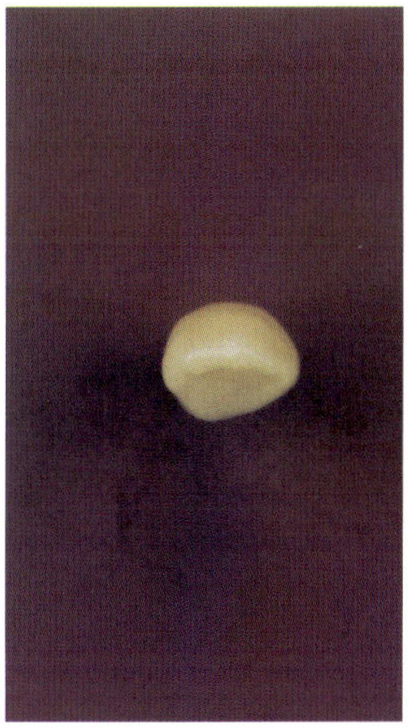

절단

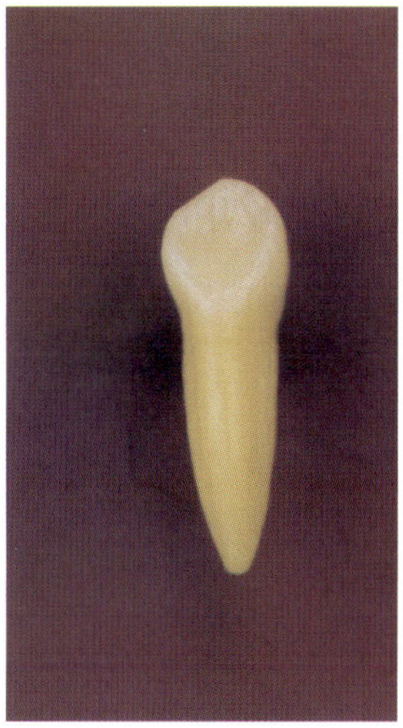

설면

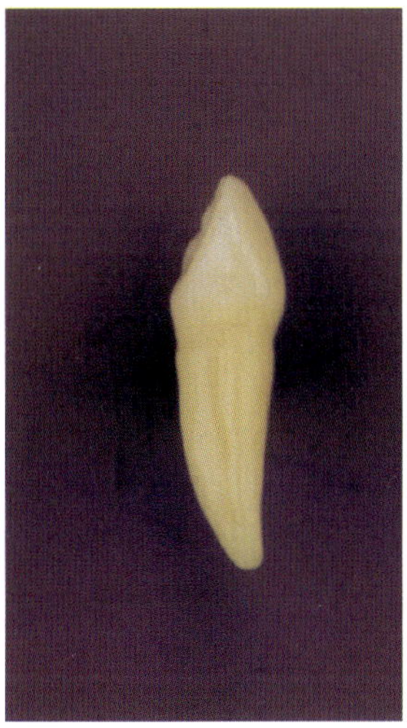

근심면

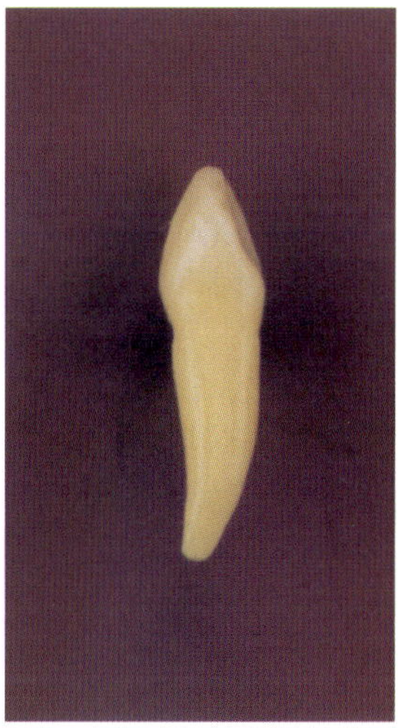

원심면

그림 6. **하악 좌측 유견치**

1) 순면(Labial surface)

순면은 절단연, 치경연, 근심연 및 원심연 4개의 연으로 구성되며 상악 유견치보다 근원심폭이 좁고 순면은 더 평탄하다. 따라서 순면의 형태는 세로가 긴 5각형을 나타낸다.

첨두는 상악 유견치와는 달리 중앙보다 약간 근심측에 위치하므로 근심절단연은 짧고 원심절단연은 길다. 근심우각과 원심우각은 차이가 분명히 나타나 우각상징이 두드러지며 치경연은 거의 직선에 가깝다. 중앙순면융선이 근심측에 위치하므로 근심 경사면은 좁고 원심 경사면은 넓게 나타난다. 순면융선의 양측에 2개의 함몰된 부분이 나타나는데 이를 근심순면구와 원심순면구라 한다. 이 순면구는 얕게 나타난다.

2) 설면(Lingual surface)

4개의 연으로 구성되며 상악 유견치와 비슷하다. 설면융선은 첨두에서 치경부로 향하며 근심변연융선과 원심변연융선 그리고 설면치경결절의 발육은 상악 유견치보다 미약하다. 설면와는 좁고 얕으며 설면치경결절은 약간 원심측에 위치한다.

3) 접촉면(Contact surface)

접촉면은 순측연, 설측연 및 치경연 3개의 연으로 구성되며 근원심면의 형태는 치관의 길이가 긴 삼각형을 나타낸다. 상악 유견치보다 치관의 순설폭이 좁다. 근심면은 넓고 평탄하며 원심면은 좁고 풍융하다.

4) 절단(Incisal edge)

상악 유견치와 마찬가지로 근원심과 순설의 길이가 거의 같으며 근심절단연이 짧고 원심절단연이 길다. 순측은 풍융하고 설측은 치경부를 향하여 좁아지고 있다.

5) 치근(Root)

치근은 상악 유견치보다는 길이가 짧지만 상당히 길고 근원심으로 압편된 단근치이며 원추형을 하고 있다. 순면에서의 치근은 원심측으로 경사되며 접촉면에서는 치근의 중앙부터 치근첨으로 갈수록 약간 순측으로 경사되고 있다.

Ⅲ. 유구치(Deciduous molar)

유구치는 유견치의 원심측에 위치하며 상하악과 좌우측에 각각 2개씩 모두 8개의 치아를 말하며 유견치의 원심측에 있는 치아를 제1유구치라 하고 그 다음 치아를 제2유구치라 한다. 제1유구치는 유구치나 영구치의 어느 치아와도 그 형태가 다르나 제2유구치는 영구치의 제1대구치와 유사한 형태를 나타낸다.

제1유구치와 제2유구치가 탈락이 되면 그 자리에 계승치인 제1소구치와 제2소구치가 맹출하게 된다. 구치의 형태를 이해할려면 먼저 유구치에서 치관과 치근의 형태를 알아야 한다.

1. 상악 제1유구치(Deciduous maxillary first molar)

치관의 형태는 다른 치아에서 보기 힘든 모양이며 협측과 설측에 교두를 갖고 치근은 협측에 2개 설측에 1개, 모두 3개의 치근을 갖는다. 즉 소구치와 대구치의 중간형을 나타낸다. 치관은 협면, 설면, 근심면, 원심면 및 교합면 5개의 치면으로 구성되고 치관의 길이가 짧고 협설의 폭이 크며 근원심 폭이 좁다. 치경부에는 치경융선이 잘 발달되어 있다.

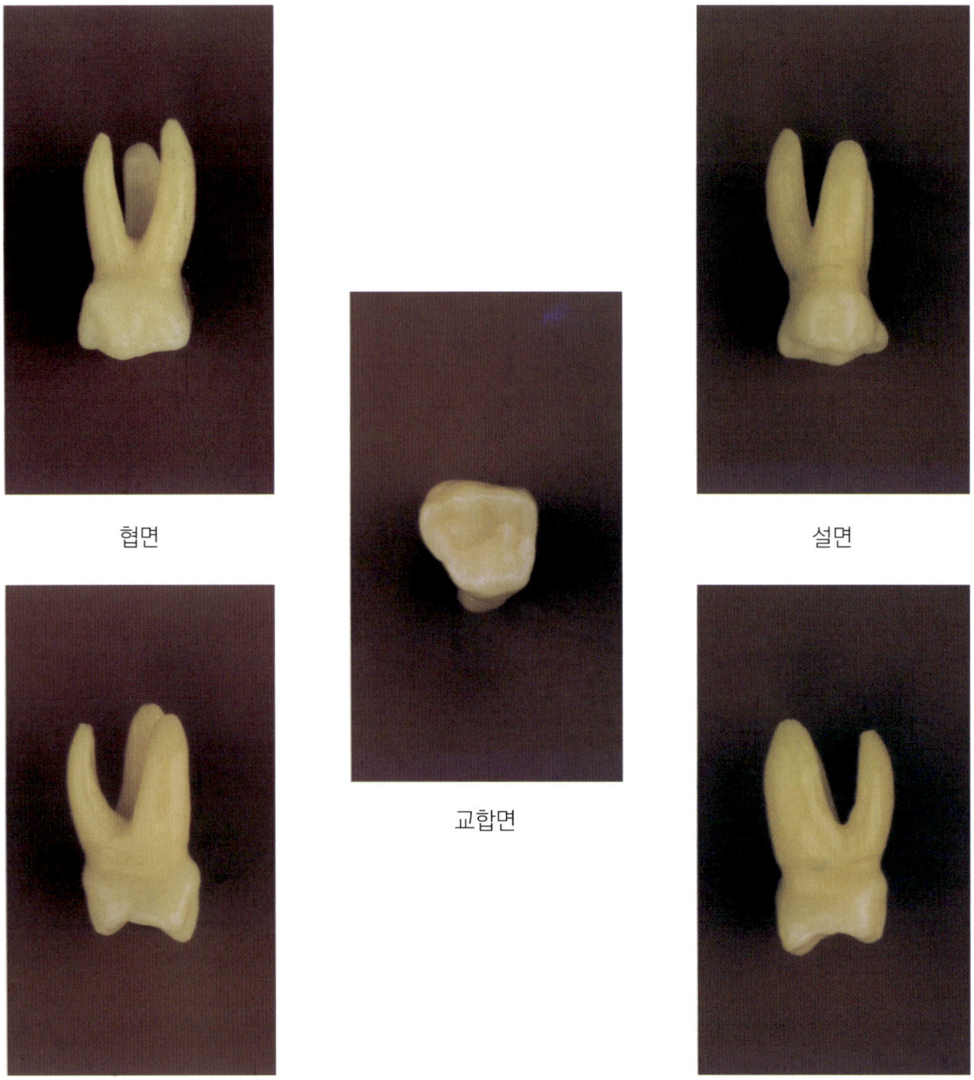

그림 7. **상악 좌측 제1유구치**

1) 협면(Buccal surface)

교합연, 치경연, 근심연 및 원심연 4개의 연으로 구성되며 치관 길이에 비해 근원심폭이 긴 치아이다. 협면에서는 근심협측교두가 많은 부분을 차지하고 원심협측교두는 작게 나타낸다. 즉 상악 대구치 협면의 형태와 비슷한 모양을 보인다. 근심협면융선은 교두정에서 치경부를 향하는 융선으로 잘 발달되어 있으며 원심협면융선의 발육은 미약하다.

2개의 협측교두사이에는 협면구가 주행하는데 이 구는 얕고 분명하게 나타나지 않는다. 협면의 특징은 협면의 근심치경부에 결절상의 풍융한 부분이 나타나는데 이를 협면치경융선(buccocervical ridge) 또는 구치결절(臼齒結節)이라 한다. 치경부의 협착은 강하다.

2) 설면(Lingual surface)

설면은 협면과 같이 4개의 연으로 구성되고 근심연은 길고 원심연은 짧으며 크기는 협면보다 작고 전체의 형태는 약간 풍융하며 둥글어 상악 소구치의 설면과 비슷하게 나타난다. 근심설측교두가 잘 발달되어 있으며 원심설측교두는 발육이 미약하여 때로는 퇴화하는 경우도 있다. 소구치에서 최대풍융부는 일반적으로 중앙 1/3 부위에 위치하나 상악 제1유구치는 중앙 1/3과 치경 1/3부위의 경계부에서 치경부 에 위치한다. 설면의 치경부에 약한 치경융선이 나타난다.

3) 접촉면(Contact surface)

교합연, 치경연, 협측연 및 설측연 4개의 연으로 구성되며 협측연과 설측연이 교합면을 향하여 심하게 경사져 있어 교합연의 길이가 치경연보다 훨씬 짧다. 따라서 접촉면은 치관길이가 짧고 치경부의 협설은 길고 교합측은 짧아 사다리꼴 형태를 나타낸다. 협측연은 치경부위가 가장 풍융하고 다른 부분은 완만하거나 약간 들어가 있으며 설측연은 대체로 약간 풍융하거나 완만한 편이다. 치경선 만곡은 근심면에서는 약간 강하고 원심면은 완만하게 나타난다.

4) 교합면(Occlusal surface)

교합면은 협측연, 설측연, 근심연 및 원심연 4개의 연으로 구성되고 하악 유구치와는 달리 근원심보다는 협설폭이 넓다. 상악 제1유구치의 교두의 형태는 보통 협측에 2교두 근심협측교두, 원심협측교두, 설측에 2교두 근심설측교두, 원심설측교두의 4교두형이 있으나 원심설측교두가 퇴화되면 협측에 2교두, 설측에 1교두, 3교두형이 될 수 있다.

교합면은 협설의 중앙보다 약간 설측에 위치한 중심구에 의하여 협측교두와 설측교두로 나누어지며 중심소와에서 시작하여 협면으로 이행되는 협측구에 의하여 근심협측교두와 원심협측교두로 그리고 원심소와에서 설면으로 연장되는 설측구에 의해 근심설측교두와 원심 설측교두가 형성된다.

4교두 중에서 원심협측교두와 근심설측교두의 두 삼각 융선이 연결되는 융선을 사주융선이라 한다.

5) 치근(Root)

제1유구치 치근은 영구치의 상악 대구치와 같이 협측에 2치근(근심협측근, 원심협측근), 설측에 1치근(설측근)을 갖게 되므로 다근치에 해당된다. 또 3치근의 형태와 발육정도도 매우 유사하며 설측근은 협설측으로 약간 압편된 원추형을 나타낸다. 치근은 치경부 직하에서 분지되며 치근의 이개도가 큰 것은 상악 대구치와 다른 점이다.

2. 상악 제2유구치(Deciduous maxillary second molar)

영구치의 상악 제2소구치와는 형태가 다르고 유치와 영구치의 일반적인 차이점을 제외하면 상악 제1대구치와 매우 비슷하다. 치관은 5개의 치면과 4우각으로 구성되며 교합면은 협측에 2교두와 설측에 2교두로 나타나 외형은 마름모꼴에 가깝다. 치경부의 협착은 강하고 근원심보다는 협설의 폭이 넓다.

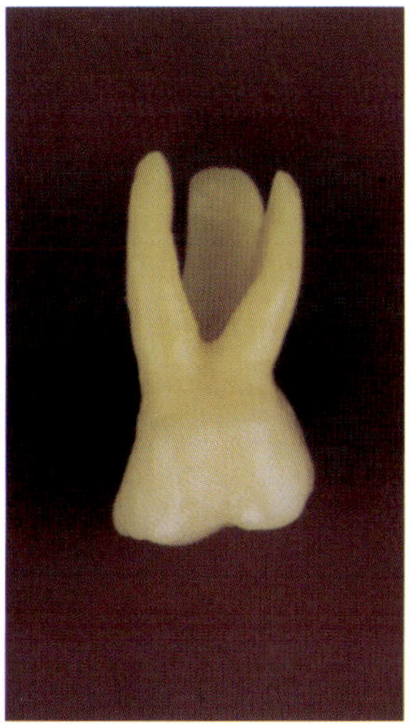

협면

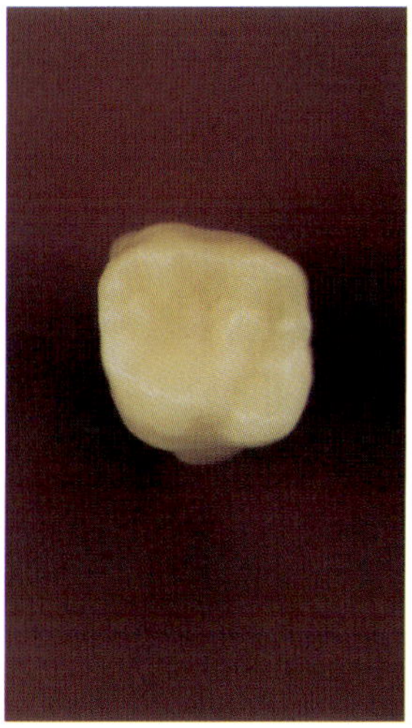

교합면

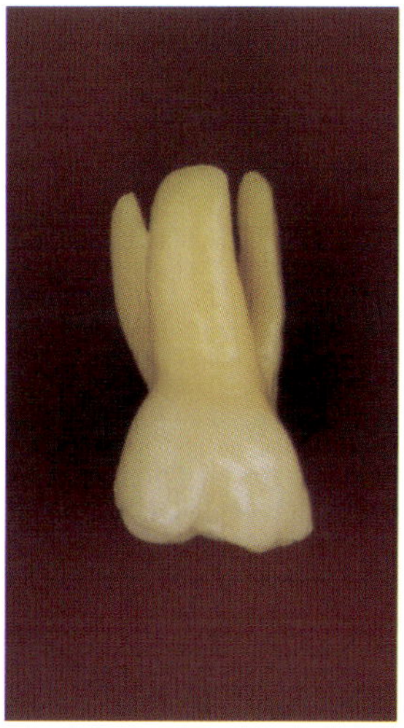

설면

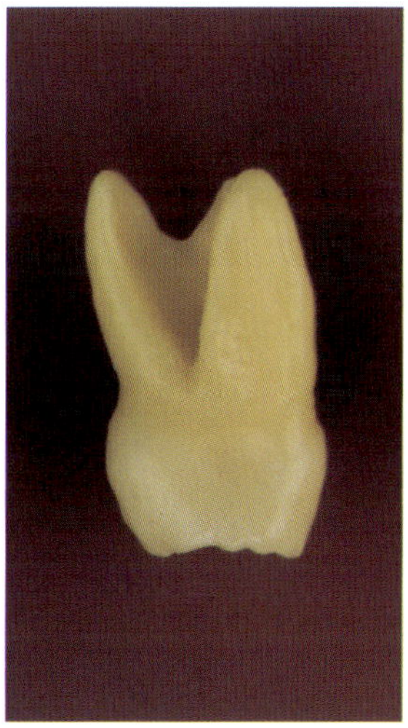

근심면

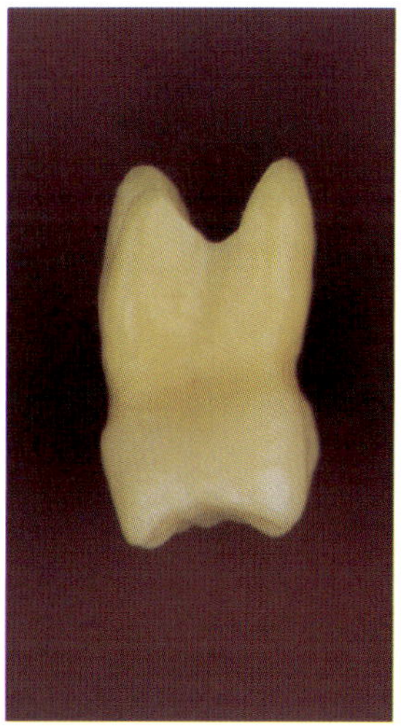

원심면

그림 8. **상악 좌측 제2유구치**

1) 협면(Buccal surface)

교합연, 치경연, 근심연 및 원심연 4개의 연으로 구성되며 치관의 길이는 짧고 치경부의 협착은 강하고 상악 제1대구치 협면의 형태와 유사하지만 크기는 작다. 협면구에 의하여 크기가 비슷한 근심협측교두와 원심협측교두로 나뉘어지고 2 교두에는 협면융선이 나타나며 치경부에는 협면치경융선도 잘 발달되어 있다.

2) 설면(Lingual surface)

설면은 협면과 같이 4개의 연으로 구성되고 깊은 설면구에 의하여 설측의 2/3를 차지하는 근심설측교두와 1/3를 차지하는 원심설측교두로 나타나며 근심설측교두가 높다. 설면구는 원심소와에서 시작하여 설측의 2교두를 나누고 설면의 중앙에 이르러 점차 소실된다.

근심설측교두의 설측에 소결절이 나타나기도 하는데 이를 carabelli 결절이라 한다.

3) 접촉면(Contact surface)

접촉면은 교합연, 치경연, 협측연 및 설측연 4개의 연으로 구성되고 상악 제1대구치와 비슷하지만 크기는 약간 작다. 근심면에서는 근심설측교두정이 교합면의 중앙 에 위치하기 때문에 설측연은 협측으로 강하게 경사되어 있다.

그러므로 협측에서 설측까지는 비교적 평탄하다. 그리고 원심면 치경 1/3부분에서는 중앙부가 약간 편평한 면을 나타내며 근심면과 원심면의 치경선 만곡은 약해 거의 직선으로 나타난다.

4) 교합면(Occlusal surface)

교합면은 협측연, 설측연, 근심연 및 원심연 4개의 연으로 구성되고 근원심보다는 협설의 폭이 큰 평행사변형을 보여 영구치의 상악 제1대구치와 거의 같은 형태를 나타낸다. 근심협측우각은 예각이고 원심협측우각은 둔각을 나타내며 설측은 협측과 반대의 관계가 된다. 교합면은 3개의 발육구에 의해 근심협측교두, 원심협측교두, 근심설측교두 그리고 원심설측교두로 나타나며 근심설측교두가 가장 크고 원심설측교두가 가장 작고 높이도 낮다. 상악 제2유구치에서 근심설측교두의 삼각융선과 원심협측교두의 삼각융선이 서로 연결되는 것을 사주융선이라 하며 그 발육의 정도는 매우 양호하다.

상악 제2유구치의 교합면에서 융기된 부위와 함몰된 부위의 해부학적 명칭은 상악 제1대구치와 같다.

5) 치근(Root)

상악 제2유구치의 치근은 협측에 근심협측근과 원심협측근 그리고 설측에 설측근 3개의 치근을 갖게 되므로 다근치에 해당된다. 때로는 설측근이 근원심으로 나뉘어 근심설측근과 원심설측근으로 4근을 나타내는 경우도 있다. 크기는 설측근이 가장 크고 근심협측근, 원심협측근의 순이다. 치근의 이개도는 크게 나타난다.

3. 하악 제1유구치(Deciduous mandibular first molar)

하악 제1유구치는 유견치와 제2유구치 사이에 위치하고 치관의 형태는 상악 제1유구치와 같이 다른 치아에서 보기 힘든 치아이며 하악 제2유구치 및 하악 대구치와 비슷하다. 치관은 협설보다는 근원심 폭이 넓다. 교두는 협측과 설측에 2교두 모두 4교두를 갖고 있으며 치경부의 협착은 강하고 치경융선은 매우 풍융하게 나타난다.

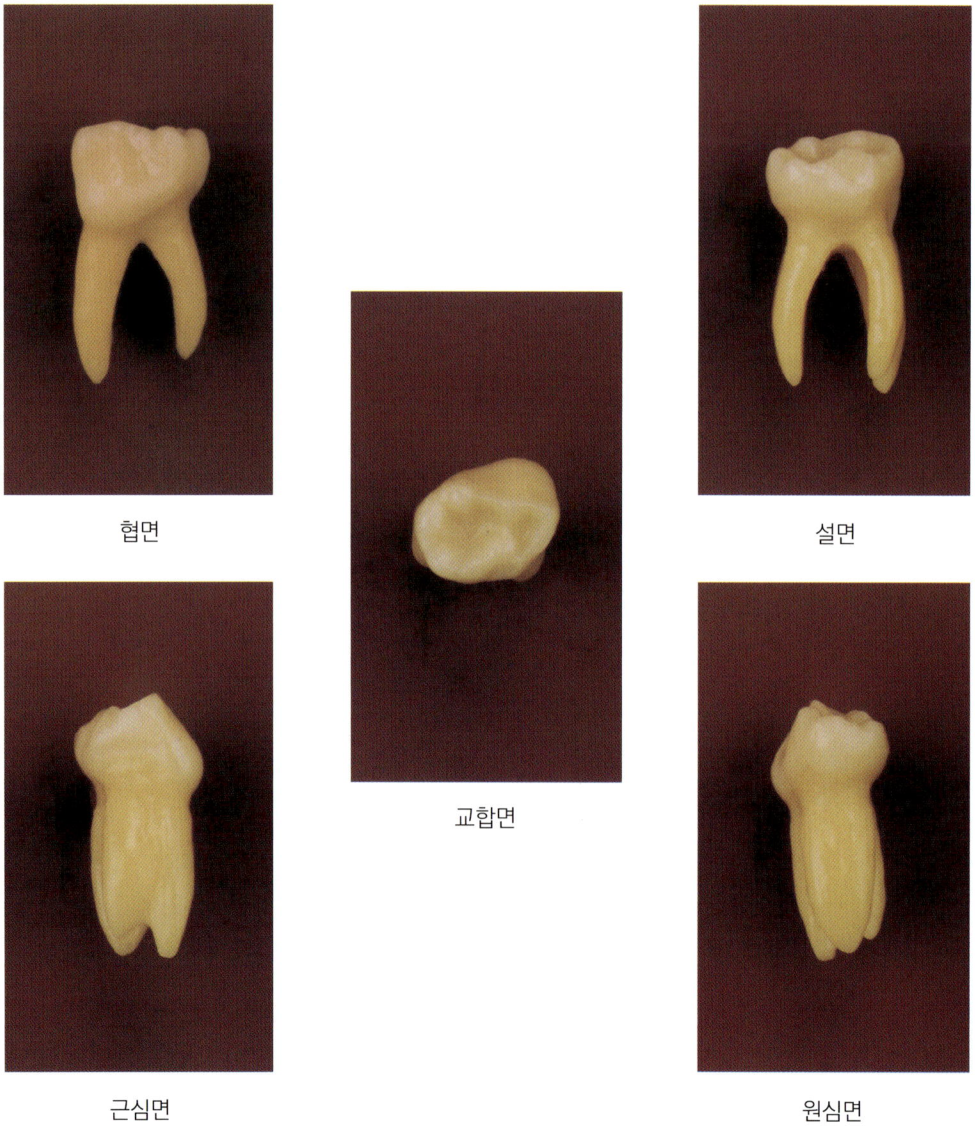

그림 9. **하악 좌측 제1유구치**

1) 협면(Buccal surface)

협면은 교합연, 치경연, 근심연 및 원심연 4개의 연으로 구성되고 5개의 치면중 가장 크다. 근심연은 직선적이고 길며 원심연은 짧고 곡선적이다. 협측구에 의해 나뉘진 근심협측교두는 크고 원심협측교두는 작다. 협면에는 2개의 협면융선과 하나의 협면치경융선이 있다. 협면치경융선의 근심측이 강하게 풍융되어 있다.

2) 설면(Lingual surface)

설면은 교합연, 치경연, 근심연 및 원심연 4개의 연으로 구성되고 치경연은 협면과는 달리 거의 직선적으로 나타난다. 원심측으로 약간 치우쳐 있는 설측구에 의해 나뉘어진 근심설측교두는 예리하고 크며 원심설측교두는 작고 둥글게 나타난다.

3) 접촉면(Contact surface)

교합연, 치경연, 협측연 및 설측연 4개의 연으로 구성되고 협측연이 치경 1/3부위에서 설측방향으로 강하게 경사하고 설측연은 설측방향으로 약간 기울면서 설측교두로 이행되고 있다. 근심면은 비교적 평탄하고 원심면은 풍융하다. 협설면의 치경융선은 풍융이 강하나 치경부의 협착은 약하다.

4) 교합면(Occlusal surface)

교합면은 협측연, 설측연, 근심연 및 원심연 4개의 연으로 구성되고 상악 유구치와는 달리 협설보다는 근원심의 폭이 크게 나타나 근원심적으로 긴 부등변 사각형을 보여준다. 교두는 협측에 2교두 근심협측교두, 원심협측교두, 설측에 2교두, 근심설측교두, 원심설측교두 모두 4교두를 갖고 있으나 때로는 원심협측교두와 원심설측교두 사이에 원심교두가 나타나 5교두를 갖는 경우도 있다. 3개의 발육구에 의해 4교두로 나뉘어지며 원심교두와 원심설측교두 사이에 나타나는 결절을 6교두라고 한다.

협측연이 치경 1/3 부위에서 설측방향으로 강하게 경사되어 교합면의 협설폭은 근원심 폭보다 작다.

하악 제1유구치의 교합면에서는 근심협측과 근심설측교두의 삼각융선이 연결되어 근심 횡주융선을 형성하고 또 원심협측과 원심설측교두의 삼각융선이 연결되어 원심횡주융선을 형성한다. 2개의 횡주융선에서 근심 횡주융선의 발육이 양호하다.

5) 치근(Root)

치근은 하악대구치와 같이 근심근과 원심근을 갖는 복근치이며 근원심으로 압편되어 있다. 근심근이 원심근보다 길고 잘 발육되어 있으며 근심근은 근심측으로 원심근은 원심측으로 경사되어 있다.

치근의 분지되는 부위는 협설에서 보면 치경부 바로 아래이며 치근의 이개도는 크게 나타난다.

4. 하악 제2유구치(Deciduous mandibular second molar)

이 치아는 하악 대구치의 기본형인 하악 제1대구치와 유사하며 치관이 협측의 치경부에서 많이 좁아진다. 치관은 협면, 설면, 근심면, 원심면 및 교합면 5개의 치면과 4우각으로 구성되며 협설보다는 근원심의 폭이 큰 형태이다.

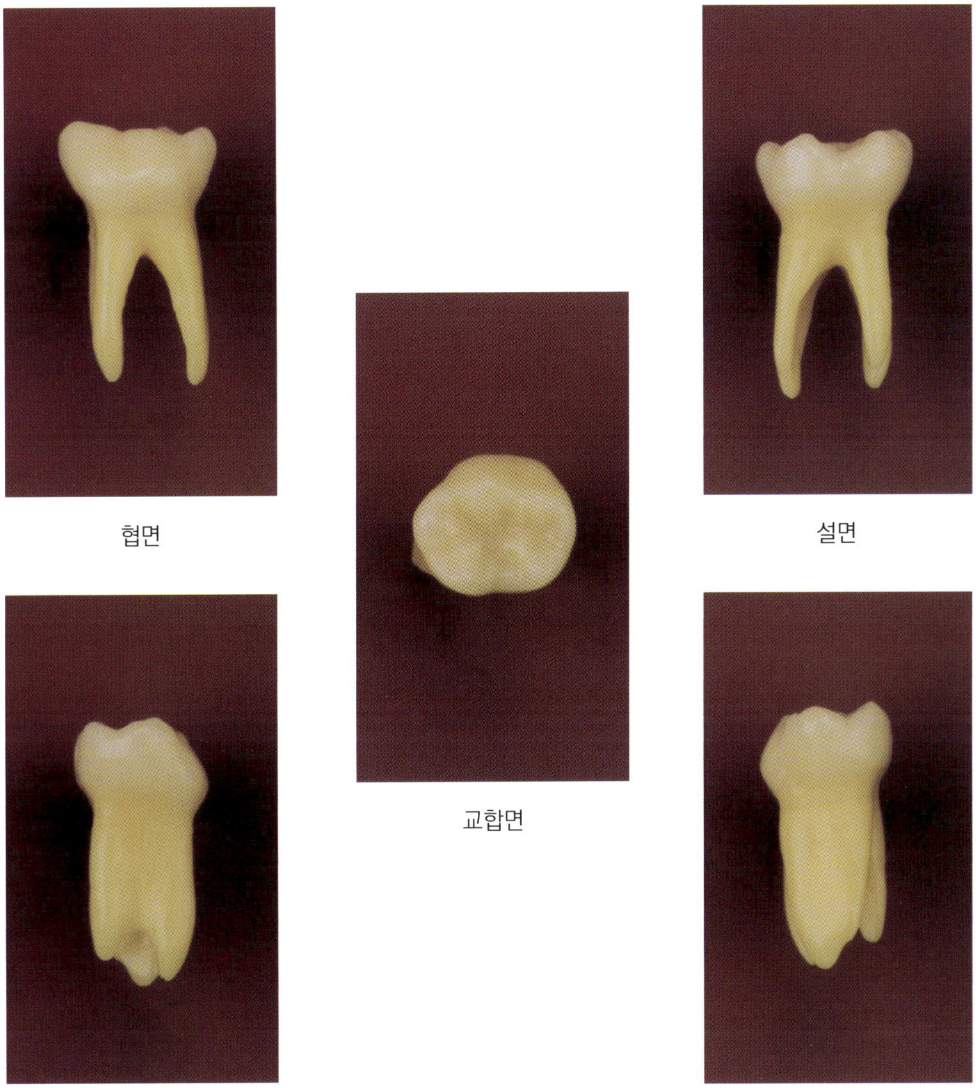

그림 10. **하악 좌측 제2유구치**

1) 협면(Buccal surface)

협면은 교합연, 치경연, 근심연 및 원심연 4개의 연으로 구성되고 하악 제1대구치의 협면과 거의 비슷하다. 근심연은 직선적으로 길고 원심연은 곡선적이며 짧다. 2개의 발육구에 의해 3개 교두로 나타나며 교두에는 근심협면융선과 원심협면융선이 있고 치경부에는 협면치경융선의 발육이 강하다.

2) 설면(Lingual surface)

협면과 같이 4개의 연으로 구성되며 협면보다 작고 전체적으로 둥글게 나타난다. 설측구에 의해 근심설측교두와 원심설측교두로 나뉘어지며 크기는 비슷하고 높이는 협측교두보다 높다. 치경선은 완만하게 나타난다.

3) 접촉면(Contact surface)

접촉면은 교합연, 치경연, 협측연, 및 설측연 4개의 연으로 구성되며 치관의 외형은 하악 제1유구치와는 다르고 하악 제1대구치와 비슷하다. 협측연 치경 1/3 부위에서 설측으로 경사져 치경부에서 교합측으로 갈수록 협면이 평탄하고 폭이 더 좁아지고 있다. 근심변연융선은 원심변연융선보다 교두정에서 가깝게 위치하며 발육도 양호하다. 협면치경융선도 잘 발달되어 있다.

4) 교합면(Occlusal surface)

교합면은 협측연, 설측연, 근심연 및 원심연 4개의 연으로 구성되며 하악 제1대구치보다 작지만 비슷하다. 하악 제2유구치의 교합면은 중심구에 의해 협측과 설측으로 나뉘고 근심협측구와 원심협측구에 의해 근심협측교두, 원심협측교두 및 원심교두 3개의 교두가 나타나며 그리고 설측구에 의해 근심설측교두와 원심설측교두가 나타난다.

우각에서는 근심협측우각이 예각이고 원심협측우각이 둔각을 그리고 설측의 근원심우각은 둔각을 나타낸다. 제6교두와 제7교두는 하악 제1대구치와 마찬가지로 교합면에 나타나기도 한다. 근심과 원심에 1개씩 2개의 횡주융선을 보여주며 개개의 융선과 구 그리고 융기된 부위와 함몰된 부위의 해부학적 명칭은 하악 제1대구치와 같다.

5) 치근(Root)

치근의 명칭은 근심근과 원심근으로 복근치에 해당되며 치경선 아래 부근에서 분지한다. 또 치근은 근원심으로 강하게 압편된 형태이고 이개도는 크게 나타난다. 치근의 길이는 치관 길이의 약 2배 정도이며 근심근과 원심근은 넓고 평탄하며 원심근은 치근첨에서 근심근보다 좁아진다.

찾아보기

INDEX

A

B

C

D

E

치아형태학

1994년 12월 30일 초판발행
2000년 8월 30일 2판발행
2003년 2월 20일 2판2쇄발행
2010년 3월 10일 2판3쇄발행
2011년 2월 20일 2판4쇄발행
2017년 3월 10일 3판발행
2020년 3월 10일 3판2쇄발행
2025년 3월 10일 3판3쇄발행

지은이 : 배봉진·송경희·김원기
펴낸이 : 이상태
펴낸곳 : 청구문화사
(03706) 서울특별시 서대문구 성산로11길 15
전 화 : 02-332-0541(代) FAX : 02-337-9577
등 록 : 1990년 11월 2일 제9-247호

가격 25,000원

ISBN 978-89-5616-724-4 93510